Die Augenfarben-Diät

Barbara Rias-Bucher

# Die Augenfarben-Diät

Das neue Konzept für typgerechte Ernährung

Marion von Schröder

# Inhalt

# Vorwort

Für Ihren Entschluss zu dieser Diät genügt ein Taschenspiegel. Denken Sie einmal nicht an vermeintlich überflüssige Rundungen, Speckpölsterchen oder die angestrebte Traumfigur. Setzen Sie sich bequem in Ihren Lieblingssessel und sehen Sie sich einfach in die Augen. Eine Viertelstunde dürfte zum Kennenlernen reichen. Denn so werden Sie es erleben – ein neuer Blick auf sich selbst, im Idealfall gleich ein Blick in Ihr Inneres.

Ihre Augen werden Ihnen den Weg dorthin zeigen. Sie werden die Farbe der Iris bewusst wahrnehmen – vielleicht zum ersten Mal in Ihrem Leben. Sie werden sich vielleicht für ein Weilchen in den Schattierungen Ihres eigenen Regenbogens verlieren. Und dann kehren Sie wieder zurück. Zur neuen Diät, die Ihnen nun buchstäblich „einleuchten" wird.

Die Augenfarben-Diät beruht auf der Irisdiagnostik: Anhand der Farbe Ihrer Augen kann man ein typgerechtes Ernährungskonzept entwickeln. Denn an der Iris erkennen Homöopathen, Heilpraktiker und Augendiagnostiker die Problemzonen unseres Organismus – diesmal nicht als „Maschine" verstanden, die man am Laufen halten muss, sondern als Teil unserer Persönlichkeit.

Ebenso geht die Augenfarben-Diät vor: Ihre Augenfarbe bestimmt den Typ Ihrer Persönlichkeit und damit die Grundzüge Ihrer Ernährung. Das führt Sie ganz von selbst zu dem, was wir uns alle wünschen: im Einklang mit sich zu leben und nicht gegen Ihren Körper anzukämpfen.

Dieses ganzheitliche Konzept bewahrt Sie vor den Schwachstellen anderer Diäten: die umständliche Berechnung von Body Mass Index und Kalorien, der Reizbarkeit durch Hunger, dem Energiemangel infolge einseitiger Ernährung. Sie können auf Psychotest und Blutuntersuchung verzichten. Kurz: Sie werden keinerlei Diätfrust verspüren, weil Sie Ihre Lebensgewohnheiten nicht umkrempeln müssen. Die Augenfarben-Diät gibt Ihnen genug zu essen, beschert Ihnen dreimal täglich bunte Vielfalt auf dem Teller. Mehr noch: Sie führt Sie allmählich hin zu einer modernen Ernährung, die Ihren Körper bei der Selbsthilfe unterstützt. Sie stärkt das Immunsystem, weckt ein positives Körpergefühl und nimmt die ewige Angst vor dem „falschen" Essen.

So gelangen Sie zu sich selbst und Ihrem persönlichen Ernährungstyp: Die „Hellblauen" werden sich wiedererkennen in den kleinen Snacks, die ihrer Lust am Naschen entgegenkommen. Nur: Diese neuen Kleinigkeiten schenken Energie, weil sie den Stoffwechsel nicht belasten. Menschen mit dunkelblauen Augen dürfen sich weiter so vernünftig ernähren, wie sie es gewohnt sind – nur mit mehr Spaß am Essen. Den „Grauen" wird ihre Sensibilität zur Lebensbereicherung, weil sie sich nicht mehr vorwiegend in Kopfschmerzen und einem gereizten Magen äußert. Bei den Braunäugigen beruhigt sich die „Mitte", und wenn Leber, Galle und Darm gut arbeiten, stimmt das den ganzen Menschen fröhlich. Die „Grünen" dürfen weiter im duftend-kühlen Grün von Gemüse, Kräutern und Salat schwelgen. Doch ein bisschen Hitze durch Gewürze, ein bisschen Erdverbundenheit durch deftigere Nahrungsmittel lassen das leichte Frösteln dabei schwinden.

Als Wellness-Konzept beschränkt sich die Augenfarben-Diät nicht auf Rezepte, Tagespläne und Einkaufslisten. Sie bietet Ihnen alle wesentlichen Informationen zu moderner Ernährung, Produkten und wichtigen Inhaltsstoffen. Sie gibt Ihnen Tipps und Anregungen für guten Schlaf und die Heilkraft der Entspannung. Sie versucht, alle Ihre Fragen zu beantworten, die mit Gesundheit und Wohlbefinden zusammenhängen.

# 1. Die Bedeutung der Augen

## Das symbolische Auge

Vielleicht ist das Auge unser wichtigstes Sinnesorgan. Gewiss aber ist es das Organ mit dem höchsten Symbolwert: „Fenster zur Welt" hat man es genannt, und „Spiegel der Seele". In der Bibel heißt es „des Leibes Licht", in einem mandäischen Text sind Augen „die Lampen des Körpers". Die Juden nannten ihre Propheten „Seher", die Ägypter schrieben den Namen ihres Gottes Osiris mit den Hieroglyphen für Thron und Auge.

### Die Macht des Blicks

Selbst ein Gott muss sehen können: Re, Oberster der ägyptischen Götter, aus dessen Existenz alles andere erschaffen wurde, „öffnete seine beiden Augen, erleuchtete die beiden Länder, er trennte die Nacht vom Tag".

Aus seinem Mund entsprangen die Götter. Aus seinen Augen, genauer aus seinen Tränen, entstanden die Menschen. Nur der Pharao wurde gezeugt: Dazu nahm Re die Gestalt des regierenden Herrschers an und vereinigte sich mit dessen königlicher Gemahlin. So war jeder Pharao Sohn des Sonnengottes in Menschengestalt. Und immer trug er als Zeichen seiner Macht das eine Auge seines göttlichen Vaters auf der Stirn: die Uräusschlange, eine bedrohlich aufgerichtete Kobra. Sie schmückte die Perücke des Herrschers, das königliche Kopftuch und die offizielle Krone. Dieses Symbol fehlt auf keiner Darstellung des Pharaos, und daran können Sie den König von Adligen, Priestern und Beamten unterscheiden – wie auch die Königin von anderen Frauen. Besonders schön ist die Schlange auf der Goldmaske Tutanchamuns zu sehen. Der Uräus galt als flammendes Auge des Sonnengottes Re, der seine Feinde im Feuer seiner Wut verbrennt. Gleiches erwarteten die Ägypter auch von ihrem König: Er hatte für innere Ruhe zu sorgen, das Land vor Fremdherrschaft, Chaos,

Krieg und Schaden zu bewahren. So wird die Uräusschlange von Ägyptologen zweifach gedeutet: Erstens als Symbol für das Furcht einflößende Feuerauge des Sonnengottes und zweitens als Amulett, das den Pharao vor seinen Feinden schützen sollte.

„Geh von mir und hüte dich, dass du mir nicht mehr vor die Augen kommst“, sagte der Pharao zu Moses, als er die Israeliten nach den „sieben Plagen“ endlich aus der Leibeigenschaft entließ.

## Das Auge des Horus

Das ist ein stilisiertes menschliches Auge mit einem senkrechten Strich nach unten und einem Schnörkel, der seitwärts ebenfalls nach unten führt. Diese beiden Elemente weisen den falkenköpfigen Gott Horus aus – mit der Färbung und typischen Zeichnung des Gefieders im Gesicht des Raubvogels. In seiner schönsten und wertvollsten Fassung ist das Horusauge im Ägyptischen Museum in Kairo ausgestellt: Auf dem „Mond-Pektoral“ aus Tutanchamuns Grabschatz bildet es den Blickfang – es ruht in der Barke des Sonnengottes, emporgehalten vom heiligen Skarabäus.

Die Ägypter liebten es offenbar sehr, denn es taucht überall im Alltagsleben auf: als Amulett zum Umhängen, als Glücksbringer-Motiv auf Schmuckstücken und Schminktöpfchen, sogar als Bilderratsel und grafische Darstellung für eine Getreidemaßeinheit – vergleichbar vielleicht unserem alten Pfundzeichen, das im Lauf der letzten dreißig Jahre durch nüchterne „500 Gramm“ ersetzt wurde.

Im Alltag schützte das Horusauge vor Verletzungen, war Garant für Unversehrtheit. Heute würden wir sagen: an Leib und Seele. Doch das ist zu modern gedacht. Die Ägypter trafen diese Unterscheidung nicht – der ganze Mensch als Organismus sollte intakt bleiben, immer, auch im Jenseits – eigentlich eine Fortsetzung der irdischen Existenz in einem anderen Raum. Deshalb die Einbalsamierung nach dem Tod, deshalb die Fülle der Grabbeigaben, deshalb das Horusauge als Symbol auf Sarkophagen und auf dem wundervollen Brustschmuck des jung verstorbenen Tutanchamun. Als Symbol steht das Auge des Horus für die ewige Fortdauer des Königtums von Pharao zu Pharao. Denn der Herrscher war

Sohn des Sonnengottes Re, nicht jedoch dessen Personifikation. Er war der „lebendige Horus", der Kronprinz hieß auch „Horus im Nest". „Der Falke ist fortgeflogen, und ein anderer hat seinen Platz eingenommen", wurde beim Tod des regierenden Pharaos verkündet – analog zur modernen Formel: „Der König ist tot, es lebe der König!"

Der Falkenköpfige galt seit ägyptischen Urzeiten als Gründergott des Königtums, wurde zum Schutzgott der Dynastien – so wie europäische Dynastien ihre Schutzheiligen hatten, die schließlich zu Nationalheiligen erkoren wurden: Sankt Georg in England, Sankt Martin in Frankreich und Sankt Jakob in Spanien und Portugal.

Und so wie der Herrscher durch eine geschickte Politik die Ordnung aufrechterhalten und Feinde abwehren musste, bot das Horusauge magischen Schutz vor gewaltsamen Umwälzungen; bei jeder Störung der natürlichen Ordnung sollte es die beruhigende Harmonie wiederherstellen.

Davon erzählt auch der Mythos, der allem zugrunde liegt; es ist die Geschichte vom Kampf der Götter: Seth war der Quertreiber im ägyptischen Götterhimmel. Der Herr der Wüste zeichnete für Unwetter verantwortlich – im ägyptischen Klima ganz außergewöhnlich. Er brachte Leid, Gewalt und Tod auch zu den Himmlischen. Einst hatte er seinen Bruder Osiris aus Eifersucht ermordet und zerstückelt, um ihn für alle Zeiten aus allen Welten zu schaffen. Denn Isis, die Schwester beider Götter, liebte nicht ihn, sondern den schönen, lichten Osiris. Isis machte sich auf die Suche nach den Körperteilen ihres Geliebten, fand sie und fügte sie wieder zusammen. Und obwohl sie Osiris nicht zum Leben erwecken konnte, zeugte sie mit ihm den falkenköpfigen Horus. Osiris wurde König des Totenreiches. Doch damit war das Drama noch nicht zu Ende: Als Gott des Unfriedens gab Seth niemals auf. Im Streit riss er Horus das linke Auge aus; in Ägypten galt der Mond als das linke, die Sonne als rechtes Auge des Horus. Folgerichtig griff diesmal Thot ein: Der Mondgott und Patron der Wissenschaften heilte das verletzte Auge. Und nun kommt das wirklich Überraschende: Horus lässt sich sein Mond-Auge nicht einsetzen, sondern überbringt es seinem Vater im Totenreich als Opfergabe.

Wie jeder Mythos enthält auch dieser einen sehr praktischen Kern. Gleich Osiris war auch ein verstorbener Pharao unwiderruflich dahingeschieden; er ging ins Totenreich ein und trug fortan den Titel „Osiris". Damit kein irdisches Machtvakuum entstand, opferte der neue „Horus" dem Toten und demonstrierte damit vor aller Welt die Verbindung der ägyptischen Dynastie mit den höchsten Göttern. Das verletzte und wieder geheilte Horusauge symbolisierte die Gefahr des Übergangs und die geglückte, friedliche Kontinuität. Ermöglicht hatte das allein der Heiler, der weise Mondgott. Die Götter waren auf Thot, jeder mit Vernunft regierende Pharao auf dessen irdische Vertreter angewiesen: Schreiber und Gelehrte konnten Gesetze aufzeichnen, die Briefe fremder Fürsten interpretieren und beantworten, ihren König in diplomatischen Fragen beraten und allzu harsche Aktionen korrigieren.

## Die Gestirne als Augen der Welt

Das Bild gibt es tatsächlich – es ist die Illustration des „Kosmosmenschen" in einem Sammelwerk namens *Lustgarten*. Denken Sie dabei nicht an erotische Literatur mit pikanten Abbildungen: Der *Hortus deliciarum* war für den Unterricht von Nonnen bestimmt; der Herausgeberin Herrad von Landsberg (ca. 1130–1195), Äbtissin des elsässischen Klosters Hohenburg auf dem Odilienberg, lag an einem umfassenden Lehrbuch zum christlichen Glauben, zur Kirche und Naturwissenschaft. Erhalten davon sind nur Kopien des Textes und der Bilder, das Original wurde 1870 in Straßburg durch einen Brand vernichtet.

Der Kosmosmensch steht im Schnittpunkt der Gestirne, genau wie es die Astrologie lehrt. Herrad setzte die Augen mit Sonne und Mond gleich. Und diese Gestirne wiederum galten ihr als die Augen der Welt. Etwa 100 Jahre vor Herrad hatte auch die berühmte Hildegard von Bingen eine Verbindung zwischen dem Menschen und der kosmischen Harmonie hergestellt: Die gesunde Seele war demzufolge so geordnet wie das All mit seinen Sternen und Planeten.

Das sind Gedanken der Antike, die später Goethe aufgreift: „Wär' nicht das Auge sonnenhaft, die Sonne könnt' es nie erblicken, läg' nicht in uns des Gottes eigne Kraft, wie könnt' uns Göttliches entzücken." Er bezog sich auf Plotin (ca. 205–270), der in Alexandria studiert hatte und später dort lehrte. Als griechischer Philosoph verband Plotin wie die ägyptischen Gelehrten das Auge mit dem Himmelskörper: „Nie hätte das Auge die Sonne gesehen, wäre es nicht sonnenhaft geboren.“

Doch das strahlende Himmelsauge begegnet uns nicht nur in philosophischen Gedanken und blutigen Mythen. Gelegentlich dient es auch dem Voyeurismus der Götter – zumindest bei den Griechen und Römern.

Ob er Sol, Helios oder Apollo hieß – der Sonnengott konnte alles beobachten, was seine himmlischen Gefährten trieben: zum Beispiel das Techtelmechtel zwischen Aphrodite und Mars. Vulkanos, der Ehemann der Liebesgöttin, wusste zwar davon, konnte die beiden aber nie überführen. Vielleicht war es in seinem Reich unter dem Ätna einfach zu dunkel. Nur der Sonnengott sah, dass die beiden sich auf dem ehelichen Lager vergnügten. Aus Lust an der Intrige verriet er es dem Herrn des Feuerreiches. Vulkanos schmiedete nun eine kunstvolle Falle: ein feines, unsichtbares Gespinst, das er über dem Lotterbett ausspannte. Als Mars sich mit gewohnter Leidenschaft auf seine Geliebte stürzte, verfingen die beiden sich wie Gladiatoren im Netz und konnten sich nicht mehr rühren. Als Vulkanos zurückkehrte, rief er alle Götter zusammen, damit sie sich mit ihm über den Ehebruch empörten. Jedoch: Die Götter lachten – zu komisch war der Anblick der Gefangenen und des Gehörnten.

Unfreiwillig komisch ist auch das Bild der allwissenden Sonne in einem Gedicht von Adelbert von Chamisso (1781–1838): Es handelt von der göttlichen Gerechtigkeit, die der weiblichen Schwatzhaftigkeit bedarf, um sich zu erfüllen. Die Verse zählen nicht gerade zu den gelungensten des Romantikers, doch der Refrain, gleichzeitig auch Titel, hat als sprichwörtliche Redensart überlebt: „Die Sonne bringt es an den Tag.“

Eine blutrünstige Familiengeschichte wiederum erzählt die *Edda* von den germanischen Göttern: Skadi, die Tochter des Riesen Thiassi, heiratete Njörd, den Herrn über Wind, Meer und Feuer. Das Mädchen machte eine gute Partie, denn Njörd war unermesslich reich, verhalf den Fischern zum guten Fang, schenkte den Bauern üppige Ernten. Dennoch gab es Streit zwischen den Eheleuten wegen des Wohnorts. Njörd liebte die See, Skadi zog es ins Gebirge. Der Sage nach brannte Skadi mit Odin durch, und der Riesen-Vater wollte offenbar intervenieren. Odin, Obergott der Asen und besser bekannt als Wotan, ließ sich das aber nicht bieten. Voller Wut erschlug er Thiassi, riss dem Leichnam die Augen aus und schleuderte sie als Sterne an den Himmel.

Doch es wäre falsch, Odin nur als wütenden Haudegen zu sehen – diese Vorstellung war den germanischen Völkern fremd; sie stammt aus späteren Zeiten, als man die deutsche Vergangenheit ideologisiert hat. Wenn der Höchste der Götter bei seinen irdischen Visiten die Leute als einäugiger Krieger mit einem Speer in der Hand schreckte, hatte das nichts mit einem verlorenen Kampf zu tun, und wenn er als Wanderer mit blauem Mantel einen Schlapphut trug, der sein Gesicht halb verbarg, lag das nur an seiner Eitelkeit. Denn Odin opferte freiwillig eines seiner Augen, um aus der Quelle der Weisheit zu trinken, die ein mächtiger Dämon bewachte. So personifizierte der Herr der Götter auch Ekstase, Dichtung und Zaubermacht. Im Volksglauben wird er zum Anführer der Wilden Jagd, die in der Zeit zwischen Wintersonnwend am 21. Dezember und Dreikönigstag am 6. Januar durch die Lüfte braust. Allerdings haben die Germanen vermutlich noch nicht an diese wilde Versammlung von Dämonen, Untoten, den Seelen Verstorbener und ungetauften Kindern geglaubt; die ersten „Erlebnisberichte" stammen aus dem 11. Jahrhundert, unter anderem von einem Wormser Mönch.

## Das dritte Auge

In der östlichen Welt werfen die Götter und Weisen ihre Augen nicht weg, sie reißen sie niemandem aus und bringen sie auch nicht als Opfer dar. Sie brauchen sie und besitzen oft noch zusätzliche Augen – mitten auf der Stirn, auf Handflächen und Fußsohlen. Je nach „Träger" sind diese zusätzlichen Augen Symbole für Meditation, Weisheit, Entsagung, umfassendes Mitleid: Wenn der Hindu-Gott Shiva mit drei Gesichtern und Stirnauge dargestellt ist, verkörpert er alle diese Eigenschaften. Die Gläubigen erkennen ihn dann als Guru aller Gurus, Zerstörer alles Weltlichen, Personifikation des Erbarmens mit jeder Kreatur.

Ein Bodhisattva (siehe Kasten) kann tausend Arme mit tausend Augen haben, als Sinnbilder für Erbarmen und tätige Hilfe: Die Legende berichtet über Avalokiteshvara – sein Name bedeutet „der Herr, der herabschaut" –, dass sein Kopf vor Entsetzen über das Übel der Welt in zehn Stücke zersprang. Sein Lehrer ergänzte jedes Bruchstück wieder zu einem Kopf, setzte jeweils drei Köpfe so zusammen, dass sie nach drei Richtungen schauten und platzierte sie auf dem zehnten Kopf. Das Ganze krönte er mit seinem eigenen Haupt. Jeder Kopf trägt das Stirnauge, jeder der tausend Arme ein Auge mitten auf der Handfläche. Die „Augenarme" sind nach allen Seiten so beweglich, dass sie das Leiden in jedem Winkel der Welt erkennen – selbst da, wo der Gesichtskreis der elf Köpfe nicht hinreicht. Und sie sind so zahlreich, dass sie überall eingreifen und das Elend mildern können.

Allerdings verkörpert Avalokiteshvara nicht nur Milde und Mitleid: Zehn seiner Gesichter blicken gütig, eines ist eine Fratze. Denn Dämonen lassen sich nicht durch Güte, sondern nur von ihresgleichen vertreiben. Eines seiner Händepaare hält das Rad der Lehre, mit dem er die Gläubigen zur Einsicht führt. Das andere aber umfaßt Pfeil und Bogen als Zeichen seiner Entschlossenheit, Feinde und Versuchungen abzuwehren.

Selbst historische Persönlichkeiten werden mit dem Stirnauge dargestellt: Vairocana (8. Jahrhundert n. Chr.), einem tibetischen Gelehrten, Dolmetscher und Übersetzer von Sanskrit-Texten, wuchs das Weisheitsauge im Laufe seines Lebens, das er ganz der Wissenschaft und Lehre gewidmet hatte.

**WAS IST EIN BODHISATTVA?** Er kann ein Mensch oder ein überirdisches Wesen sein. Gemeinsam ist beiden, dass sie sich unmittelbar vor dem Nirwana befinden. Der „Menschen-Bodhisattva" unterscheidet sich von seinen Mitmenschen durch sein Streben, zum Buddha zu werden, das heißt sich von allem Irdischen zu lösen. Doch er verzichtet noch darauf, damit er anderen helfen kann. Der überirdische Bodhisattva ist bereits so vollkommen wie ein Buddha und könnte ins Nirwana eingehen. Auch er schiebt diesen Schritt noch auf und erscheint den Menschen in verschiedenen Gestalten, um sie zu führen. Die Gläubigen verehren diese „transzendenten“ Bodhisattvas, sehen in ihnen Wegweiser zur Tugend und Helfer in der Not – ähnlich wie Katholiken sich an bestimmte Heilige wenden. Die Darstellungen der transzendenten Bodhisattvas sind sehr zahlreich – es gibt sie als Bronzen, Gemälde, Seidenmalereien, Tapisserien und auf Holz gemalt wie Ikonen.

## Das Auge Gottes

Im Juden- und im Christentum ist das Auge am Schöpfungsprozess genauso beteiligt wie in der ägyptischen Kosmogonie: „Gott sah, dass das Licht gut war“, heißt es in der Genesis zum ersten Tag der Schöpfung. Die ursprüngliche Finsternis wird zur Nacht, das Licht zum Tag. Musste auch unser Gott erst sehen, damit er die Welt erschaffen konnte?

Symbol des Schöpfergottes ist jedenfalls seit dem 15. Jahrhundert das wachsame Auge. Die Künstler des Barock stellten Gottes Auge als isoliertes Organ in einem Dreieck, meist von einem Strahlenkranz umgeben dar. Vermutlich hatte dieses Motiv einen ganz praktischen Nutzen: Es war überall und auf engem Raum unterzubringen. Die Kirchen des 17. und 18. Jahrhunderts sind voll mit Stuckreliefs, Skulpturen, Gemälden und Reliquienschreinen. Und alle diese Objekte tragen Botschaften, die man lesen kann. Die Heiligen zum Beispiel sind an bestimmten Attributen zu identifizieren – wer eines gewaltsamen Todes gestorben ist, wird oft mit dem Marterwerkzeug dargestellt, wie Katharina von Alexandria mit dem Rad. Sankt Nikolaus hält in der einen Hand ein Buch als Zeichen seiner Gelehrsamkeit, in der anderen drei Kugeln, die von seiner Mildtätigkeit erzählen. Auch das Auge Gottes ist ein Zeichen, das wir lesen und verstehen müssen – Sinnbild der durchdringenden Erkenntnis, der Allwissenheit Gottes. Schon als Kinder haben wir gelernt, dass Gott alles sieht und auch unsere Lügen durchschaut.

Eine ganze Menge Augen finden Sie auf den Flügeln mancher Engel: Seraphim tragen sie auf ihren Schwingen als Zeichen der geistigen Konzentration – dem Thron Gottes am nächsten, sind die Flügelwesen völlig in Anbetung versunken. Auf einer Buchmalerei aus dem 6. Jahrhundert fährt Christus in einem offenen Wagen in den Himmel auf – wie ein antiker Feldherr. Das „Fahrgestell" des Wagens ist ein mächtiger Cherub, ausgestattet mit Rädern und augenübersäten Flügeln. Diese stehen für die allumfassende Wachsamkeit, die ein Wesen in der wichtigen Funktion als Träger der Gottheit zeigen muss.

Besonders anrührend wirkt auf mich, wenn Christus am Kreuz mit geöffneten Augen dargestellt ist: Es symbolisiert die Wachsamkeit Gottes, die der irdische Tod nicht außer Kraft setzen kann. Das Bild geht vermutlich auf den *Physiologus*, ein etwa 1800 Jahre altes, populärwissenschaftliches Naturkundebuch, zurück. „Wenn der Löwe schlummert, so ist's doch eher ein Wachen, denn seine Augen bleiben geöffnet. Die Leiblichkeit des Herrn schläft am Kreuz, seine Gottheit aber wacht zur Rechten des Vaters", heißt es da.

**BILDERRÄTSEL EUROPÄISCHER KÜNSTLER**

- Das Auge auf einem Herzen und von der Sonne beschienen: Hinwendung zu Gott.
- Eine Handfläche mit Auge über einem Lorbeerkranz: Warnung vor Weitschweifigkeit beim Schreiben.
- Löwe mit verbundenen Augen, dem Amor ein Halsband umlegt: Liebe macht blind und zahm.
- Löwe mit offenen Augen symbolisiert die Wachsamkeit des Fürsten: „Hase und Lamm können schlafen, wenn der Löwe wacht, um sie zu schützen."
- Auge, von dem Stricke ausgehen: Liebe nimmt gefangen.

## Wenn Blicke sprechen

In den Augen des anderen können wir lesen: Wir entdecken Freude, wenn die Augen leuchten, Trauer, wenn sie in Tränen schwimmen, Zorn oder Übermut, wenn sie blitzen. Der Hass darin entsetzt uns, die Liebe, mit der uns Eltern, Partner, Kinder ansehen, macht uns glücklich. Mit Blicken stellen wir einen intensiven Kontakt zwischen uns und der Welt her, der nur durch Krankheit oder Tod zu lösen ist.

Antike Naturphilosophen erklärten das Sehen mit dem Ausströmen des Lichts aus unserem Auge: Es sendet einen Kegel von Sehstrahlen aus, die auf den fraglichen Gegenstand treffen und ihn beleuchten. Diese Sehstrahlen unterrichten uns über Farbe, Größe, Gestalt und Lage des Objekts im Raum, sodass wir es wahrnehmen und einordnen können – schließlich sind wir ja meistens nicht nur mit einem einzelnen Gegenstand, sondern unter Umständen mit einer Vielzahl davon konfrontiert. Aristoteles (384–322 v. Chr.) entwickelte aus dieser Theorie die Optik als Teil der angewandten Mathematik. Euklid, der um 300 v. Chr. in Alexandria lebte und lehrte, schloss jeden psychischen und psychologischen Aspekt des Sehens aus; er stützte sich allein auf die Geometrie. Der römische Naturforscher Plinius Secundus glaubte, dass es Menschen gab, deren Augen in der Dunkelheit leuchteten – wie man es bei Tieren beobachten konnte. „Sehen“ war demnach ein aktiver Prozess – wir schicken unser eigenes Licht auf den Weg, das uns den Gegenstand zurückbringt. Tatsächlich läuft das Ganze genau umgekehrt ab: Wir empfangen das Licht mit dem Abbild des fraglichen Objekts, und unser Gehirn sagt uns, worum es sich dabei handelt.

Nur – diese nüchterne Erklärung hätte Dichtung und bildende Kunst, Märchen und Volksglauben niemals so befruchtet wie das Sehen als „Phänomen“. Dieses Wort wurde im 17. Jahrhundert aus dem griechischen *phaenomenon* gebildet und bedeutet eigentlich Erscheinung oder Lufterscheinung – kurz: etwas Ungewöhnliches. Und das war Sehen für naturwissenschaftliche Laien allemal: Die Kraft der Augen wurde beschworen – etwa, wenn jemand den anderen durch seinen Blick verzaubert. Entsprechende Redewendungen gibt es zuhauf: Augen schleudern Blitze, sie nehmen einen gefangen, Blicke töten. Grüne Augen galten als geheimnisvoll, weiblich-erotisch und katzenhaft unberechenbar. Früher war Grün die Farbe der Geister und Dämonen: Nixen, Undinen und Hexen hatten grüne Augen.

Mit grauen Augen taten sich die Künstler etwas schwerer: Sie wirken recht kühl, ihre Besitzer gelten als rationale Macher und als Langweiler. Nur sanfte graue Augen charakterisierten sensible, anschmiegsame Menschen, die Schutz brauchten, weil sie sich in der Welt nie ganz zurechtfanden.

Bei blauen Augen war die Bandbreite viel größer: Jungfrauen blickten damit treu und unschuldig in die Welt, brave Mädchen und natürlich die Madonna. Denn Blau steht für das weibliche Prinzip, es ist die Farbe der Muttergottes, der am höchsten stehenden Frau in der Christenheit – Künstler aller Epochen malten das Gewand der Madonna in diesem weiblichen Blau. Durchdrangen blaue Augen die Lüge und suchten nach Erkenntnis, wurden Dichter und Denker damit ausgestattet – dieses hellere Blau steht für die geistigen Tugenden der Wissenschaft, Klugheit und Konzentration.

Die Vorstellung von stahlblauen Augen sind recht jungen Datums, wie eben auch der Stahl selbst als Werkstoff: Gemeint ist die Härte des Blicks, die geniale Männer angeblich auszeichnet. Die geradezu hypnotische Kraft ihrer Augen äußert sich auch darin, dass man ihre Blicke spürt, dass sie einen zum Hinsehen zwingen, wenn man sich von ihnen abwenden will. Bloße Sehstrahlen reichten für diese Wirkung nicht aus, man vermutete gar eine Art magnetischer Wellen, die sich mit den Sehstrahlen zu einer unsichtbaren Fessel verbanden.

Die stahlblaue Farbe verknüpfte man also für gewöhnlich nicht mit dem Intellekt, sondern mit der Macht. Deshalb gab man sie auch Kriegs- und Frauenhelden – einige berühmte Hollywood-Schauspieler konnten sich allein auf die Suggestivwirkung ihres stahlblauen Blicks verlassen. Auch eine Reihe von Bösewichtern blickten stahlblau in die Welt – vorzugsweise solche, die nur temporär Schlimmes anrichteten. Am Ende wurden sie dann meistens bekehrt oder von ihrem Schicksal eingeholt.

Braune Augen strahlen Zutrauen und Fröhlichkeit aus, und Romanschreiber lieben sie. Mit goldenen Fünkchen in der braunen Iris blicken uns schelmische Frauen und unbekümmerte Herzensbrecher entgegen. Mit einem leblosen Blick aus tiefbraunen Augen schrecken uns dagegen der Verschlagene, der Psychopath, der Verbrecher aus dumpfem Trieb.

## Gute Blicke

Im Volksglauben und in Märchen tauchen die guten, liebevollen Augen recht selten auf, das Böse übt eben doch eine stärkere Faszination aus. Der gute Blick ist Zeichen einer vortrefflichen Seele; Heilige, Fürsten und einige außergewöhnliche Sterbliche besitzen ihn. Heilkundige können den bösen Blick entschärfen und den verursachten Schaden wieder gutmachen. Weise Menschen, deren Augenstrahlen Segen bringen, können Leid lindern. Unschuldige Kinder hat man gar als Abwehrzauber gegen das Böse eingesetzt – so wurden neugeborene Säuglinge in den Stall getragen, weil man sie für Glücksbringer bei der Viehzucht hielt.

## Böse Blicke

Der böse Blick war und ist so gefürchtet, dass man sich seit 4000 Jahren mit Amuletten davor schützt – so weit jedenfalls reicht die schriftliche Überlieferung zurück. Ein akkadischer Zauberspruch aus dem 3. Jahrtausend v. Chr. nennt ein Schutzmittel gegen die kinderfeindliche Dämonin Lamatschu: ein Amulett aus sieben Bernsteinen, aufgereiht auf einer Wollschnur. Es sollte junge Mütter und Neugeborene vor Kindbettfieber und Säuglingssterblichkeit bewahren.

Die Verbindung von Bernstein und Auge hat sich übrigens jahrtausendelang erhalten: Bis ins 16. Jahrhundert nannte man den hellen, goldbraun glänzenden Stein „Augenstein", und noch im 19. Jahrhundert wurden Bernsteinketten als Heilmittel gegen Augenentzündungen empfohlen.

An der Lamatschu aus grauer Vorzeit liegt es aber sicher nicht allein, dass man vor allem Frauen den bösen Blick unterstellte. An Augen, die Krankheit, Unheil und sogar den Tod bewirken können, glaubten viele einfache Leute, die noch nie etwas von alten Mythen, mesopotamischen

Zaubersprüchen und antiken Dämonen gehört hatten. Dieser Aberglaube scheint hauptsächlich auf vagen Kenntnissen von der weiblichen Anatomie zu beruhen – so jedenfalls sehen es Forscher, die sich mit dem „Volk“ und dessen Vorstellungen beschäftigt haben. Man glaubte, die Menstruation sei eine Absonderung schlechter und verdorbener Körpersäfte – höchst seltsam, denn die monatliche Blutung müsste eigentlich eher positive Emotionen in uns Menschen auslösen, ist sie doch untrennbar mit dem Leben und unserem Überleben verbunden.

Doch das Gegenteil war der Fall: Dickes, schwarzes Blut sollte eine Art Dunst erzeugen, der nach oben stieg, aus den Augen wie aus einem Fenster waberte und in andere Menschen einzudringen vermochte. Er gelangte in den Blutstrom und schließlich ins Herz des Betroffenen. Dort setzte der verderbliche Dunst seine Zerstörungsarbeit fort und brachte dem armen Opfer Krankheit und Tod. Solche abstrusen Vorstellungen betrachten wir heute mit Faszination, Abscheu oder Amüsement – früher haben sie tatsächlich Verderben und Tod bewirkt. Die Opfer waren allerdings die Menschen, denen man den bösen Blick unterstellte – nachzulesen in den Berichten über Hexenprozesse.

Und weil man sich mit derartigen Verleumdungen auch anderer unliebsamer Zeitgenossen entledigen konnte, beschränkte man sich nicht auf das Blut der Frauen, sondern nahm sich gleich den ganzen Menschen vor: Zorn, Eifersucht und Neid galten als böse Kräfte, die eine Seele verderben und den Körper mit schlechten Säften anfüllen konnten. Auch diese stiegen in die Augen und drangen wie vergiftete Pfeile nach außen. Sie machten die Milch der Kühe sauer, hinderten die Hühner am Eierlegen, verführten den treuen Hund dazu, seinen Herrn anzufallen, die Katze, ihre Pflicht zu vergessen: Sie wurde faul, pflegte ihr Fell statt der Krallen, und die Mäuse fraßen das Getreide, sofern es nicht ohnehin am Halm verfault war. Denn selbst das Wetter spielte verrückt und verregnete die Ernte, wenn laut Bauernregel eigentlich die Sonne scheinen sollte. Die Quellen versiegten, der Brunnen lieferte nur noch fauliges Wasser. Der Waldarbeiter wurde vom Baum erschlagen, der Jäger vom Wildschwein getötet. Schuld an all diesen Übeln trug nur einer: Der Mensch mit dem bösen Blick, der mit Neid auf den Besitz des anderen gesehen hatte.

Lassen Sie uns ehrlich sein – so fern liegt uns dieser Aberglaube auch heute nicht. Spüren wir nicht den Hauch des Misstrauens, wenn uns jemand sehr lobt? Wenn jemand wunderschön findet, was uns gehört? Wenn jemand unseren Mann oder unsere Frau mit Sympathie betrachtet? Das dumpfe Gefühl der Angst vor Verlust geht vielleicht auf den Glauben an das „Beschreien" zurück: Wer mit dem bösen Blick behaftet war, konnte die bösen Geister rufen. Ihr Stichwort war das Lob, die Bewunderung: Sobald sie es hörten, stürzten sie herbei, zerstörten Besitz, Gesundheit und Leben des Glücklichen.

Heute haben wir uns von der Vorstellung eines Menschen mit dem bösen Blick gelöst, nicht aber von den Geistern: Wenn sich jemand freundlich nach unserer Gesundheit erkundigt, kriegt er meist nur eine Floskel zu hören. Und wenn wir ehrlich antworten, dass es uns richtig gut geht, fügen wir gern hinzu: „Unberufen, toi, toi, toi."

Ein Amulett gegen den bösen Blick schützt in zweifacher Hinsicht: Erstens soll es den gefürchteten Blick auf sich ziehen, vom Träger des Amulettes also ablenken. Deshalb sind Amulette auch oft besonders auffällig gefärbt oder geformt. Zweitens bildet es den Gegenzauber zum Blickzauber – zum Beispiel das Horusauge im alten Ägypten, die Hand von Mohammeds jüngster Tochter Fatima in islamischen Ländern oder ein blauer Stein in mediterranen Regionen.

Pseudowissenschaftlich untermalt wurde die Vorstellung vom bösen Blick durch den berüchtigten *Hexenhammer*, gewissermaßen Handbuch der Hexenjäger, verfasst von den Dominikanern Heinrich Institoris und Jakob Sprenger. Das Machwerk erschien 1489 in Köln und sollte in den kommenden beiden Jahrhunderten schreckliches Elend über Tausende von Menschen bringen, die als Hexen und schwarze Magier diffamiert, gefoltert und hingerichtet wurden. Der *Hexenhammer* stellt ausdrücklich die Verbindung zwischen Frauen und bösem Blick her: Wie ein neuer Spiegel „eine gewisse Trübung durch die Spiegelung eines Weibes, welches die Regel hat" erfährt, so geschieht es auch der Seele durch den Einfluss des Satans: „Wenn also eine Seele heftig zur Schlechtigkeit bewegt worden ist, wie es besonders alten Weibern passiert, so ist ihr Blick giftig und schädlich."

## Zauberaugen und Augenzauber

Der Glaube an die Hellsichtigkeit reicht ebenfalls Jahrhunderte zurück: Athene, Tochter des Zeus und griechische Göttin der Wissenschaft, wird mit hellen, strahlenden Augen beschrieben und dargestellt. Sie bringt Licht ins Dunkel, sieht hinter Schein und Aberglauben, hinterfragt, wie wir heute sagen würden, auch Dinge, die uns selbstverständlich anmuten. Bei einer Göttin akzeptiert man das gerne, schließlich nehmen uns die Himmlischen unter ihre schützenden Fittiche.

Doch aus göttlicher Hellsichtigkeit wurde menschliche Hellseherei. Und das konnte richtig Angst machen: Wer das zweite Gesicht besaß, war Freund oder Diener der Geister. Sie erfüllten seine Wünsche oder erteilten ihm Befehle. Mit normalen Sterblichen trieben die Unsichtbaren höchstens Schabernack. Und wenn sie etwas von einem wollten, gab es genügend Abwehrzauber – man brauchte sich auf die andere Welt nicht wirklich einzulassen.

Doch der Mensch, der mit den Unsichtbaren kommunizierte, stellte eine Verbindung zu unserer Welt her: Dieser Kontakt konnte auch den Mitmenschen schaden oder nützen. Um sich darauf einzustellen, musste man Menschen mit dem Draht zum Übernatürlichen auf den ersten Blick erkennen: Sie waren gezeichnet – mit einem Sehfehler wie Schielen, einem Fleck im Auge, zwei unterschiedlich gefärbten Augen. Unbewegliche Pupillen zeichneten die Hexe aus – dieser Augenfehler kommt durch eine Lähmung oder Verwachsung der Iris mit der Linse zustande. Wer mit roten oder blutunterlaufenen Augen in die Welt blicken musste, galt als besonders verdächtig: Albinos oder Menschen mit chronisch entzündeten Augen waren arm dran. Schließlich teilten sie dieses Merkmal mit grausamen Riesen, gottlosen Heiden und missgünstigen Dämonen. Rotäugige Zwerge bewachten Schätze, die man gerne in Besitz genommen hätte – nur, leider, die kleinen Gnomen verfügten über mehr Macht und deshalb hatte man das Nachsehen. So hielt man sich an diejenigen, die man als Kollaborateure der Übernatürlichen, als schwarze Magier oder deren Helfer erkannt hatte. Unnötig zu betonen, dass diese kollektive Blindheit viele Menschen das Leben kostete. Und erst als die Aufklärung im 17. und 18. Jahrhundert das „Licht der Vernunft“ entzündete, wurde auch die Nachtseite der menschlichen Natur eingehender beleuchtet. Magier, Hexen, Zauberkünstler und Dämonen verschwanden samt ihrem bösen Blick in der Rumpelkammer des Aberglaubens.

**ARME BLINDSCHLEICHE** Keine Schlange, sondern nur eine Eidechse ohne Füße – dieses Tier ist wahrlich harmlos! Im Volksglauben hat ihm das aber gar nichts genutzt: Die angebliche Blindheit deutete man als Strafe für eine bissige Drohgebärde gegen die Muttergottes – Schlangengleiches war seit Satans List im Garten Eden nun mal verpönt. In diesem Zusammenhang unterstellte man selbst dem Schöpfer eine Nachbesserung an seiner Kreatur: Den Schwaben galt die Blindheit als von Gott verhängte Prophylaxe gegen die Gefährlichkeit der Schleiche.

## Der zweideutige Blick

Justitia mit der Augenbinde wird von manchen Betroffenen sarkastisch interpretiert – sie sehen in ihr nicht die unparteiische Göttin der Gerechtigkeit, sondern die Blindheit und Gleichgültigkeit ihrer irdischen Diener. In der guten alten Zeit soll das ähnlich gewesen sein: Da wurde dem Richter aufgetragen, einen einäugigen Gerichtsdiener auf einem einäugigen Pferd zu den Kontrahenten zu schicken. Das hieß, er wolle unter Umständen Gnade vor Recht ergehen lassen. Welche Umstände das waren, dürfen wir nur vermuten – überliefert sind sie nicht.

Für viele Ereignisse in unserem Leben – sei es, dass wir eine Entscheidung treffen müssen, sei es, dass wir zu einer Erkenntnis gelangt sind – findet sich ein passendes Augensprichwort.

Wer eine Sache mit einem lachenden und einem weinenden Auge angeht, ist innerlich noch unentschlossen, muss jedoch handeln. Dieses Sprichwort hat eine höchst interessante Entwicklungsgeschichte. Bei Shakespeare stecken dahinter Lüge und Verrat: Im *Hamlet* erklärt König Claudius, er habe die Frau seines verstorbenen Vorgängers und Bruders

„with an auspicious and a dropping eye" geheiratet. In der Übersetzung von Schlegel und Tieck wurde daraus „mit einem heitern, einem nassen" Auge, Erich Fried übernahm es so. Der Satz könnte bedeuten, Claudius liebe seine Schwägerin und betrauere seinen Bruder. Das stimmt jedoch nicht, und im englischen Original weiß das Publikum auch, dass Claudius lügt: Er selbst hat ja seinen Bruder getötet, weil er dessen Thron und Frau haben wollte. Shakespeare bezog sich nämlich auf ein Sprichwort, das den Lügner charakterisiert: Dieser schaut mit einem Auge seinem Gegenüber frei und offen (auspicious) ins Gesicht, mit dem anderen aber zu Boden (dropping) – Zeichen der Verschlagenheit. Die Redensart geht auf die launische Schicksalsgöttin Fortuna zurück, die uns mal mit Glück überschüttet, mal ins Elend stürzt.

Pate für das deutsche Sprichwort könnte auch ein Märchen gestanden haben, das Tieck jedoch vermutlich nicht kannte. Es stammt aus Rumänien und erzählt von einem Kaiser, der mit dem linken Auge lacht, mit dem rechten aber weint – höchst unangenehm für einen Herrscher, der Entscheidungen treffen soll.

Wenn uns dagegen etwas wie Schuppen von den Augen fällt, ergeht es uns wie Saulus in der Apostelgeschichte – wir haben es endlich begriffen: Jesus war auf dem Weg nach Damaskus dem Römer Saulus erschienen, doch erst ein paar Tage später wurde diesem klar, wen er da gesehen hatte. Der römische Soldat bekehrte sich daraufhin zum Apostel Christi – daher auch die Bezeichnung „Damaskuserlebnis" für eine bedeutsame seelische oder geistige Wandlung.

## Liebesblicke

„Die Augen sind der Liebe Pforten", behauptet ein etwas albernes deutsches Sprichwort. Poetischer drückte es der römische Dichter Properz (um 50–16 v. Chr.) aus: „Die Augen sind der Lenker in der Liebe." Doris Day würde dem ironisch zustimmen: „Die Frauen machen sich nur deshalb so hübsch, weil das Auge des Mannes besser entwickelt ist als sein Verstand." Jeanne Moreau wäre anderer Meinung: „Frauen benützen Parfüm, weil die Nase leichter zu verführen ist als das Auge."

Humphrey Bogart („Ich schau dir in die Augen, Kleines!") äußerte sich politisch unkorrekt, gar frauenfeindlich zu dem heiklen Thema: „Frauen, die lange ein Auge zudrücken, tun es am Ende nur noch, um zu zielen."

Ludwig Börne kritisierte alle Kollegen: „Noch kein Dichter hat die schönen Augen seiner Frau schön besungen." Heidelinde Weis nannte uns den Grund: „Wenn es darauf ankommt, in den Augen einer Frau zu lesen, sind die meisten Männer Analphabeten." Marcel Proust, der keine Ehefrau hatte, blieb reichlich vage: „Von allen Frauen, deren Charme ich erlegen bin, habe ich hauptsächlich Augen und Stimme in Erinnerung."

Das schönste Wort zum schönsten Gefühl kommt zuletzt: „Die Liebe ist das geistige Auge, sie erkennt das Himmlische." Bettina von Arnim schrieb dies in *Goethes Briefwechsel mit einem Kinde*, der Biografie Goethes, die auf dem Briefwechsel zwischen Mutter und Sohn basiert.

## Augen und Heilkunde

Psychologen und Mediziner aller Disziplinen und Kulturkreise erkennen an den Augen Wohlbefinden und Krankheit, Lebensfreude und Depression. Für die Traditionelle Chinesische Medizin sind unsere Augen diagnostische Fenster. Indianische Heiler messen dem Blick von Mensch und Tier Bedeutung bei, weil er ihnen weitreichende Informationen über das Gefühlsleben gibt.

### Sehen und Heilen

Gewiss eine Binsenweisheit, aber in unserer Zeit nicht mehr selbstverständlich: Wer heilen und geheilt werden will, braucht eine Menge Geduld. Bevor es Labor und EKG, Röntgengerät und Tomograph gab, musste sich der Heilende beim Kontakt mit dem Kranken und der Bewertung des Leidens auf den Augenschein verlassen. Verstehen Sie das bitte ganz wörtlich: Nur eine eingehende Beobachtung führt schließlich zur Diagnose, die in schwierigen Fällen vermutlich mit einem Geistesblitz verbunden ist. Der britische Kulturkritiker Arthur Koestler sprach vom „göttlichen Funken“, der Wissenschaftler und Künstler zu großen Leistungen befähigt. Das gilt selbstverständlich auch für Mediziner jeder Disziplin. Ihr Auge muss den Schaden „sehen“, bevor sie gemeinsam mit dem Patienten an die Therapie gehen können. In der ganzheitlichen Medizin sind ja beide am Heilungsprozess beteiligt: Der Kranke wird nicht wie ein Auto repariert; er muss informiert werden, so dass er aus eigener Verantwortung handeln und den Therapeuten bei der Heilung unterstützen kann.

Indianische Heilkundige ziehen bei der Diagnose ihr äußeres und inneres Auge zu Rate. Zunächst nehmen sie die Kraft der Ausstrahlung aus dem Auge des anderen auf: „Manche Leute glauben, dass Sehen nur eine Sache des Lichteinfalls ist, aber die optische Wahrnehmung ist in Wirklichkeit eine Kraft, die durch die Augen ausgestrahlt wird und anziehend oder abstoßend wirken kann; darum dieses starke Gefühlserlebnis, diese Fixierung, wenn sich zwei Augenpaare treffen.“ So der Cherokee Rolling Thunder, der um 1970 als Referent an mehreren Konferenzen über ganzheitliche Heilverfahren teilnahm.

Wir alle kennen dieses faszinierende Erlebnis – wenn wir uns verlieben. Übrigens auch, wenn wir unvermutet mitbekommen, dass zwei Menschen sich auf den ersten Blick ineinander verlieben. Es ist ein Moment der Intimität, in dem man sich ein bisschen wie ein Voyeur vorkommt und lieber wegschauen möchte.

Diesen intensiven Blickkontakt haben Indianer im normalen Leben immer vermieden. Sie sahen ihrem Gegenüber bei Unterredungen nicht in die Augen; der direkte Blick galt als verletzende Herausforderung und war nur unter Gegnern erlaubt. Die Weißen interpretierten diese Rücksichtnahme als Zeichen der Verschlagenheit, die Indianer ihrerseits empfanden den offenen Blick ihrer weißen Verhandlungspartner als Mangel an Menschenkenntnis und sogar Aggression.

Beim Heilen ist der direkte Augenkontakt jedoch unabdingbar. Aber nach der intensiven Beobachtung zieht sich der Heiler zurück: Er schließt die Augen und sieht vieles klarer. Dazu noch ein indianischer Heilkundiger, der Sioux John Lame Deer: „Er sitzt, dem westlichen Horizont zugewandt, und bittet um Hilfe. Er spricht zu den Pflanzen, und sie antworten ihm. Er lauscht den Stimmen der Tiere. Er ist eins mit ihnen. Von allen Lebewesen fließt unaufhörlich etwas in ihn hinein, und etwas fließt aus ihm heraus. Ich weiß nicht, wo oder was, aber es ist da. Ich weiß es."

Die Memoiren Lame Deers wurden ebenfalls in den 1970er Jahren publiziert – es war die Zeit, in der indianische Gelehrte, Mediziner und Philosophen mit ihrem Wissen an eine breitere Öffentlichkeit traten, weil sie es schließlich leid waren, als „Medizinmänner" in die Ecke der Scharlatanerie gestellt zu werden.

## Innenansichten

Mediziner der Antike „lasen" aus Veränderungen von Haut und Haar, Zunge und Mundschleimhaut, Nase und Ohr die Ursache der Beschwerden. Noch heute zeigt man dem Arzt bei einer Erkältung erst einmal die Zunge. Was er daraus schließt, bleibt allerdings für gewöhnlich sein Geheimnis; ich habe mich als Kind immer darüber gewundert, dass man dem Onkel Doktor die Zunge herausstrecken musste und außer bedächtigem Nicken keinerlei Reaktion erfuhr.

Das Auge als Mittel der Diagnose war bereits den Chaldäern bekannt, die sich etwa 1000 v. Chr. im Zweistromland ansiedelten; das Gebiet liegt südlich von Bagdad am Euphrat nahe der antiken Stadt Babylon – daher spricht die Bibel auch von „Babyloniern". Um die Zeitenwende spielte das Volk politisch keine Rolle mehr, und der Begriff „Chaldäer" bezeichnete nur noch die babylonischen Priester, Astronomen, Heilkundigen, Magier und Astrologen – die Heiligen Drei Könige, die zum kleinen Jesus nach Bethlehem zogen, gehörten dieser geistigen Elite an.

Die Traditionelle Chinesische Medizin, entstanden vor etwa 4000 Jahren und seitdem ständig weiterentwickelt, misst der eingehenden Beobachtung des Patienten durch den Arzt ebenfalls entscheidende Bedeutung zu. Und sie geht dabei in Theorie und Praxis noch einen Schritt weiter. Unser Körper ist mit „Fenstern" ausgestattet, durch die der Heilende auf unsere Organe und damit auf unsere Beschwerden sehen kann. Eines dieser Fenster ist das Auge: Es gibt den Blick frei auf die Leber, die für unser inneres Gleichgewicht sorgt. Ob uns die sprichwörtliche Laus darüber spaziert, die Galle vor Wut überläuft – immer werden wir aus der Bahn geworfen. Da muss die Leber eingreifen, um uns seelisch, körperlich und geistig wieder zur Ruhe zu bringen: Sie besänftigt uns, regelt unsere Gemütsbewegungen. Zudem reguliert sie die Bewegung der Energie – zum Beispiel sorgt sie dafür, dass unser Herz nicht auf Hochtouren läuft und dabei böse ins Stolpern gerät. Die Leber pflegt außerdem den Verdauungstrakt: Wenn Milz, Magen und Darm nicht richtig arbeiten, kann das zu Durchfall führen. Und wie schlapp, müde und ausgepumpt man dann ist, wissen wir alle.

Allein schon das Auge als Fenster gewährt dem chinesischen Arzt also einen Blick, der weit über den Horizont so manches westlichen Schulmediziners hinausreicht. Und die Diagnose durchs Auge geht noch weiter, denn beim Betrachten der Leber werden Zipperlein und ernste Leiden ja nur teilweise entdeckt.

Da alle Organe in enger Verbindung miteinander stehen, macht eine schwache Leber dem ganzen Menschen Probleme. Aufgabe des Arztes ist es, diese Verbindungen zu erkennen und Störungen zu beheben. Oder – noch besser – es durch Prävention überhaupt nicht zu einer Störung, zu Beschwerden oder gar Krankheit kommen zu lassen.

## Das Zusammenspiel der Organe

Durch die Makrobiotik sind sie als die „Fünf Elemente“ bekannt geworden: Feuer, Wasser, Erde, Luft und Holz. In der chinesischen Geistesgeschichte steht Holz für die Leber, Feuer für das Herz, Erde für die Milz, Wasser für die Nieren und Metall für die Lungen; die Luft gilt den Chinesen nicht als Element. Die Traditionelle Chinesische Medizin erkennt in den Organen und ihren Funktionen eine stete Dynamik: Man spricht deshalb von den „Fünf Phasen“, die einer ständigen Wandlung unterworfen sind: Wie die Erde einen Baum wachsen lässt, der wiederum ein Feuer nährt, stellt die Milz durch die Verdauung ausreichend Blut zur Verfügung. Daraus filtert die Leber Mineralstoffe und gibt sie ans Herz weiter. Das Herz braucht diese Stoffe für den Blutkreislauf, der wiederum die Nieren unterstützt – wie Feuer kaltes Wasser erhitzt und schließlich zum Brodeln bringt. Der Wasserhaushalt des Körpers ist für die Lungen wichtig – schließlich transportiert er gelöste „Metalle“, nach westlicher Definition Mineralstoffe und Spurenelemente, von denen einige (Eisen, Chrom) zu den Metallen zählen. Metall wiederum reichert die Erde an: Die Lunge liefert der Milz den Sauerstoff, den sie – wie jedes andere Organ – zum Funktionieren braucht. So schließt sich der Kreis und beginnt von neuem.

Es sind also ständig wechselnde Phasen, die wir erleben – allerdings unbewusst. Erst, wenn es mit der Wandlung nicht so richtig klappt, wenn etwas in der verkehrten Richtung läuft, spüren wir es: Zu viel „Wasser“ löscht das „Feuer“ – unser Herz macht Probleme. Zu viel „Erde“ verstopft den „Fluss“ mit Schlamm – die Nieren arbeiten unregelmäßig. Zu viel „Feuer“ lässt das „Metall“ schmelzen – die Lunge ist trocken, die Bronchien entzünden sich.

## Prävention vor Therapie

Westliche Irisdiagnostiker bauen auf den Erkenntnissen östlicher Medizin auf: Sie erkennen Krankheiten bei der Betrachtung des Auges, wie in der Traditionellen Chinesischen Medizin. Doch sie gehen noch einen Schritt weiter und betrachten das Auge als den Spiegel des gesamten Organismus. Die Iris, die Regenbogenhaut, gleicht einer Landkarte, auf der man die Organe lokalisieren kann. Die Magen-Darm-Zone zum Beispiel liegt nahe der Pupille. Und damit sich keiner in dieser vielfältigen Landschaft verläuft, unterteilt man die Iris wie das Zifferblatt einer Uhr in Segmente: Oben ist zwölf Uhr, unten sechs Uhr etc. Diese Landkarte kann der Irisdiagnostiker lesen, die Unterteilung verwendet er wie einen Kompass: Die Lunge zum Beispiel liegt im linken Auge zwischen „halb drei“ und „halb vier“, im rechten Auge genau auf der anderen Seite, also zwischen „halb neun“ und „halb zehn“. Mit Hilfe von Landkarte und Kompass gelangt der Irisdiagnostiker zum Ziel: einer Krankheit vorbeugen. Gelingt das nicht mehr – etwa weil der Patient seine Beschwerden zu spät wahrgenommen hat oder weil Leiden auch bei optimaler Lebensweise niemals auszuschließen sind –, macht man sich an Linderung und Heilung.

Wie Ayurveda, die Traditionelle Chinesische Medizin und Homöopathie setzt also auch die Irisdiagnose lange vor dem möglichen Ausbruch einer Krankheit an. Und sie baut auf den Betroffenen: Wer seine körperlichen Stärken kennt und über Problemzonen informiert ist, kann zielgerichtet handeln; der Heilende kann schneller und effektiver helfend eingreifen. Heilpraktiker und/oder Arzt bieten Hilfe zur Selbsthilfe: Der Patient gilt nicht als passives Objekt der Therapie, wie es in der Schulmedizin noch immer üblich ist. Er kümmert sich um seine Gesundheit, so weit er kann, und darf darauf vertrauen, dass er in einen notwendigen Heilungsprozess mit einbezogen wird – durchaus auch mit den Methoden der Schulmedizin.

## Das gute Grün

Im Vordergrund aller ganzheitlichen Heilverfahren stehen typgerechte Ernährung und Phytotherapie, die regelmäßige Anwendung von Pflanzen zur Prävention ebenso wie zur Therapie. Die Idee, dass Pflanzen unsere Gesundheit schützen und viele Krankheiten heilen, ist uralt und weit verbreitet: Mit Johannisbrot haben die Ägypter der Pharaonenzeit Darmkrankheiten und Augenleiden kuriert; Melonen und Feigen sollten das Herz stärken. Eines dieser antiken Herzmittel liest sich wie das Rezept für ein modernes Müsli: Man vermischt Feigen mit eingeweichtem Weizenschrot, Honig und Wasser. Um Feigen als wirksames Laxans wussten die Menschen seit jeher; eine drastische Abbildung dazu findet man in dem *Kreuterbuch* des Renaissance-Gelehrten Hieronymus Bock (1498–1554).

Auch bei Hildegard von Bingen (1098–1179) nehmen Pflanzen bei der Prävention und Heilung eine Schlüsselstellung ein – darin stimmt die gelehrte Frau des Mittelalters mit der modernen Forschung zu Bioaktiv-Stoffen (siehe Kapitel 3) überein. Auch ihr ganzheitliches Konzept der Ernährungslehre trifft sich mit Ayurveda und chinesischer Heilküche – von denen Hildegard freilich noch nichts wusste.

Viele Kräuter der alten Klostergärten, die Pharmazeuten, Mediziner und andere Heilkundige in der Therapie anwandten, spielen heute noch eine große Rolle in der Naturheilkunde und selbstverständlich in der Küche. Einige Erkenntnisse und Ratschläge sind durch die Forschung mittlerweile bestätigt worden, anderes ist genau wie die Thesen von Hippokrates, Galen oder Kneipp in die Volksmedizin übergegangen – ohne dass man die physiologische Wirkung wissenschaftlich nachweisen oder erklären konnte. Dennoch kurieren wir Halsschmerzen erfolgreich mit Kartoffelwickeln, verwenden Rettichsaft mit Honig als Hustenmittel und legen eine halbierte Zwiebelscheibe auf den Wespenstich, weil sie den Schmerz nimmt und eine Schwellung verhindert.

Im Osten haben Mediziner Überlieferung immer mit moderner Wissenschaft zu verbinden gewusst und ganz gezielt Ernährungstherapie betrieben. Eines der Fundamente östlicher Heilkunde und Diätetik ist ebenfalls die Phytotherapie: In China erschien das erste pharmakologische Lehrbuch im 2. Jahrhundert v. Chr. In diesem *Klassiker der Wurzeln und Heilkräuter des gestaltenden Landmanns* sind 365 Drogen beschrieben. Höchst interessant ist dabei der gesellschaftspolitische Bezug: Die Einteilung der Pharmaka in Kategorien entspricht der damaligen Hierarchie. Es gibt Herrscherdrogen, Drogen, die eine Funktion erfüllen wie Minister, und solche, die Aufgaben wie Gesandte erfüllen. Zu den Herrscherdrogen zählte man alle, die für Harmonie sorgten und das Leben verlängerten. In der mittleren Kategorie der Minister findet man alle, die das physiologische Gleichgewicht aufrechterhalten und bei einer Erkrankung die Abwehrkräfte des Körpers stabilisieren. Die Pharmaka der Gesandten schließlich bekämpfen die eigentlichen Substanzen, die zur Erkrankung führen. Viele dieser Pharmaka der untersten Kategorie sind toxisch oder zumindest hoch aggressiv – wie die chemischen Medikamente des Westens, die viele von uns so fürchten. Westliche Mediziner würden diese drei Gruppen von Drogen so definieren: Die ersten gehören zur Prävention, die zweiten werden therapeutisch eingesetzt, mit den dritten erfolgt die rasch erforderliche Bekämpfung von Symptomen und akuten Krankheitsfaktoren – so wie man gegen *Herpes zoster* bei einer Gürtelrose sofort mit stark dosierten Infusionen vorgeht, damit sich die Viren nicht weiter ausbreiten und zu Folgeerkrankungen führen. Ist der Mensch erst einmal krank, hat der Arzt versagt – so sahen es nicht nur die alten Chinesen, die in diesem Zusammenhang immer genannt werden, sondern auch seriöse Pharmazeuten und Mediziner der Vergangenheit. Sie mussten rechtzeitig handeln, hatten sie doch keine Antibiotika zur Verfügung. Es gab keine hochwirksamen Schmerzmittel oder Medikamente gegen Leiden, die wir heute als Zivilisationskrankheiten bezeichnen, die jedoch schon immer existierten: Herz- und Kreislaufbeschwerden, erhöhte Cholesterinwerte, Bluthochdruck, Gicht und Rheuma. Ob einfache Zipperlein kuriert werden mussten oder ob es um die Behandlung ernster Krankheiten ging – Heilpflanzen und pflanzliche Lebensmittel waren die Basis.

# 2. Augenfarbe und Typus

Das wissenschaftliche Fundament der Augenfarben-Diät ist die Irisdiagnostik: Beide gehen von unterschiedlichen Menschentypen aus. Daraus ergeben sich Konsequenzen für alle Lebensbereiche. Beispiel Wellness: Sie haben dunkelblaue Augen, Ihr Partner hellblaue. Richtig auftanken, entspannen und neue Kräfte sammeln können Sie beim geruhsamen Spaziergang. Im Sommer nehmen Sie vielleicht noch ein Buch mit auf den Weg und setzen sich damit eine Stunde auf eine Bank im Schatten. Er dagegen muss sich kräftig bewegen, geht morgens joggen, will Sie zur gemeinsamen Rennradtour überreden.

Beispiel Ernährung: Die Leibspeise des einen bereitet dem anderen Widerwillen. Besonders gut lässt sich das bei der regionalen Küche beobachten: Für Pfälzer Saumagen oder Grünkohl mit Pinkel kann sich nicht jeder begeistern. Beispiel Gesundheit: Menschen mit grünen Augen vertragen Nüsse und Samen mit ihrer leicht abführenden Wirkung meist sehr gut. Menschen mit hellblauen Augen heizen zwei Hand voll gesalzene Erdnüsse unter Umständen schon so ein, dass die Verdauung zu plötzlich funktioniert. Bei den Grauäugigen können Magen und Darm gereizt reagieren.

In groben Zügen befolgen wir dieses Konzept ohnehin: Wer von Erdbeeren Pickel bekommt, isst sie eben nicht. Wem Hülsenfrüchte schlimmes Bauchgrimmen bereiten, der verzichtet auf Linsensuppe.

Das klingt für uns alles ganz selbstverständlich. Dahinter aber steckt ein höchst kompliziertes Gedankengebäude: Was bestimmt eigentlich unser Wohlbefinden? Wie bleiben wir gesund – möglichst bis an unser Lebensende? Können wir Krankheiten nicht nur rechtzeitig erkennen – können wir sie voraussehen? Diese Überlegungen führten schließlich zur Lehre von Konstitution und Disposition: Jeder Mensch stellt einen bestimmten Typus dar und ist deshalb auch für gewisse Zipperlein oder Leiden eher disponiert.

## Die Frage des Temperaments

Damit beschäftigen sich Philosophen, Mediziner und Theologen seit Jahrtausenden: Die Erkenntnis, dass sich der Arzt um den Typus seines Patienten kümmern muss, damit er bei der Vorbeugung und Heilung nicht gänzlich danebenliegt, ist vermutlich so alt wie die Verwendung von Heilpflanzen. Wer ohnehin leicht in Hitze gerät, darf bei Fieber keinen Ingwertee trinken, der ihm noch weiter einheizt. Dagegen brauchen Menschen, die wie Eidechsen erst bei Hitze so richtig aktiv und fröhlich werden, immer einen tüchtigen Wärmeschub durch entsprechende Nahrung und müssen ihre oft trockene Haut und Schleimhaut gleichzeitig mit genügend Feuchtigkeit versorgen.

Die Lehre von den Temperamenten konzentriert sich weder zeitlich noch geographisch auf einen bestimmten Kulturkreis: Zenon von Elea, ein griechischer Naturphilosoph, der circa 490 v. Chr. geboren wurde, sah in jedem die Elemente Feuer, Wasser, Luft und Erde wirksam, wobei jeweils eines überwiegt. Deshalb ordnete er den Menschen vier so genannte Primärqualitäten zu: heiß, kalt, feucht und trocken.

In den hippokratischen Schriften, die entweder von Hippokrates selbst, dem berühmtesten Arzt der Antike (460–377 v. Chr.), oder einem seiner Schüler stammen, sind die Körpersäfte des Menschen aufgelistet: Blut, gelbe Galle, schwarze Galle und Schleim. Jeder dieser Körpersäfte hat bestimmte Eigenschaften: Blut ist feucht und heiß, gelbe Galle trocken und heiß, schwarze Galle kalt und trocken, Schleim kalt und feucht.

Etwa zur selben Zeit beschäftigten sich auch fernöstliche Gelehrte mit dem Problem: Während der Epoche der „Streitenden Reiche" (475–221 v. Chr.) entstand in China ein Klassiker der Medizin, der die vier Temperamente als Basis jeder Therapie nennt – die Heilmittel müssen demnach entsprechend der Konstitution des Patienten eingesetzt werden.

Für die indische Geistesgeschichte sei Ayurveda genannt, das vermutlich älter ist als die chinesische Medizin. Im Westen heute vorwiegend als Wellness-Programm und Ernährungslehre praktisch genutzt, beruht dieser Teil des Ayurveda auf der Einsicht, dass unsere körperlichen, geistigen und seelischen Funktionen von drei Grundkräften gesteuert werden: dem Bewegungsprinzip Vata, dem Wandlungsprinzip Pitta und dem Strukturprinzip Kapha. Diese Kräfte sind in jedem lebenden Organismus wirksam. Im Menschen erzeugen sie drei verschiedene Konstitutionen: Beim so genannten Vata-Typ herrscht das Bewegungselement Luft vor. Er ist eher zart gebaut, friert leicht und mag darum weder Wind noch Kälte. Alles an ihm läuft rasch ab – er begreift schnell, lässt sich von Gefühlen hinreißen, neigt zu sorgenvollen Gedanken, die er aber schnell wieder vergisst. Körperlich quälen ihn Blähungen und Verstopfung. Sein leichter Schlaf wird oft unterbrochen, der unregelmäßige Hunger muss gestillt und die unregelmäßige Verdauung unterstützt werden.

Der Pitta-Typ lebt intensiv, isst lieber kalt als warm, weil ihm ohnehin leicht heiß wird. Alles an ihm ist vom Wandlungsrelement Feuer bestimmt: Er redet sich in Hitze, gerät leicht in Wut, fühlt sich im Winter wohler als im Sommer. Westliche Ayurveda-Experten glauben den Pitta-Typus sogar an der Haarfarbe zu erkennen: Sein feuriges Naturell neige zu einem feurigen roten Schopf.

Den gelassenen Kapha-Typ bringt so schnell nichts aus der Ruhe – weder körperlich, geistig noch seelisch. Dem träge fließenden Wasser und dem festen Erdboden zugeordnet, besitzt er einen stabilen Körperbau, schläft lang, isst mäßig und verdaut langsam. Er denkt und arbeitet methodisch und erfreut andere Menschen durch seine ausgeglichene Persönlichkeit.

Im Westen ging man ähnlich vor. Galen, der letzte bedeutende Mediziner der Antike (129–199) betonte die Gleichwertigkeit von Elementen und Körpersäften als Bausteine des Makrokosmos und des Mikrokosmos – Natur und Mensch. Demnach beruhten Krankheiten auf einer falschen Mischung der Körpersäfte im Patienten. Dazu musste der Heilende aber erst einmal wissen, welches die richtige Mischung war. Galen begründete die Lehre von den vier Konstitutionen: Jeder Mensch lässt sich anhand des vorherrschenden Körpersafts einem Typus zuordnen. Blut, eine der beiden Gallen oder Schleim bestimmen seine äußere Erscheinung, seinen Charakter und seine Neigung zu Krankheiten. Diese Disposition für bestimmte Leiden haben die Gelehrten des Mittelalters und der Renaissance dann der Heilkunde zugrunde gelegt. Erst seit der Aufklärung im 17. und 18. Jahrhundert maß man den Konstitutionen zunehmend weniger Bedeutung bei.

Die vier Temperamente sind uns zwar noch heute vertraut, doch wir interpretieren sie ganz anders als die Mediziner damals. Früher verknüpfte man Typus, Lebensrhythmus, Diagnose und Therapie. Den Biorhythmus des Sanguinikers steuerte das Blut, den des Phlegmatikers der Schleim. Lebenssaft des Melancholikers war die schwarze Galle, der Choleriker wurde von der gelben Galle bestimmt. Danach bestimmte man die Heilmittel – zum Beispiel Schröpfen, um das Blut zu reinigen oder einen gefährlichen Stau zu beseitigen. Derjenige, dem die Galle überlief, bekam Wermut, wer zu viel Schleim produzierte, wurde mit ätherischen Ölen gewissermaßen „trockengelegt" – noch heute reibt man sich bei Erkältungen mit Eukalyptus ein oder inhaliert mit Salbei.

Inzwischen dienen diese Menschentypen nur noch der mehr oder weniger wohlwollenden Beurteilung des Charakters. So sprechen wir vom ausgeglichenen Sanguiniker, halten den Phlegmatiker für träge und antriebslos, unterstellen dem Choleriker erhöhte Aggressionsbereitschaft und bedauern den schwermütigen Melancholiker.

Im 19. und 20. Jahrhundert geriet die Konstitutionslehre erheblich in Misskredit, hatten doch vor allem Psychologen und Mediziner versucht, die Menschheit damit in „werte" und „unwerte" Charaktere einzuteilen: Ein harmonischer Typ zeige eine gut proportionierte Schädelform und habe blaue, graue oder braune Augen. Grüne Augen ordnete man den „disharmonischen Menschen" zu.

Selbstverständlich lässt sich heute kein seriöser Irisdiagnostiker mehr auf unsinnige Spekulationen hinsichtlich „Rundschädel", „Langschädel" oder gar „niederem Schädel" ein. Sollten Sie tatsächlich einen treffen, suchen Sie am besten ganz schnell das Weite.

## Wie der Typ unser Leben beeinflusst

In den vergangenen Jahren haben wir durch die ganzheitlichen Heilverfahren der Traditionellen Chinesischen Medizin und des Ayurveda, durch Indianermedizin und Homöopathie, Naturheilkunde und anthroposophische Medizin wieder gelernt, wie ernst man den Typus eines Menschen nehmen muss und wie man über die Kenntnis der Konstitution zum Verständnis des Individuums findet. Letztendlich entscheidet unsere Persönlichkeit darüber, ob Prävention und/oder Therapie erfolgreich sind. Arzt und Psychologe wissen, dass auch die beste Therapie nur dann Erfolg hat, wenn der kranke Mensch gesund werden will. Wenn er an die Wirkung der Heilmittel glaubt, wenn er dem Menschen vertraut, der sich um ihn bemüht.

Aus dem Typus ergibt sich eine bestimmte Disposition: Menschen mit dunkelblauen Augen ordnet man dem lymphatischen Typ zu – die Körperflüssigkeit Lymphe reinigt den Organismus und ist für die Abwehr zuständig. Das kann auch zu heftig erfolgen: Allergiker gehören oft zu diesem Typus, Menschen, die bei einer simplen Erkältung zu starken Fieberschüben neigen oder bei Zahnschmerzen sofort eine dicke Backe bekommen. Beim Essen müssen sie auf gemischte Kost achten – nie zu viel von einem Lebensmittel, sondern vollwertig und ausgewogen heißt die Devise.

Hellblaue Augen weisen auf eine Veranlagung zu erhöhten Harnsäurewerten hin. Blauäugige müssen ihren Stoffwechsel entlasten, der ohnehin schneller als bei anderen Menschen abläuft. Da hilft eine fettarme Ernährung mit wenig Fleisch und viel Gemüse – die gute Mittelmeer-Diät geht in die richtige Richtung.

Graue Augen zählt man zum neurogenen Typ – diese Menschen sind Sensibelchen, sie reagieren stärker auf Reize als andere. Sie neigen häufig zu Migräne, nervösem Magen und gereiztem Darm.

Hier kann man ebenfalls mit der Nahrung gegensteuern: Dem schwachem Magen helfen Blumenkohl und Brokkoli. Den Darm kann man durch Apfelkompott und Salbei oder Haferflockenflockenmüsli mit Honig und Aprikosen beruhigen.

Menschen mit braunen Augen zählt man zum hämatogenen Typ – Transportmittel ihres Körpers ist das Blut, Zentralorgan ist die Leber. Für die Ernährung heißt das leicht verdauliches, leberfreundliches Essen mit reichlich pflanzlicher Nahrung, aber wenig Fett: Die Vielfalt der südlichen Kräuterküche oder die chinesische Küche ist ideal.

Grünäugige sind so genannte Mischtypen; oft teilen sie das Allergieschicksal der „Dunkelblauen" und müssen wie Menschen mit braunen Augen auf ihre Verdauung achten. Weil sie so viel Feuchtigkeit brauchen, ist ihre Vorliebe für Gemüse, Salat und Obst sehr ausgeprägt. Das alles sind kühle Lebensmittel, und weil die Grünäugigen ohnehin leicht frieren, brauchen sie zum Ausgleich Hitze durch Gewürze, bestimmte Kräuter und Garmethoden.

Die Irisdiagnose wurde von dem ungarischen Arzt Ignatz von Peczely entwickelt. Er hatte beobachtet, wie plötzlicher starker Schmerz oder überschwängliche Freude unsere Augen verändert – die vor Schreck geweitete Pupille, die vor Wut zu Schlitzen verengten Augen sind uns allen vertraut. Peczely begann Anfang der 60er Jahres des 19. Jahrhunderts mit seinen Forschungen und trug seine Ergebnisse 1871 ungarischen Homöopathen vor – er fühlte sich der Homöopathie zeitlebens verbunden. 1880 erschien sein erstes Buch zur Irisdiagnose.

Etwa zeitgleich mit Dr. von Peczely entdeckte auch der schwedische Mediziner Dr. Nils Liljequist einen Zusammenhang zwischen Krankheiten und bestimmten Zeichen in den Augen seiner Patienten. In Deutschland wurde die Irisdiagnose 1885 bekannt und gewann dank homöopathischer Ärzte und Heilpraktiker rasch an Popularität.

Heute steht das Basiswissen der Irisdiagnostik auf dem Lehrplan der meisten Heilpraktikerschulen. Die Mehrzahl der deutschen Heilpraktiker wendet sie auch an – zumindest als Diagnosehilfe. An den Universitäten wird die Irisdiagnostik bis jetzt nicht gelehrt; klinische Wissenschaftler erkennen sie nicht an. Doch diese strikte Ablehnung betrifft fast alle alternativen Heilverfahren. Was Schulmediziner allerdings nicht daran hindert, sie in Crashkursen und Wochenendseminaren zu „erlernen", um die Wünsche ihrer Patienten nach ganzheitlicher Behandlung zu befriedigen.

**! ACHTUNG:** Die Augenfarben-Diät ist kein Diagnoseleitfaden zur Erkennung von Krankheiten. Der Blick ins Auge dient ausschließlich dazu, unseren Ernährungstyp zu bestimmen.

## Vom Typ zur Person

Die Augenfarben-Diät basiert wie die östliche und westliche Heilkunst auf den Konstitutionen. In groben Zügen ist Ihnen dieses Konzept vertraut. Sie kennen sich und wissen, wie Sie in bestimmten Situationen seelisch, körperlich und geistig reagieren – vielleicht gehören Sie zu den Leuten, die jedes Mal sofort einen roten Kopf kriegen, wenn sie sich unsicher fühlen oder aufregen. Vielleicht bekommen Sie bei Stress Bauchgrimmen, weil Ihr Darm auf jeden Reiz heftig reagiert. Vielleicht wirken Sie oft „verschnupft", wenn Ihnen etwas an die Nieren geht, weil die Lymphe Sie vor Angriffen schützen will. Das Wissen allein hilft Ihnen aber nicht besonders viel, zumal wenn Sie sich den eigenen Reaktionen oft richtiggehend ausgeliefert fühlen. Hier greift die Augenfarben-Diät helfend ein: Indem sie Ihren Typus genau beschreibt und dazu Ihre Persönlichkeit berücksichtigt, schützt sie präventiv vor Überforderung und gibt Ihnen Ernährungsempfehlungen und Gesundheitstipps.

## Die Augenfarbe bestimmen

Es ist sehr wichtig, dass Sie sich ganz genau und möglichst lange in die Augen sehen. Nur dann können Sie aus der Farbe auch Ihren Typus ablesen. Holen Sie sich einen etwa 20 mal 30 cm großen Handspiegel, in dem Sie Ihr Gesicht ganz sehen können. Damit machen Sie es sich bequem – in Ihrem Lieblingssessel, auf der Couch oder mit gekreuzten Beinen auf einem dicken Sitzkissen. Jetzt sehen Sie sich in die Augen; erfahrungsgemäß klappt das zuerst nicht, denn wir sind nur darin geübt, uns im Spiegel zu überprüfen, nicht uns wirklich zu sehen.

Um sich schneller zu „begegnen", starten Sie eine Reise durch Ihren ganzen Körper. Denken Sie sich auf einem schön geschmückten Schiff, das Sie auf den inneren Strömen, Flüssen und Bächlein – den großen Adern, kleinen Blutgefäßen, der Lymphe und dem Wasser, das durch Ihren Organismus kreist – sicher durch alle Regionen führt. Wundern Sie sich nicht, wenn Sie auf dieser Reise ein paar erstaunliche Wesen treffen – sensiblen Menschen geschieht das, und in der Tiefenpsychologie ist dieses Phänomen wohl bekannt. Vielleicht kommen Sie mit den guten Geistern in Kontakt, die in Ihren Organen leben und die „Maschine“ am Laufen halten. Vielleicht erkennen Sie eine gute Fee, die Haut und Haare pflegt, Ihnen das wohlige Gefühl schenkt, eins mit Ihrem Körper zu sein. Lassen Sie Ihren Atem ruhig fließen; achten Sie auf tiefes Ein- und Ausatmen, denn das stoppt die innere Unruhe. Wenn Sie glauben, genug gesehen und erlebt zu haben, öffnen Sie die Augen und sehen sich an. Sobald sich Ihr Blick nach der Traumreise geklärt hat, werden Sie nicht nur Ihre Augenfarbe, sondern auch die Nuancen darin erkennen. Das spielt eine große Rolle, denn kaum jemand ist eindeutig einfarbig.

Da gibt es die hellblauen Augen mit dem grauen Schimmer, die dunkelblauen mit der Abstufung ins Grüne – eine besonders geheimnisvolle Färbung, weil sie die Tiefe des Wasser symbolisiert. Braune Augen zeigen helles Gold oder tiefes Schwarz. Grüne Augen spielen ins Braune oder Graue; als Mischfarben wechseln sie sogar je nach Lichteinfall die Schattierung.

Und diese Zwischentöne machen Ihre Persönlichkeit aus: Die Iris ist der physiologische Schlüssel dazu – genauer als Ihr Fingerabdruck.

Die Nuancen unserer Augenfarbe ändern sich je nach Stimmung – vor Freude sehen wir himmelblau, vor Wut rot, vor Verzweiflung schwarz, wir erblicken die Welt durch eine rosarote Brille oder werden vom goldenen Licht des Erfolgs geblendet. Das spiegelt sich so lange in unseren Augen, wie die Stimmung anhält, auch wenn wir die Farbenspiele nicht sehen können. Nur unser inneres Auge, die Empfindung, nimmt wahr, was mit uns geschieht.

## Die Persönlichkeit erkennen

Ihren Typus kennen Sie nun – Sie lesen ihn aus Ihren Augen. Jetzt geht es an die Persönlichkeit. Das ist für viele von uns Terra incognita. Geben Sie sich erst einmal einen Namen, denn Sie wollen ja mit sich selbst reden – laut oder leise, denkend oder träumend. Das hat alles keine Bedeutung. Taufen Sie sich selbst: wie Sie gerne heißen würden oder wie ein lieber Mensch Sie nennt. Denken Sie sich einen Namen aus, der zu

Ihnen passt. Oder holen Sie den alten Kosenamen hervor, den Sie als Kind so mochten.

Wie Sie es angehen, spielt keine Rolle – wichtig ist nur, dass Sie sich wirklich mit sich beschäftigen. Horchen Sie also in sich hinein, Sie werden staunen, was Sie da alles hören können. Und Sie werden erfahren, dass Sie sich auf Ihre innere Stimme viel besser verlassen können als auf Diätanweisungen, Lebensmittelempfehlungen und Fitnesstipps. Wenn Sie morgens nichts essen mögen, sollten Sie sich nicht als Frühstücksmuffel zurechtweisen und sich zum Müsli zwingen. Dergleichen mussten Sie als Kind vielleicht tun, doch jetzt sind Sie erwachsen und können selbst bestimmen, was Sie wollen. Vielleicht schmeckt Ihnen das Frühstück – Müsli oder Brot – erst mittags. Wer Rote Bete nicht mag, soll sie auch nicht essen, trotz der guten Bioaktiv-Stoffe, die darin enthalten sind – die kriegen Sie auch mit Rotkohl. Oder mit Tomaten – die sind genauso gesund. Wer partout keinen Sport treiben mag, wird sich im Fitness-Studio gar nicht wohl fühlen. Aber vielleicht haben Sie ja Spaß am Fahrradfahren, vielleicht schwimmen Sie gerne. Vielleicht können Sie im Garten arbeiten oder Ihren Freunden dabei helfen. Es gibt so viele Möglichkeiten, sich Bewegung zu verschaffen. Die muss sein, zugegeben. Aber Zwang schafft nur Widerstand. Und der macht jeden von uns missmutig, ist Gift für ein selbstbestimmtes, fröhliches und ausgeglichenes Lebenskonzept.

## Färbungen beachten

Fast alle Menschen kommen mit blauen Augen zur Welt. Diese Farbe teilen wir als Säuglinge übrigens mit Katzenbabys. Im Lauf der Zeit verändern sich die Augen, wir bekommen unsere Farbe. Sie entsteht durch Pigmente, die das Blau in der oberen Schicht der Iris überlagern. Mit dem Mikroskop kann man das gut erkennen: Bei hellbraunen Augen schimmern stellenweise noch blaue Stellen durch, bei dunkelbraunen Augen haben sich diese Pigmente so verdichtet, dass die Farbe einheitlich wirkt. In grünen Augen mischt sich das Blau mit einer gelblichen Nuance. Graue Augen gleichen den blauen am meisten, spielen oft ins

Graublaue. Die Farbe verändert sich gewöhnlich noch zweimal in unserem Leben: In der Pubertät dunkeln die Augen bei vielen von uns noch etwas nach. Vom zwanzigsten bis zum fünfzigsten Lebensjahr bleibt die Farbe dann ziemlich unverändert. Erst danach werden unsere Augen wieder heller – bei hochbetagten Menschen fällt oft die strahlend helle Intensität der Augen auf. Ganz am Ende unseres Lebens werden sie wieder dunkler, bis sie schließlich im Augenblick unseres Todes erlöschen.

Die Veränderung der Augenfarbe bedeutet selbstverständlich auch, dass sich unsere Ernährungsgewohnheiten lebenslang ändern können – sie gleichen sich eben unserem Typ an. Sicher spielen kulinarische Trends eine Rolle. Doch es muss nicht an der allgemeinen Begeisterung für Italien liegen, wenn Sie plötzlich Ihre Leidenschaft für Bruschetta mit Tomaten und Olivenöl entdecken und das Schmalzbrötchen vergessen – vielleicht sind Ihre dunkelblauen Augen heller geworden. und Sie brauchen jetzt mehr Flüssigkeit und weniger Fett.

## Das Ziel bestimmen

Haben Sie sich schon einmal gefragt, warum Sie eigentlich Diät halten wollen? Ist es das neue Ernährungskonzept, das Sie reizt? Wollen Sie einfach gesünder leben? Könnte es sein, dass Sie eine feste Anleitung suchen, um von einem leid gewordenen Trott wegzukommen – einer nachlässigen Ernährung mit Essen, das Sie eigentlich nicht vertragen? Oder macht Ihnen Ihre Figur Kummer und Sie wollen ein paar Pfunde loswerden? Wollen Sie Ihr Gewicht halten und deshalb einmal nach Plan leben? Weil Sie beruflich so beansprucht sind, dass Ihnen einfach die Zeit fehlt, sich Gedanken über gesundes Essen zu machen.

Ihr Ziel müssen Sie selbst festlegen, indem Sie diese Fragen prüfen und beantworten. Ich kann Ihnen versichern, dass Sie mit der Augenfarben-Diät jedes dieser Ziele erreichen können – vorausgesetzt, Sie bleiben dran. Eine Woche Augenfarben-Diät, in der nächsten nur Fastfood oder Edelrestaurant – das wird nicht funktionieren. Vergessen wir auch die Devise: Jetzt will ich ordentlich futtern, schließlich kann ich ja wieder hungern. Mit der Augenfarben-Diät können Sie eben nicht hungern – Sie bekommen genug zu essen. Vor allem sind die Gerichte kulinarisch und physiologisch so ausgewogen, dass Sie von nun mit diesem neuen Ernährungskonzept leben können.

Wenn Sie also wissen, was Sie wollen, kann dieses Buch Sie begleiten. Es wird sozusagen Ihr Reisekamerad – um es mit dem Titel eines von mir heiß geliebten Andersen-Märchens zu sagen. Und nun lassen Sie uns gemeinsam die Reise beginnen.

# 3. Basiswissen Ernährung

## Es muss nicht immer Fleisch sein

### Pflanzen – die neuen, alten Zaubermittel

Von Vitaminen und Mineralstoffen (siehe weiter hinten in diesem Kapitel) in Gemüse und Obst wissen wir schon lange. Und wir lernen bereits in der Schule, dass wir genügend davon brauchen, damit wir fit und gesund bleiben. Doch diese Substanzen kommen ebenso reichlich in tierischen Lebensmitteln wie Fleisch, Fisch, Milch, Joghurt, Käse und Eiern vor. Sie sind nur eine Gruppe unter vielen Helfern, die unsere Gesundheit fördern, weil sie positiv in den Stoffwechsel eingreifen. Eine zweite sind sekundäre Pflanzenstoffe, auch *phytochemicals* genannt: Diese Bioaktiv-Stoffe konzentrieren sich ausschließlich in pflanzlichen Produkten. Sie entfalten wie Arzneimittel bestimmte Wirkungen und können deshalb als natürliche Abwehr gegen Krankheiten eingesetzt werden.

Auf dem Papier klingt das recht langweilig, auf dem Teller ist es ein Genuss, den sich unsere Augenfarben-Diät zunutze macht: Wir essen Fenchelsalat und stärken damit die Bronchien. Mit einem Kressebrötchen unterstützen wir das Immunsystem bei der Abwehr von potentiellen Krebserregern. Auf dünnen Saltimbocca verhelfen uns frische Salbeiblättchen zur guten Verdauung. Im Frühjahr kurbeln wir mit Löwenzahnsalat und zarten Kräutern den Stoffwechsel an. Aprikosen erfreuen die Lunge, Blumenkohl stärkt den Magen. Sonnenblumenöl tut dem Darm gut, wenn er ins Stocken gerät und nichts mehr geht. Und das frische Koriandergrün auf dem Thaisalat bringt das Blut in sanfte Wallung. Zur Senkung des Blutdrucks empfiehlt die chinesische Heilküche Tee aus Kamillenblüten oder Mungobohnen, mischt ein buchstäblich hochprozentiges Elixier aus frischem Knoblauch und Weingeist und verordnet als Gemüse häufig Stangensellerie. Um Arteriosklerose durch Bluthochdruck vorzubeugen, isst man mehr Frühlingszwiebeln. Die Körpersäfte wie Blut und Lymphe halten wir mit Birnen und Bananen am Fließen. Viele Früchte tragen zur Deckung unseres Flüssigkeitsbedarfs bei – schließlich kommt alles Leben aus dem Wasser und nur, wenn unser Flüssigkeitshaushalt stimmt, bleibt die Haut straff, können die Schleimhäute Attacken von Viren abwehren und die Nieren richtig arbeiten. Trockener Mund, ständiger Durst, Verstopfung oder fester Schleim bei einer Erkältung sind oft Zeichen für zu wenig Feuchtigkeit.

Die westliche Ernährungswissenschaft hat sich die Erkenntnisse der traditionellen Pflanzenheilkunde zunutze gemacht und in unserem Sinn erweitert. Wir können ja nicht immer nur nach fremden Rezepten kochen. Oft stehen uns die entsprechenden Lebensmittel auch gar nicht zur Verfügung. Mu-Err-Pilze zur Blutbildung bekommt man so leicht wie Spinat, der dieselbe Funktion erfüllt. Wenn Sie schlapp und müde sind, weil Ihr Blutdruck wieder mal auf seinem Tiefstand angelangt ist, können Sie mit Sesam würzen – das hilft. Doch chinesische Datteln (Jujube) kriegen Sie bestimmt nicht so leicht. Und ganz ehrlich: Was unser Lieblingschinese so aus dem Wok zaubert, schaffen wir auch nach dem zehnten Versuch noch nicht. Deshalb müssen wir die leicht erhältlichen Produkte kennen, die uns fit, fröhlich und gesund erhalten.

So differenziert die Forschungen zum Thema sekundäre Pflanzenstoffe auch sein mögen, diese alt-neuen Zaubermittel sind uns aus dem Alltag sehr vertraut. Da haben wir es mit Farbstoffen zu tun, die Tiere anlocken, damit sie die Früchte fressen und die Samen verbreiten. Als Bestandteil unserer Ernährung schützen rote und gelbe Karotinoide in Tomaten, Paprikaschoten oder Kürbis unsere Zellen. Interessant dabei: Sie verteidigen unser Immunsystem gewissermaßen von außen und greifen an, sobald „Feinde" in unseren Organismus einzudringen versuchen. Auf diese Weise werden tiefere Gewebeschichten besser vor Schadstoffen geschützt.

Je nach ihrer Zusammensetzung kommen Karotinoide auch in dunkelgrünem Gemüse wie Grünkohl, Spinat oder Brokkoli vor. Die Karotinoide im gelben und roten Gemüse können wir gegart besser verwerten, die im grünen besser roh. Das heißt, dass Sie Möhren häufiger gekocht, Spinat auch mal roh als Salat essen sollten.

Rote Anthozyane – zum Beispiel in roten Beeren, Kirschen, Roten Beten oder blauen Weintrauben – gehören zur Gruppe der Flavonoide und damit chemisch zu einer anderen Gruppe als Karotinoide, doch sie wirken ähnlich: als „Jäger" der freien Radikale und Schützer unseres Immunsystems. Bitterstoffe in so edlen Gemüsen wie Artischocken und Hopfen oder so kräftigen Kräutern wie Beifuß und Wermut regen die Drüsen unserer Verdauungsorgane an. Deshalb trinkt man den Bitter als Aperitif oder Digestif, serviert Hopfensprossensalat oder Artischocken als Vorspeise, macht fetten Gänsebraten mit einer ordentlichen Portion Beifuß leichter verdaulich.

Seifenähnliche Saponine pflegen die Schleimhäute und helfen zum Beispiel bei Erkältungen: Sie verflüssigen den Schleim, der auf den Bronchien haftet. Reich an Saponinen sind Hülsenfrüchte. In der chinesischen Heilküche isst man bei den ersten Anzeichen einer Erkältung schwarze Sojabohnen mit Tofu. Auch in der europäischen Ernährungstherapie macht man sich die positive Wirkung von Saponinen zunutze: Hier verabreicht man seit Generationen bei Magenverstimmung saponinreichen Hafer als Suppe oder Brei.

Auch Säuren, die uns das Wasser im Munde zusammenlaufen lassen und den Verdauungsapparat in Bewegung bringen, bekommen wir mit Obst und Gemüse – deshalb ist der Orangensaft zum Frühstück so beliebt und deshalb essen wir morgens so gerne Obstmüsli.

Schleimstoffe in Pflanzen wirken gegen unangenehme Reize von außen. Sie bilden einen Schutzfilm auf unserer Schleimhaut in Mund, Rachen, Bronchien und Magen, der den Angriff von Hitze, Säure oder Schärfe abwehrt. Tee aus Blättern von Eibisch heilt Zahnfleischentzündungen, Saft aus Spitzwegerichblättern lindert trockenen Husten, ein Aufguss aus Leinsamen pflegt den gereizten Magen.

Gerbstoffe halten Haut und Schleimhaut ebenfalls gesund. Die Gelehrten der Medizinerschule von Salerno, die als erste europäische Universität gilt, empfahlen bei Hautausschlägen Oregano – tatsächlich wirkt das Kraut antiseptisch und adstringierend. Die Gerbstoffe in Heidelbeeren beruhigen den Darm. Selbst hartnäckiger Durchfall wird durch getrocknete Heidelbeeren behoben.

Eine ganze Reihe von Bioaktiv-Stoffen sind von der Natur dazu bestimmt, Ekel zu verbreiten: Sie sollen der Pflanze möglichst viele Feinde von Stängel, Blatt und Blüte halten, also Raupen und anderes Getier abschrecken.

Erstaunlicherweise bewirken sie bei uns häufig gerade das Gegenteil; die prominentesten Beispiele sind wohl Knoblauch und Durian. Das köstliche Knofel-Aroma haben wir durch die mediterrane Küche kennen und lieben gelernt. Und die berühmte Exotin Indonesiens, die mächtige Durian, mit ihrem Duftgemisch aus Käse, Terpentin, faulen Eiern und Fleisch soll geradezu göttlich schmecken: wie Vanillecreme mit reichlich Mandeln gewürzt, einem Hauch von Zwiebeln ohne Schärfe und einem guten Schuss halb trockenem Sherry. Zur Erntezeit sollen um die Frucht regelrechte Kämpfe zwischen Menschen, Elefanten, Affen und Zibetkatzen entbrennen, bei denen die Menschen gewöhnlich den Sieg davontragen – immerhin gehören Durians zu den teuersten Früchten.

Zur abschreckenden Gruppe gehören auch ätherische Öle in Gemüse mit starkem Aroma, Gewürzen und Kräutern. Tatsächlich stoßen sie manche Menschen ab – sie können dem leicht faden Geschmack von Anisplätzchen nichts abgewinnen und meiden koriandergewürztes Brot wegen des süßlichen Parfümaromas der kleinen Körnchen. Doch die meisten dieser Öle schmeicheln Zunge, Gaumen und Nase und wirken höchst positiv, denn sie fördern die Entspannung. Fenchelsamen beispielsweise helfen gegen Völlegefühl und Blähungen, das Öl mit dem Hauptbestandteil Anethol entkrampft den angespannten Verdauungsapparat, bekämpft schädliche Mikroorganismen und hält die Darmschleimhaut in Ordnung. Duftsäckchen gegen Zahnweh und Migräne enthielten Lavendelblüten, und das Öl der Pflanze füllte man ins Riechfläschchen der Damen. Denn Lavendel lindert Schmerzen, hilft bei Nervosität, Schwindel und Ohnmachten.

Die nächste Gruppe der Bioaktiv-Stoffe kommt vor allem in Blumenkohl, Brokkoli und Kohl vor: Glucosinolate, bestimmte Verbindungen aus Zucker und Schwefel, die wichtige Krebshemmer produzieren. Ihre enzymatischen Abbauprodukte, die Indole, wirken antioxidativ und bekämpfen die gefährlichen freien Radikale. Sie unterstützen den Körper im Kampf gegen Infektionen und helfen der Leber beim Entgiften von Schadstoffen, die durch Umwelteinflüsse, Alkohol, Nikotin oder falsche Ernährung in die Zellen gelangen. Beim Kohl allerdings lassen sich Genuss und Gesundheit nur schwer in einen Topf bringen: Je penetranter das Gemüse riecht und schmeckt, desto gesünder ist es. Denn dann läuft der enzymatische Abbau auf Hochtouren, die gesunden Indole werden zuhauf aktiv. Feinschmecker haben den Kohl samt seiner Verwandten lange verschmäht und lieber den Medizinern überlassen. In der Antike hat man diese Pflanzen vor allem wegen ihres pharmakologischen Nutzens angebaut. Und der ist beachtlich: Neben ihrer wichtigen Funktion als Antikanzerogene wirken Kreuzblütler cholesterinsenkend und schützen uns vor Infektionen durch Bakterien, Pilze und Viren.

Pektin, ein Ballaststoff, der vor allem in Äpfeln, Quitten und Preiselbeeren reichlich enthalten ist, schützt Herz und Gefäße, weil er für einen ausgeglichenen Cholesterinspiegel sorgt. Ähnlich wirken auch Porree, Frühlingszwiebeln und Knoblauch. Außerdem liefern Zwiebelgewächse natürliche Antibiotika, die in Mundhöhle und Verdauungstrakt gegen Pilze und Bakterien helfen. Ballaststoffe bekommen wir mit Vollkornbrot und Müsli aus Schrot oder Flocken. Auch Hülsenfrüchte als Suppe, Eintopf oder Salat liefern viele Ballaststoffe. Die Pflanze braucht sie als Wasserspeicher, um auch Trockenzeiten zu überstehen. Oder als Gerüst und Schutz: Die Zellulose in den Zellen hält den Getreidehalm stabil, die dicke Schale schützt Getreidekorn und Bohnenkern, damit sie als Frucht oder Samen auch ungünstige Bedingungen überstehen, bis die beste Zeit zum Austreiben gekommen ist. Für uns haben diese Ballaststoffe ebenfalls zweifachen Nutzen: Erstens pflegen sie unseren Darm. Wir können sie nämlich nicht verdauen, weil unser Organismus dafür keine Enzyme bereitstellt. Deshalb dienen sie auch nicht uns als Energielieferanten, sondern den nützlichen Bakterien in unserem Dickdarm. Diese ernähren sich von Ballaststoffen, gewinnen damit Energie und vermehren sich. So halten sie durch ihre Fülle die schädlichen Mikroorganismen in Schach, die durch den Stoffwechsel, Umweltbelastungen oder falsche Ernährung entstehen. Zweitens stärken sie über den Darm unser Immunsystem. Bei der Verdauungsarbeit der Bakterienflora entstehen bestimmte Fettsäuren, die von der Darmwand aufgenommen werden und den Darm zu verstärkter Motorik anregen. Nach neuesten Forschungen spielen diese Fettsäuren eine wichtige Rolle bei der Krebsprävention: Sie verzögern die Vermehrung von Tumorzellen im Dickdarm, hindern sie an der Wanderung in andere Organe und wirken so gegen Metastasenbildung. Und sie unterstützen den programmierten Zelltod, mit dem unser Organismus schädliche Zellen aus dem Verkehr zieht.

Vollkornprodukte enthalten außerdem Phytinsäure – in der Forschung lange umstritten, doch nun als wichtiger Bioaktiv-Stoff rehabilitiert. Phytinsäure reguliert den Blutzuckerspiegel und wirkt vorbeugend gegen Krebs. Nach neuesten Untersuchungen hat sie keinen negativen Einfluss auf den Kalziumhaushalt des Körpers. Normale Portionen von Schrot- oder Flockenmüsli mit Joghurt, Milchreis, Grießflammeri oder Vollkornbrot mit Käse versorgen uns mit reichlich Kalzium. Das ist vor allem für Kinder wichtig, wenn Knochen und Zähne noch im Aufbau sind. Doch auch Frauen jeden Alters können von verschiedenen, möglichst fettarmen Milch- und Sauermilchprodukten gar nicht genug kriegen: Als Kalziumspender schützen sie am wirksamsten vor Osteoporose.

Ballaststoffe halten den Darm gesund und die Verdauung in Schwung. Überflüssiges Cholesterin und selbst Schadstoffe in der Nahrung können rasch wieder ausgeschieden werden.

## Sind wir Gemüsemuffel?

Obst und Gemüse sind gesund. Das wissen wir und bemühen uns redlich, danach zu handeln. Mütter packen zum Pausenbrot den knackigen Apfel, drohen mit Entzug der Milchschnitte, wenn der Sprössling das Gemüse verschmäht. Wir schnippeln frisches Obst ins Schoko-Crunchy-Müsli, essen uns mittags durch einen Haufen grüner Blätter und sind zwei Stunden später wieder hungrig. Kein belegtes Brötchen vom Schnellimbiss ohne Salatblatt – mag es auch noch so lasch sein. Auch wenn Profiköche gar nichts von guter fleischloser Küche verstehen – eine Gemüseplatte mit Spiegelei schaffen sie allemal. Vegetarisch ist trendy: Selbst Hund und Katze kriegen ihre Veggie-Häppchen ins Schüsselchen.

So weit, so gut? Keineswegs: Forscher bezeichnen uns als Gemüsemuffel und halten uns die Südeuropäer als Vorbild vor Augen: „Jeder Grieche, Italiener und Spanier schafft im Jahr um 200 kg Gemüse. Bei uns ist es nicht mal die Hälfte“, heißt es in einer Broschüre der Deutschen Krebsgesellschaft.

Woran mag das liegen? Ich glaube, zuallererst an der Qualität und Beratung. Die überwiegende Mehrzahl der zitierten Südeuropäer würde niemals das überlagerte Gemüse, die harten oder matschigen Früchte, die laschen Salatköpfe und Kräuterbüschel akzeptieren, die uns täglich in Supermärkten, bei Gemüsehändlern und in Naturkostläden angeboten werden. Wir können stoßfeste Tomaten, glänzende Äpfel, übergroße Erdbeeren und blendend weißen Blumenkohl kaufen. Aprikosen kommen zu einer Zeit auf den Markt, wenn die Erdbeeren dran sein sollten. Zwetschen und Weintrauben essen wir mittlerweile im Juli, die ersten Kartoffeln liegen in der Februarkälte an den Ständen. Und alles ist gänzlich frei von Aroma. Wenn ein Kunde wagt, den Bruchspargel auch so zu nennen, sich nicht von der neuen verkaufsfördernden Bezeichnung „Spargelspitzen“ blenden lässt und die Ware preiswert erstehen will, weist man ihn harsch zurecht. Ähnliches gilt für „Strauchtomaten“: Tomaten sind nun mal Strauchfrüchte, und die Masche, sie mit Stiel zu verkaufen, dient nur dem Absatz, nicht dem Geschmack. Erstens halten sie so länger, zweitens täuschen die grünen Stiele Aroma vor, das die Früchte gar nicht besitzen müssen, und drittens kann man sie teurer verkaufen. Ihre besten Tomaten essen die Italiener selbst – Recht haben sie.

Klagen hilft jedoch nichts, wir müssen informiert sein, müssen wissen, dass grüne Weintrauben zwar schön aussehen, aber unreif sind. Wir müssen uns wehren, wenn man uns für dumm verkaufen will, und wir müssen bei den Händlern kaufen, die sich um Qualität bemühen. Nur Mut, man kann sie finden. Allerdings dauert das eine Weile. Wenn Sie zufrieden sind, sollten Sie das auch sagen – wir alle brauchen Lob. Und wenn ein Gemüsehändler versucht, gegen den Strom der EU-Einheitskost zu schwimmen, wenn er seine Ware kennt und richtig pflegt, braucht er unsere Unterstützung. Gutes Essen ist teurer – das müssen wir berücksichtigen. Doch es dient unserer Gesundheit.

# Der Blick über den eigenen Kochtopfrand

## Kulinarische Weiten

Vor fünfzig Jahren hätten wir es nie so leicht über die Alpen in den Süden geschafft, wenn uns freundliche Italiener nicht zuerst vor Ort mit köstlichem Eis und einem tollen Essen namens Pastasciutta erfreut hätten. Ich kann mich noch gut an die Assoziationen erinnern, die dieses seltsame Wort in mir hervorrief: Plötzlich verschwand der öde Hackfleischbrei über dicken, weichen Nudeln und machte den überlangen Gebilden Platz, die man so wunderbar schlürfen konnte, dass einem die herrlich rote Sauce um die Ohren spritzte. Die Fruchtigkeit frischer Tomaten mischte sich mit dem merkwürdigen Aroma von Oregano – den ich damals noch nicht kannte. Geriebener Parmesan krönte das Ganze – nicht der beste zwar, doch immerhin ein Anfang zu mehr Käsevielfalt in bundesdeutschen Läden. Übrigens war das wohl berühmteste Nudelgericht Italiens zur Zeit seiner schriftlichen Aufzeichnung innovativ, trendy und komponiert für Gourmets, die sich anderen um eine kulinarische Nasenlänge voraus fühlten. Das erste bekannte Rezept für *Pasta con sugo di pomodori* (Nudeln mit Tomatensauce) soll von dem italienischen Küchenchef Leonardi um 1760 aufgeschrieben worden sein. Knapp 20 Jahre davor hatten Wissenschaftler die Genießbarkeit der Frucht aus der Neuen Welt bestätigt, und es sollte noch einmal 20 Jahre dauern, bis Tomaten auch außerhalb Italiens als mögliche Nahrungspflanzen akzeptiert wurden.

Nach den Italienern kamen die Griechen zu uns. Angeblich konnten sie ja nicht kochen, doch einen bunten Salat mischten sie um Klassen besser als wir. Sie zeigten uns, dass es außer dem Schmortopf noch den Grill gibt. Unsere Begeisterung für Bauernsalat und Suvlakia machte den Weg frei für mehr Gemüse auf unseren Tellern. Die Spanier ließen uns dann einen der besten bäuerlichen Eintöpfe kosten, der mal nicht Fleisch, sondern so gesunde Sachen wie Fisch, Meeresfrüchte und Reis in den Mittelpunkt stellte – Paella.

Die Söhne und Töchter aus dem Reich der Mitte schließlich zeigten uns, wie man eine ganze Menge von Kohlenhydraten in hohe kulinarische Kochkunst verwandelt: Die kleinen Stückchen Fleisch und Geflügel verschwanden unter fein geschnittenen Frühlingszwiebeln, Streifen von saftigem Kohl, knackigen Möhren und komischen schwarzen Pilzen. Wir häuften das Ganze auf einen Berg Reis und fühlten uns nach dem Essen viel wohler als nach dem dicken Steak, das uns damals noch als die beste gesunde Eiweißkost angepriesen wurde. Nun konnten wir uns endlich auch dem Genuss der anderen großen Küchen öffnen. Wir durften zu Gast sein in Thailand und der Türkei, Indien und dem Iran. Und wer auch nur ein paar der berühmtesten Gerichte dieser Länder gekostet hat, dem wird man nicht mehr erzählen können, dass Essen nur der Nahrungsaufnahme, Energieversorgung und Leistungskraft dient.

Futtern Sie sich also ruhig mit Vergnügen durch die reiche Auswahl unserer Lebensmittel – der Vergleich mit dem Schlaraffenland liegt auf der Hand. Niemals war es so leicht, mit Genuss so gesund zu essen!

## Lassen Sie sich von fremden Küchen verwöhnen

Essen gehen bei einer Diät? Ja, das dürfen Sie bei der Augenfarben-Diät. Sie sollen es sogar. Denn erstens macht eine Mahlzeit allein nur halb so viel Spaß wie in der Runde. Und zweitens können wir nur lernen, wenn wir anderen Leuten in die Töpfe schauen – im Urlaub oder bei uns zu Hause.

Tatsächlich dient Essen in hohem Maße der Kommunikation. Bei meiner Arbeit, dem Bücherschreiben, habe ich entdeckt, dass es ein Thema gibt, das alle Menschen unmittelbar anspricht, das den Austausch von persönlichen Erfahrungen fördert und Lust auf Neues macht, das Fremdheit und Scheu überwinden hilft, weil es zu kindlichem Staunen und zu fröhlichem Lachen gleichermaßen anregt: Essen.

Von meiner Freundin Xiaoyan Zhang aus Peking habe ich gelernt, wie man Tofu aus dem kulinarischen Abseits der bloßen Gesundheitsküche holt und in eine Delikatesse verwandelt – probieren Sie grüne Sojasprossen mit Tofu (siehe Seite 278).

Tofu pur hat natürlich nicht besonders viel Geschmack – kein Mensch aus den klassischen Tofu-Ländern China, Japan, Korea würde ihn gewürfelt über einen Salat streuen, wie es westliche Vegetarier tun. Kein Wunder, dass der Sojaquark bei uns so einen schlechten Ruf hat – das Wort allein treibt einem schon jede kulinarische Neugier aus.

Aus Tofu macht man wertvolle und vor allem gesunde Lebensmittel – viele davon können Sie bei uns probieren: Aburaage zum Beispiel – von age, dem japanischen Wort für frittierten Tofu – sind dünne frittierte Tofuscheiben. Man kann sie wie normalen Tofu verwenden oder füllen: ein berühmtes Sushi wird damit zubereitet. Kushi, die japanischen Trendhäppchen am Spieß, schmecken mir in der Tofuversion am besten. Weil Tofu so lecker mit dem hauchdünnen Teigmäntelchen der Spieße aus dem Frittiertopf schmeckt, weil er so gut zu den Saucen und dem scharf oder süßsauer eingelegten Gemüse passt.

**DIE GESCHICHTE DES TOFU** Der Anbau von Sojabohnen reicht in China mehr als 2000 Jahre zurück. In China ist Tofu auch erfunden worden. Dazu gibt es zwei Theorien: Nach der ersten hat der taoistische Philosoph, Alchimist und Politiker Huai-nan-tzu (Liu An) um das Jahr 164 v. Chr. mit Sojabohnen experimentiert, das dicke Sojabohnenpüree mit Natursalz vermischt und dabei zufällig die Gerinnung entdeckt. Dieser Tofu war körnig, weil er noch die zerkleinerten Sojabohnen enthielt. Im Lauf der Zeit wurde die Produktion verfeinert, man filterte die Sojamilch und bekam glatten weißen Tofu. Da Liu An zum Zeitpunkt seiner bahnbrechenden Entdeckung erst 15 Jahre alt gewesen sein kann, neige ich eher zur zweiten Theorie: Danach haben die Chinesen das Prinzip der Eiweißgerinnung von ihren Nachbarn gelernt. Die Mongolen und Inder betrieben Milchwirtschaft und wussten, wie man Quark und Käse macht. Die Chinesen, die Vieh nur zum Schlachten hielten, wandten dieses Verfahren auf die pflanzliche Sojamilch an und produzierten „Sojakäse" – übrigens eine veraltete westliche Bezeichnung für Tofu.

## TOFU

Tofu besteht aus Sojabohnen. Die eingeweichten Bohnen werden mit Wasser püriert und durch ein Tuch gepresst. Aus der milchigen Flüssigkeit, die dabei ausläuft, macht man Tofu. Man mischt sie mit einem Gerinnungsmittel – Zitronensaft, Essig oder einem bestimmten Salz. Dabei klumpt das Eiweiß wie in normaler Milch. Beim Abtropfen in einem Sieb wird die Masse weich oder krümelig wie Quark oder Hüttenkäse, anschließend wird sie durch Pressen in einer Tofupresse zu schnittfesten Blöcken geformt. Die ausgepressten, zerkleinerten Sojabohnen wirft man nicht etwa weg; im Westen unter der japanischen Bezeichnung Okara bekannt, verwendet man sie als ballaststoffreichen Brotzusatz, reichert Suppen damit an oder brät sie mit Gemüse im Wok.

## Vegetarisch international

Eine vorwiegend vegetarische Küche unterstützt jede Diät. Die Augenfarben-Diät basiert darauf, denn Pflanzen machen das Essen bunt und saftig, stärken unser Immunsystem und entlasten den Stoffwechsel. Wer gut vegetarisch essen will, geht in die Restaurants der Länder mit einer langen Tradition, was fleischarme Ernährung angeht: Indien, China, Vietnam und Thailand. Auf den ersten Blick wirken viele Speisekarten sehr „deutsch". Wir wollen eben Fleisch auf dem Teller. Doch scheuen Sie sich nicht, nach vegetarischen Gerichten zu fragen, höflich um die Zubereitung zu bitten – selbstverständlich auch auf Vorbestellung. Ich habe immer wieder erfahren, dass Patron und Koch oder Köchin sich über diese Nachfrage freuen, falls man nicht drängelt und falls man wirklich bereit ist, sich auf neue Geschmackserlebnisse einzulassen.

Das Gute an asiatischen Restaurants, wenn Sie mit Freunden unterwegs sind: Keiner ist gezwungen, vegetarisch zu essen. Das zeigt sich an der Speisenfolge fast aller asiatischen Länder: Fleisch, Fisch, Gemüse, Nudeln, Tofu, Geflügel und natürlich Reis kommen gemeinsam auf den Tisch, jeder nimmt, was ihm schmeckt. Bestellen Sie also verschiedene Gerichte zum Austauschen. So bekommen Sie auch ein Häppchen Fleisch, Geflügel oder Fisch – ganz wie Sie wollen.

Die vermutlich feinste vegetarische Küche stammt aus Indien. Häufig werden pflanzliche und tierische Lebensmittel auch kombiniert – denken Sie nur an die köstlichen Joghurtmischungen zum Curry oder an den wunderbaren weißen Frischkäse, der heiß mit Gemüse angerichtet wird! „Bei uns misst man die Kochkunst daran, wie gut ein Mann oder eine Frau vegetarisch kochen kann", sagte mir ein Inder über sein Heimatland Bengalen. Die großartige vegetarische Küche des indischen Subkontinents scheint mir übrigens die Einzige auf der Erde zu sein, die so selbstverständlich zum Leben gehört wie Essen selbst. Millionen von Indern brauchen keinen speziellen Anlass, vegetarisch zu essen – sie tun es im Alltag und bei Festen, sie tun es, wenn sie fasten und wenn sie genießen, wenn sie sparen müssen oder wenn sie schlemmen können.

Die Augenfarben-Diät praktiziert diese Ernährungsformen bei allen Typen. Wir lernen dabei, dass wir unser Essen auch ohne Fleisch, Fisch und Eier genießen können, wir erfahren, wie wohl wir uns dabei fühlen. Die Mär vom genussfeindlichen Vegetarier glaubt heutzutage ohnehin niemand mehr – haben doch immer mehr Menschen die Kochkünste fremder Länder kennen und schätzen gelernt.

## Was wir als Beilagen sehen

... essen andere als Hauptgerichte. Zum Beispiel in Vietnam: Auf einer Platte liegen gegrillte Fleischstreifen, dazu in Streifen geschnittene Salatblätter, frische Kräuter und Reisnudeln, dick bestreut mit Erdnüssen. Dazu gibt es noch Sojabohnensprossen, Gurkenstifte und eine Sauce. Ein ideales Essen für alle Ernährungstypen, denn Fleisch und Fett kommen nur in Miniportionen, Kohlenhydrate und sekundäre Pflanzenstoffe dagegen sehr reichlich vor. Die Hellblauen bekommen ihre Portion Flüssigkeit gleich beim Essen, die Grauen dürfen den Magen mit der sanften Reisstärke in den Nudeln entspannen, die Grünen fühlen sich mit dem Berg von Gemüse und Kräutern sowieso wohl.

Um Nudeln zu genießen, müssen Sie nicht zum Italiener gehen: Beim Japaner gibt es geradezu faszinierende Nudelgerichte: Außer Mehl für die Sorten Somen und Udon nimmt man noch Pflanzenstärke für Shirataki, die Nudeln aus Konnyaku etwa – so als würden wir aus Kartoffelstärke Nudeln herstellen. Soba, dünne Buchweizennudeln, isst man im Sommer kalt; sie werden gekocht, in Eiswasser abgekühlt und mit hauchfeinen Streifen von geröstetem Meeresgemüse, Nori, angerichtet. Dazu serviert man eine Sauce aus süßem Reiswein, Brühe und Sojasauce, außerdem Wasabi und Zwiebelringe. In Japan isst man Nudeln auch anders: Man schlürft sie vernehmlich, weil sie dann besser schmecken. Das gilt auch für die Nudelsuppe Ramen – in Japan Fastfood –, die bei uns inzwischen sehr beliebt ist und in vielen Japan-Bars angeboten wird. Die Zusammenstellung bestimmen Sie selbst: Lassen Sie sich wenig oder gar kein Fleisch, viel Brühe und nicht allzu viele Nudeln geben.

Die Chinesen kennen Nudeln seit dem 1. Jahrhundert v. Chr. Erst damals, so der Sinologe Wolfgang Bauer, kamen sich das chinesische und das römische Reich geographisch nahe genug; die Chinesen konnten die römische Erfindung der Kornmühlen übernehmen und Mehl in großen Mengen mahlen. Das Geheimnis der ellenlangen Nudeln, die chinesische Köche aus einem Teigklumpen formen, liegt im Kleber: Durch Ziehen, Kneten und Schlagen werden die beiden Eiweißstoffe Gliadin und Glutenin im Weizenmehl aktiviert, und dieser Kleber macht den Teig so elastisch.

Nudeln sind typisch für den Norden Chinas – der Süden ist das Gebiet für Reis. Es gibt dicke und dünne, schmale und breite, Nudeln aus Weizen, Reis und Buchweizen oder Glasnudeln aus Mungobohnenstärke. Dass Nudeln wie Reis und Teigtaschen eine so große Rolle spielen, hängt mit dem Hunger der Massen zusammen – nur Pflanzen können ihn stillen. Doch essen heißt in China auch richtig essen. Das wiederum ist Teil der Geistesgeschichte: Wolfgang Bauer erklärt dazu, dass die Chinesen beim Kochen und Essen zwischen zwei Grundprodukten unterscheiden. Alles Kohlenhydratreiche, das den Hunger stillt – Reis, Getreide, Brot und Nudeln –, ist immer dabei; es bildet den „Grundton der Speisenfolge". Bei den anderen Nahrungsmitteln wird abgewechselt; Gemüse, Fisch, Geflügel, Eier und Fleisch bilden so die „Melodie" des Essens und dienen dem Genuss.

**REISGESCHICHTEN** Sie reichen so weit zurück wie die Geschichten vom Auge und erzählen, wie der Reis vom Himmel auf die Erde gelangt ist. Auf Borneo heißt es, die Tochter des Schöpfergottes sei von ihrer Mutter getötet worden, um die hungernde Menschheit zu nähren: Die Mutter zerstückelte den Leichnam der Tochter und pflanzte die Teile am Fluss. Aus dem Kopf wuchs die Kokosnuss, aus den Armen das Zuckerrohr, aus dem Blut der Reis. Auf Sulawesi kennt man eine andere Version: Die Frau des ersten Menschenpaares brachte ein Mädchen zur Welt, und der Reis wuchs aus den Blutstropfen, die sie bei der Geburt verlor. Die Balinesen glauben, dass Brahma, Schöpfergott der Hindus, vier Tauben mit Reissamen auf die Erde schickte. Unterwegs verwandelten sich die Samen in Dewi Sri, Göttin der Fruchtbarkeit und Gefährtin von Vishnu, dem zweiten wichtigen Gott der Hindus. Sri blieb als Reisgöttin bei den Menschen, um sie die Kultivierung von Reis zu lehren. Auf Bali, der einzigen Insel Indonesiens mit vorwiegend hinduistischer Bevölkerung, hat sich bis heute ein Reisbaukult erhalten, in dessen Mittelpunkt Dewi Sri steht. Eine philippinische Reisgeschichte erinnert mich an europäische Märchen: Der Gott Soro verliebte sich in ein schönes Mädchen. Sie wollte seine Liebe testen und schickte ihn fort, Nahrung zu suchen, die ihr besser schmecken würde als alles, was sie bisher gegessen hatte. Soro kehrte nicht zurück, das Mädchen starb aus Reue über ihren Hochmut, und auf ihrem Grab wuchs die erste Reispflanze.

## Auf nach Asien

Ein Besuch beim Chinesen und Japaner ist für alle Ernährungstypen gut, die fettarm essen sollen: für die Hellblauen mit ihren Hitzewellen, für die Braunen zur notwendigen Leberpflege und für die Grauen mit dem reizbaren Magen. Denn in Ostasien spart man mit Fett – einfach weil man so viele Pflanzen isst, weil Reis zu den Hauptnahrungsmitteln gehört und weil man sich so aufs Würzen versteht, dass der Aromaträger Fett ganz in den Hintergrund treten kann.

Gleiches gilt für die thailändische und indonesische Küche. Nur müssen Menschen mit hellblauen und grauen Augen hier auf die Schärfe der Gerichte achten – Chili und Ingwer heizen ein und können die Schleimhäute reizen. Bei der indonesischen Küche sollten Dunkelblaue auf die reichlich verwendeten Erdnüsse achten – lieber mal beiseite schieben, als den Flüssigkeitshaushalt des Körpers durcheinander bringen.

Indische Restaurants sind ebenfalls für alle Typen gut. Mit Reis, Gemüse und Hülsenfrüchten, weichem Käse und guter Würze unterstützt indisches Essen die Augenfarben-Diät. Doch Achtung bei der Schärfe: Menschen mit hellblauen und mit grauen Augen dürfen nichts bestellen, das mit dem Vermerk „scharf" auf der Karte steht. Grüne kommen damit gewöhnlich gut klar, bei den Dunkelblauen reagieren die Nasenschleimhäute manchmal wie bei starkem Schnupfen. Menschen mit braunen Augen können mit Fett Probleme bekommen: Manchmal schwimmt das Essen in Ghee oder Öl. Das ist nicht typisch indisch, sondern eine nachlässige Zubereitung, die dazu dient, die Gäste auch mit kleinen Portionen rasch satt zu bekommen.

## Rund ums Mittelmeer

Belassen Sie es nicht bei Pasta, Fritto misto und Lasagne – Italien bietet viel mehr. Begnügen Sie sich nicht mit Döner – die türkische Küche gehört zu den besten, die der Mensch erfunden hat. Besuchen Sie alle mediterranen Restaurants, die Sie entdecken: nordafrikanische, israelische, syrische, jordanische. Und gehen Sie ruhig auch einmal iranisch essen, wenn Sie die Möglichkeit haben. Die Küche ist vorzüglich, bei uns aber leider viel zu wenig bekannt.

Alle diese Länder bieten eine reiche Auswahl an Gerichten mit Getreide und Hülsenfrüchten, wie man sie in der Qualiät sonst nicht bekommt: Kichererbsen, Couscous, Bulgur, Hirse und Reis. Dazu die frische Würze aus Zitrone, Petersilie, Minze und Pfeffer. Rote Paprikaflocken sind nicht so scharf wie Chili, aber wunderbar aromatisch und genauso reich an Bioaktiv-Stoffen – gerade richtig also für alle Ernährungstypen. Sie werden bei den Rezepten für Ihren Typ sehen, dass die Augenfarben-Diät auf den gesunden Produkten der Mittelmeerküche basiert.

## Was Sie über Ernährung wissen müssen

### Kohlenhydrate

Als Gerüst aller Pflanzen, als Energielieferanten für Pflanze, Tier und Mensch bilden sie den Löwenanteil der Biomasse auf unserem Planeten.

Die Ernährungswissenschaft unterteilt Kohlenhydrate in drei Gruppen: erstens schwer lösliche Stärke, zweitens leicht löslicher Zucker und drittens unverdauliche Zellulose, die zu den Ballaststoffen gehört. Unter dem Mikroskop erkennt man diese Gruppen von Kohlenhydraten an den Molekülen: Stärke besteht aus vielen Molekülen, die eine richtige Kette bilden. Zucker sind Verbindungen von nur ein oder zwei Molekülen.

Wichtig für Sie ist die Praxis: Zucker erkennt man an seiner Löslichkeit. Mit Flüssigkeit verrührt – im Tee, in der Salatsauce oder im Kuchenteig löst er sich auf; es knirscht nicht mehr beim Rühren. Beim Essen merken wir ebenfalls, ob wir auf Zucker oder Stärke kauen. Zuckerhaltiges schmeckt süß, Stärkehaltiges zunächst herzhaft. Erst beim langen Kauen wird auch Vollkornbrot fein süß. Denn die Verdauung von Kohlenhydraten beginnt bereits im Mund, und der Speichel als unser erster Verdauungssaft zerlegt die langen Stärkeketten in kurze Zuckermoleküle.

Zellulose schmeckt nach gar nichts. Sie wird im Mund nur immer mehr – wir alle kennen das Gefühl, wenn man für das urgesunde Kleie-Müsli zu wenig Milch genommen hat und buchstäblich nicht mehr schlucken kann. Der Grund: Zellulose kann eine Menge Flüssigkeit aufnehmen und ist durch den Speichel aufgequollen. Und weil wir den Bissen endlich runterschlucken wollen, produzieren wir noch mehr Speichel. Da hilft dann nur noch ein tüchtiger Schluck Kaffee ...

Süße Zuckerarten in Pflanzen sind vorwiegend Fruchtzucker (Fructose), Traubenzucker (Glucose) und Rübenzucker (Saccharose). Alle essen wir auch isoliert. Normaler weißer Zucker ist Saccharose aus Rüben. Der braune Zucker aus dem Naturkostladen oder Reformhaus ist ebenfalls Saccharose, hergestellt aus preiswerten Zuckerrüben oder importiertem Zuckerrohr.

Mit Fruchtzucker werden zum Beispiel Lebensmittel für Diabetiker hergestellt, und Traubenzuckerriegel oder -tabletten dienen als schnelles Kräftigungsmittel. Auch bei der Kindernahrung wird Traubenzucker als Zusatz verwendet.

Für herzhafte Stärke, also komplexe Kohlenhydrate, und neutrale Zellulose müssen wir Getreide wie zum Beispiel Weizen, Dinkel, Roggen, Gerste und Reis essen. Natürlich auch alle Lebensmittel, die daraus hergestellt werden: Vollkornbrot und Nudeln, Haferflocken und Grünkernschrot. Außerdem Kartoffeln, Hülsenfrüchte und Körnerfrüchte wie Buchweizen, Amaranth, Quinoa und Wildreis. Gerade diese Lebensmittel liegen aufgrund ihres feinen Geschmacks, ihrer exotischen Herkunft und ihres hohen Nährwertes immer mehr im Trend.

### ENERGIE AUS KOHLENHYDRATEN

Zucker, zum Beispiel in reifem Obst, in Honig, anderen Süßmitteln und in Süßigkeiten ist ein rascher Energiespender. Der Körper kann ihn schnell aufnehmen und über das Blut in die Zellen transportieren. Der Blutzuckerspiegel steigt rasch an, fällt aber ebenso schnell wieder ab. Der plötzliche Energieverlust und Leistungsabfall sind keine Zeichen von Krankheit, sondern ganz normal und ziemlich häufig.

Dass wir uns auch zwischen den Mahlzeiten lange satt fühlen, hat einen anderen Grund: Bei der Verdauung werden Kohlenhydrate nicht nur in den einfachsten Zucker zerlegt, sondern können auch in einer Form neu aufgebaut werden, die als Energiequelle auf Abruf bereitsteht. Vom Blut verteilt, deponiert der Körper dieses Glykogen in Leber und Muskeln. Sobald Bedarf besteht, macht er wieder den Brennstoff Traubenzucker daraus, den wir für jede körperliche und geistige Tätigkeit, für den Stoffwechsel und alle anderen Lebensvorgänge brauchen.

## Eiweiß, der Lebensbaustein

Eiweiß, wissenschaftlich Protein genannt, ist ein Grundbaustein des Lebens und kommt in nahezu jedem Produkt vor, das wir essen – tierische Lebensmittel liefern in der Regel mehr davon als pflanzliche. Salz zum Beispiel enthält kein Eiweiß; zwar ist auch dieses Produkt lebenswichtig für Menschen, Tiere und Pflanzen, jedoch keine organische Substanz, sondern ein Mineral.

Unser Körper verbraucht ständig Eiweiß – ob wir arbeiten oder schlafen, Freizeitsport betreiben oder lesend in unserem Lieblingssessel sitzen. Denn mit Eiweiß erneuert unser Organismus alte und/oder defekte Zellen. Säuglinge, Kinder und Jugendliche haben einen höheren Bedarf an Eiweiß als Erwachsene, denn ihr Körper muss nicht nur reparieren, sondern auch täglich eine Unmenge neuer Zellen aufbauen.

Protein nimmt der Körper wie alle anderen Nährstoffe mit dem Essen auf: Die Deutsche Gesellschaft für Ernährung (DGE) empfiehlt für gesunde Erwachsene eine tägliche Zufuhr von 0,5 bis 0,8 Gramm Eiweiß pro Kilogramm Körpergewicht. Wenn Sie ab und zu weniger bekommen, schadet das nicht. Mehr sollte es auf die Dauer aber nicht sein.

**! EMPFEHLUNG** Wertvolle Proteinquellen können Sie sich selbst zusammenstellen, indem Sie bestimmte Lebensmittel in einer Mahlzeit miteinander kombinieren:

- Kartoffeln mit Milchprodukten oder Eiern
- Vollkornbrot mit Hülsenfrüchten
- Tofu mit Nudeln oder Reis
- Nudeln mit Milchprodukten oder Käse
- Hülsenfrüchte mit Nüssen, Milchprodukten oder Eiern
- Bohnengemüse mit ganzen Maiskörnern oder Maisgrieß (Polenta)

## Fett

Fett ist geballte Energie – mit 9 Kalorien pro Gramm liefert es mehr als doppelt so viel wie Kohlenhydrate und Protein. Wir brauchen es unbedingt, weil es das Brennmaterial für alle Vorgänge liefert, die in unserem

Organismus ablaufen – von der Verdauung bis zur Denkarbeit, die wir täglich leisten. Der Stoffwechsel funktioniert nur mit Fett, genauer gesagt mit bestimmten Fettsäuren. Genau wie mit Protein baut der Körper damit neue Zellen auf und ersetzt die alten und defekten. Andere Fettsäuren sorgen mit Hilfe bestimmter Vitamine für das Wachstum und die Stabilität der Knochen. Fettsäuren brauchen wir auch für die Bildung von Hormonen und die Regulierung des Blutstroms. Sie transportieren die fettlöslichen Vitamine A und E, die ihrerseits unsere Organe intakt halten und als wirksamer Schutz fürs Immunsystem gelten. Eine Reihe von Fettsäuren in pflanzlichen Lebensmitteln sind „essentiell“, das heißt, der Körper kann sie nicht selbst produzieren, sondern holt sie sich mit der Nahrung. Bekommt er sie nicht, reagiert er mit Mangelerscheinungen und Stoffwechselstörungen. Deshalb müssen wir regelmäßig Sonnenblumen- oder Distelöl, Raps- oder Sojaöl essen – am besten im Saladressing, denn diese Öle eigen sich nicht zum Braten und Schmoren.

Auf die Fettsäuren in tierischen Lebensmitteln dagegen können wir verzichten, unser Körper produziert sie selbst. Beim Fett läuft es also genau umgekehrt wie beim Protein: Die Aminosäuren in Fleisch und Fisch sind essentiell, die Fettsäuren in tierischen Lebensmitteln nicht.

## DIE SACHE MIT DEM CHOLESTERIN

Man muss zwei Arten von Cholesterin unterscheiden. HDL-Cholesterin wird vom Körper gebildet und gilt als das „gute“ Cholesterin. Das „böse“ LDL-Cholesterin nehmen wir mit der Nahrung auf: Fleisch, Butter, Schweineschmalz, Eier, fetter Käse, Sahne, Wurst und Meeresfrüchte enthalten reichlich davon. LDL wird nicht gleich gezielt verbraucht, sondern wandert mit dem Blutstrom durch den Körper. Das machen sich die Zellen zunutze, die Cholesterin zum Beispiel für die Bildung von Hormonen, bestimmten Vitaminen und für die Verdauung brauchen: Sie stellen die Eigenproduktion von HDL-Cholesterin ein und holen sich statt dessen das Cholesterin von außen. Doch sobald ihr Bedarf gedeckt ist, nehmen sie nichts mehr auf – selbst wenn noch LDL-Cholesterin im Blutstrom mitschwimmt. Dieses ungenutzte LDL-Cholesterin nistet sich in den Wänden der Adern ein und kann Herz-Kreislauf-

Erkrankungen verursachen. Bei manchen Menschen spielt allerdings nicht die Ernährung, sondern die Erbanlage eine Rolle. Die Zellen können das Nahrungs-Cholesterin nicht orten und produzieren trotz des hohen Angebots eigenes HDL-Cholesterin.

## Vitamine und Mineralstoffe

Beim Diäthalten achtet man mehr als sonst auf diese unsichtbaren Helfer – weil man weniger isst, die Nahrung gezielter auswählt, häufiger auf bestimmte Lebensmittel verzichtet. Deshalb müssen Sie genau wissen, wo was drin ist. Damit Sie auch mal ein Produkt durch ein anderes ersetzen können, das besser auf Ihren persönlichen Diät-Speisezettel passt.

## Vitamine

Wir brauchen Vitamine für die unterschiedlichsten Körperfunktionen – vom Stoffwechsel bis zur Bildung von Hormonen. Vitamine sind ebenso lebensnotwendig wie essentielle Eiweiß- und Fettbausteine. Da wir sie selbst nicht herstellen können, müssen wir sie uns holen – mit Essen und Trinken, Sonne und Licht. Die fettlöslichen Vitamine A, D, E und K kann unser Körper über einen gewissen Zeitraum hinweg speichern, so dass man sie nicht ständig aufnehmen muss. Bei den wasserlöslichen Vitaminen – das sind der gesamte B-Komplex und das bekannte Vitamin C (Ascorbinsäure) – ist das nicht möglich. Wenn sie nicht laufend mit der Nahrung zugeführt werden, zeigen sich rasch Mangelerscheinungen.

### DIE FETTLÖSLICHEN VITAMINE

**Vitamin A** in Milchprodukten, Eiern, Fleisch und Leber erhält unsere Sehkraft, pflegt Haut und Schleimhäute. Kinder und Jugendliche brauchen es für ein normales Wachstum. Beta-Karotin aus Gemüse und Obst ist genauso gut, weil unser Körper diese Substanz in Vitamin A umbaut. Dieses Beta-Karotin gehört überdies zu den wichtigsten Bioaktiv-Stoffen.
**Vitamin D** unterstützt den Körper bei der Versorgung mit Kalzium und Phosphor (siehe Abschnitt Mineralstoffe). Essen können wir es kaum –

außer Sie schätzen Lebertran. Doch der steht seit vielen Jahren auf der schwarzen Liste der Ernährungsexperten. In den schmutzigen Meeren nehmen die Fische zu viele Schadstoffe auf, die sie in der Leber zwecks Entgiftung zwischenlagern. Mit Eigelb und Milchprodukten, Kalbsleber und Lachs bekommen wir etwas Vitamin D. Doch die wichtigste Quelle ist Licht. Mit Hilfe der Sonne bildet unsere Haut Vitamin D.

**Vitamin E** aus Pflanzenöl und Nüssen, Grünkohl, Schwarzwurzeln und Paprikaschoten gehört zu den wichtigsten Zellschützern und wirksamsten Antikanzerogenen.

**Vitamin K** aus Fleisch, Milch, Kohl und Spinat sorgt für die Blutgerinnung und starke Knochen. Es hilft bei der Vorbeugung gegen Osteoporose und deren Behandlung. Erwachsene bilden dieses Vitamin mit Hilfe der gesunden Darmflora. Nur Säuglinge und Kranke brauchen es zusätzlich. Die Anleitung dazu gibt der Arzt.

Es wird immer betont, dass man Lebensmittel mit fettlöslichen Vitaminen mit Fett kombinieren muss, damit sie auch nützen. Doch da jedes Lebensmittel Fett enthält – Gemüse und Obst zwar nur in kleinsten Mengen – ist das nicht nötig: Der Körper bekommt sein Fett auch dann, wenn Sie ein Möhrchen knabbern oder eine Aprikose essen.

## DIE WASSERLÖSLICHEN VITAMINE

**Thiamin** (Vitamin $B_1$) in Hafer, Sonnenblumenkernen, Weizenkeimöl, Erbsen und Kartoffeln spielt eine wesentliche Rolle bei der Energieproduktion: Es steigert die körperliche und geistige Leistungsfähigkeit. Wer schwer arbeitet oder viel Sport treibt, braucht mehr davon. Thiamin stärkt überdies das Immunsystem.

**Riboflavin** (Vitamin $B_2$) aus Champignons, Spinat, Joghurt, Vollmilch, Eiern und Käse sorgt für normales Wachstum, gute Augen und intaktes Gewebe. Eine schöne glatte Haut und gesunde Schleimhäute, die nicht jeden Infekt einfangen, sind Zeichen dafür, dass die Versorgung stimmt. Riboflavin ist für die Energieversorgung notwendig, indem es Kohlenhydrate und Fett so abbaut, dass die Zellen diese Nährstoffe nutzen können. Außerdem schützt es wie eine Reihe von Bioaktiv-Stoffen vor krebserregenden Stoffen und hilft der Leber beim Entgiften.

**Niacin** (Vitamin $B_3$) aus Erdnüssen, Thunfisch, Hähnchenbrust, Heilbutt und Champignons ist ein „Frauen-Vitamin". Es hilft gegen Kopfschmerzen beim prämenstruellen Syndrom und verschiedene Formen von Migräne. Außerdem hält es die Blutfettwerte in einem gesunden Rahmen, indem es das Gesamtcholesterin wie auch das schlechte LDL-Cholsterin senkt, das gute HDL-Cholesterin dagegen erhöht. Durch Niacin werden die Blutgefäße geweitet – wichtig zum Beispiel bei Bluthochdruck.

**Vitamin $B_6$** (Pyridoxin) aus Kartoffeln, Bananen, Linsen, Forellen und Spinat gehört zu den wichtigsten Stoffwechsel-Vitaminen bei der Verwertung von Protein, Fett und Kohlenhydraten. So hilft es zum Beispiel bei der Umwandlung von gespeichertem Glykogen aus den Depots in Leber und Muskeln in den Brennstoff Traubenzucker (Glukose). Bei Bedarf holt sich der Körper mit Hilfe dieses Vitamins genügend Energie, damit wir auch zwischen den Mahlzeiten leistungsfähig sind. Und Pyridoxin gehört wie Niacin zu den „Frauen-Vitaminen": Es mildert hormonelle Schwankungen, die als Ursache für prämenstruelle Symptome wie Reizbarkeit, depressive Verstimmung, Kopfschmerzen und Spannungen in der Brust gelten. Mit Müsli aus Vollkornschrot oder Flocken zum Frühstück kann man da erfolgreich gegensteuern.

**Folsäure** aus frischem Obst und Gemüse, Vollkornbrot und Hülsenfrüchten, weichem Käse und Eiern spielt bei der Teilung und dem Wachstum der Zellen sowie bei der Stärkung des Immunsystems eine wesentliche Rolle. Wir alle brauchen deshalb täglich folsäurehaltige Lebensmittel. Kinder, Jugendliche und Schwangere müssen besonders viel davon zu sich nehmen.

**Vitamin $B_{12}$** (Cobalamin) kommt nur in tierischen Lebensmitteln vor. Deshalb ist es bei einer vegetarischen Ernährung so wichtig, dass man die pflanzlichen Lebensmittel mit Milchprodukten und Käse, eventuell auch mit Eiern, ergänzt. Gute Vitamin-$B_{12}$-Quellen sind außerdem Rindfleisch, Lachs, Miesmuscheln und Kalbsleber. Notwendig für die Versorgung sind diese Produkte allerdings nicht – die genannten fleisch- und fischlosen reichen allemal. Vitamin-$B_{12}$ brauchen wir für den Stoffwechsel und für gesunde Nervenzellen. Vor allem aber, um Folsäure (siehe oben) zu verwerten. Bei einem Mangel an Vitamin-$B_{12}$ kann der Körper seine Folsäurespeicher gewissermaßen nicht öffnen.

**Pantothensäure** aus Erdnüssen, gelben Trockenerbsen, Naturreis, Melonen, Brokkoli, Eiern und Sojaprodukten wie Tofu brauchen wir für den Stoffwechsel. Bei der Verdauung von Kohlenhydraten und Fett zerlegt der Körper diese Nährstoffe in kleinere Bausteine, die er mit Hilfe von Pantothensäure dann in die Zellen transportieren kann, die für die Energieproduktion zuständig sind.

**Biotin** aus Sojaprodukten, Weizenkörnern, Haferflocken, Champignons, Avocados, Vollmilch und Eiern brauchen wir für das Wachstum der Zellen – wichtig für Kinder und Jugendliche. Es ist ein Stoffwechsel-Vitamin, das zum Beispiel den Blutzuckerspiegel konstant hält, so dass wir nicht ständig von Heißhungerattacken überfallen werden. Und es wandelt Fettsäuren in gesunde Fettsäuren um, die unsere Gefäße vor Verkalkung schützen.

**Vitamin C** (Ascorbinsäure) aus Gemüse und Obst, Kartoffeln und Kräutern brauchen wir täglich, bei körperlichem und seelischem Stress sogar in großen Mengen. Eine geballte Ladung Vitamin C liefern übrigens nicht Zitrusfrüchte, sondern Petersilie und rohe rote Paprikaschoten. Vitamin C gehört zu den Bioaktiv-Stoffen und schützt den Körper vor freien Radikalen – wichtig zum Beispiel für Raucher, die zu den fünf Portionen Obst und Gemüse pro Tag noch Vitamin-C-Präparate einnehmen sollten. Vitamin C hilft der Leber beim Entgiften und der Schilddrüse bei der Produktion von Anti-Stress-Hormonen.

**! ACHTUNG:** Dem Körper schadet nicht nur eine unzureichende Vitaminzufuhr, sondern auch ein Zuviel. Vitamin A bewirkt dann zum Beispiel Knochenveränderungen. Zu einer Überversorgung mit Vitaminen kann es jedoch bei einer normalen, gemischten Kost nicht kommen. Auch die Unterversorgung mit Vitaminen ist ziemlich selten, wenn man sich wirklich abwechslungsreich ernährt. Auf die Einnahme von Vitamintabletten kann man dann getrost verzichten.

Durch unsere verfeinerte Ernährung kommen die Vitamine des B-Komplexes oft zu kurz. Deshalb ist es so wichtig, häufig Vollkornbrot zu essen.

## Mineralstoffe

Für sie gilt Ähnliches wie für Vitamine: Der Körper kann sie nicht selbst bilden, braucht sie jedoch für bestimmte Funktionen. Häufig spricht man auch noch von Spurenelementen. Das ist im Grunde dasselbe wie Mineralstoffe und bezieht sich nur auf die Mengen, die der Körper braucht: Diese werden bei Mineralstoffen wie Kalzium, Natrium, Kalium, Phosphor und Magnesium in Milligramm (mg), bei Spurenelementen wie Eisen, Fluor Zink, Selen und Jod in Milligramm bis Mikrogramm ($\mu$g) gemessen.

**Kalzium** kommt als Baustoff in unserem Organismus vor. Das Skelett eines Erwachsenen enthält etwa 1 kg dieses Mineralstoffes. Es hilft dem Körper bei Aufbau und Erhaltung von Knochen und Zähnen. Doch damit sind seine Funktionen noch nicht erschöpft. Es spielt eine wesentliche Rolle bei der Blutgerinnung und hält – zusammen mit Magnesium – den Herzmuskel intakt. Ohne Kalzium könnten wir uns nicht bewegen, da es die Reize zwischen den Nervenzellen reguliert. Nehmen wir zu wenig Kalzium auf, holt sich der Körper Nachschub aus dem Knochen-Kalzium. Deshalb müssen Kinder und Jugendliche unbedingt Milchprodukte und Vollkornbrot essen, und deshalb muss die Kalzium-Zufuhr auch bei Erwachsenen stimmen. Nur dann kommt es im Alter nicht so leicht zu Knochenerkrankungen (Osteoporose), Brüchen und Verkrümmungen der Wirbelsäule. Vermutlich sorgt viel Kalzium darüber hinaus für einen gesunden Blutdruck – ältere Menschen sollten auch deshalb möglichst häufig Sauermilchprodukte wie Joghurt, Kefir und Dickmilch essen. Gute Kalzium-Lieferanten sind außerdem Fenchel, Brokkoli, Porree und Orangen. Und am besten können wir dieses Kalzium verwerten, wenn wir noch einen Kalziumspender tierischer Herkunft wie eines der genannten Milchprodukte oder Käse nutzen.

**ERNÄHRUNGSMÄRCHEN** Reichlich Kalzium soll bei Senioren das Risiko der „Verkalkung" fördern. Das wird zwar immer wieder behauptet, ist jedoch falsch: Es gibt keinen Zusammenhang zwischen der Kalziumaufnahme durch die Nahrung und der Kalziumeinlagerung in den Adern oder Gelenken. Für „verkalkte" Gefäße (Arteriosklerose) ist in erster Linie Cholesterin verantwortlich, bei Arthritis und Arthrose handelt es sich um den Abbau von Schmierstoffen und Knorpelmasse zwischen den Knochen.

**Magnesium** kommt überall in unserem Körper vor, doch nur in verhältnismäßig geringen Mengen. Für Gesundheit und Wohlbefinden ist es jedoch von eminenter Bedeutung. Zu wenig Magnesium verlangsamt die Energiezufuhr beim Stoffwechsel; es kann zu Verdauungsstörungen kommen. Das Mineral ist der natürliche Gegenspieler von Kalzium und verhindert zum Beispiel, dass der Herzmuskel „verkalkt". Obwohl unser Herz Kalzium braucht, um überhaupt zu funktionieren, darf es nicht zu viel davon bekommen. Diese Überladung wird durch Magnesium verhindert. Es hält auch die anderen Muskeln intakt, indem es über die Nerven das Zusammenziehen und Erschlaffen steuert. Wadenkrämpfe, Muskelzuckungen, Menstruationsschmerzen, Reizbarkeit und Schlafstörungen lassen sich mit magnesiumreichen Lebensmitteln wie Weizenvollkornbrot, Linsen, Nüssen, Spinat, Sonnenblumenkernen, Naturreis und Mineralwasser mildern. Hin und wieder ein Stückchen Schokolade hilft ebenfalls. Bei stärkeren Beschwerden besorgt man sich in der Apotheke ein Magnesium-Präparat. Wer nur wenig Milchprodukte und Käse isst, wählt Magnesium und Kalzium im Kombi-Pack.

**Phosphor** brauchen wir für den Aufbau unserer Körperzellen und für den Energiehaushalt. Es unterstützt den Körper bei der Gewinnung von Energie aus der Nahrung, sorgt dafür, dass diese Energie auch verfügbar ist und richtig verteilt wird. Ein wenig erinnern diese physiologischen Vorgänge an ein Kraftwerk. Strom wird erzeugt und muss an die Haushalte gelangen. Dort läuft er über die Leitungen dorthin, wo er gerade benötigt wird: für die Waschmaschine, den Computer oder die Leselampe. Deshalb brauchen wir ständig Nachschub, denn alle Knochen, die Muskeln, das Gewebe und die Organe unterliegen den Prozessen von

Produktion und Verschleiß. Phosphor ist in allen Lebensmitteln enthalten, besonders reichlich in Seefisch, Milchprodukten, Nüssen, Trockenobst und Vollkorn – egal, ob Brot, Flocken oder ganze Körner. Relativ gute Quellen sind auch Artischocken, grüne Erbsen, Knoblauch, Ingwer und Petersilie.

**Natrium und Kalium** sind für die Regulierung des Wasserhaushaltes im Organismus verantwortlich. Kaliumreiche Lebensmittel wie Getreide, Gemüse, Kartoffeln, Hülsenfrüchte, Obst und Fisch sind für einen gesunden Blutdruck geradezu ideal. Denn mit Kalium wird der Körper Wasser los, während Natrium es im Gewebe speichert. Das ist nicht ungesund, sondern sehr sinnvoll: Ohne Wasser wäre unser Blut „zu dick", könnte die Lymphe nicht richtig fließen, würden die Nährstoffe nicht transportiert, könnten die Muskeln nicht arbeiten, wären die Knochen zu spröde. Denn Wasser brauchen wir überall in unseren Zellen, schließlich bestehen wir etwa zur Hälfte daraus. 50 bis 60 % unseres Körpergewichts entfallen auf Wasser, beim Säugling sind es sogar etwa 70 %. Zu Natrium- und Kaliummangel kommt es gewöhnlich, wenn Sie sich den Magen so richtig verdorben haben: Ständiges Erbrechen und schwerer Durchfall machen schlapp, müde und depressiv.

Zu viel Salz im Essen soll Bluthochdruck bewirken. Doch die Experten sind sich noch immer nicht einig, ob dieses Zivilisationsleiden nun durch erhöhte Natriumzufuhr – Kochsalz ist eine chemische Verbindung der beiden Mineralstoffe Natrium und Chlor – entsteht oder andere Ursachen hat.

## Spurenelemente

**Jod** braucht unsere Schilddrüse zur Bildung von Hormonen, die körpereigene Abwehr im Kampf gegen freie Radikale: Die weißen Blutkörperchen holen sich Jod, um ihre wichtige Funktion als „Schadstoffkiller" erfüllen zu können. Jodmangel erkennt man am Kropf, die Betroffenen leiden an Antriebslosigkeit. Dieser Mangel stellt ein weltweites Ernährungsproblem dar – auch die Menschen in den reichen Industrienationen mit einem Überfluss an Nahrungsmitteln sind nicht ausreichend mit diesem Spurenelement versorgt. Das liegt am begrenzten Angebot: Nur Nahrungsmittel aus dem Meer liefern uns ausreichend Jod. Speisesalz mit Jodzusatz oder Brot mit jodiertem Salz kann den Bedarf nicht decken. Oder sie verlagern das Problem: Wer zu viel Salz isst, lebt nicht gesund. Auch jodreiche Gemüse wie Brokkoli, Möhren, Rettich, Radieschen und Weißkohl können die Jodversorgung nicht ganz übernehmen. Das gilt auch für Trockenobst, Milch und Sojaprodukte wie Tofu – wir können damit ergänzen, aber nicht so viel davon essen, dass unsere Jodspeicher immer wohl gefüllt sind. Deshalb raten Ernährungswissenschaftler zu Fisch – einmal pro Woche, wenn Sie wenig von den oben genannten jodreichen Pflanzen essen, einmal pro Monat, wenn Sie sich vorwiegend vegetarisch ernähren.

Wählen Sie zur Abwechslung also mal Brathering, Bückling oder Thunfischsalat als kaltes Hauptgericht. Bei offensichtlichen Jodmangelsymptomen wie ständiger Müdigkeit, lang anhaltender und besonders starker Monatsblutung, bei steter Gewichtszunahme, obwohl man die Ernährung nicht verändert hat und/oder depressiven Verstimmungen, die mit den Lebensumständen nicht zu erklären sind, müssen Sie zum Arzt gehen – Jodzufuhr durch eine gezielte Lebensmittelauswahl allein hilft hier nicht mehr.

Reich an Jod sind auch Tintenfisch oder Riesengarnelen, Scampi oder Muscheln. Doch Tintenfisch mag nicht jeder, und Muscheln sollte man nur selten essen, da die Schadstoffbelastung sehr hoch ist. Auch die alte Regel, in den Sommermonaten ohne r ganz auf die Schaltiere zu verzichten, gilt trotz ausgezeichneter Kühlung noch immer. Krustentiere wie Hummer, Garnelen, Scampi und Co. sind Luxusprodukte, auf die man ohne weiteres verzichten kann. Preiswerte Ware stammt aus Farmen und ist oft hoch belastet. Alle Krustentiere enthalten zudem Purine – Risikostoffe für Gichtanfällige.

**Eisen** bindet den Sauerstoff in den roten Blutkörperchen und transportiert ihn so in die Zellen. Dort steht er dann für die Energieproduktion zur Verfügung. Außerdem spielt das Spurenelement als Bioaktiv-Stoff eine Rolle bei der Abwehr freier Radikale. Eisenmangel wird gewöhnlich diagnostiziert, wenn man „einfach nicht in die Gänge kommt". Dann gibt es Eisenpräparate, den Rat, mehr Leber, Schweinefleisch und Eier zu essen. Frauen – so heißt es – brauchen mehr Eisen, weil sie durch den monatlichen Blutverlust unterversorgt sind. Versuchen Sie es einfach mit eisenreichen Lebensmitteln wie hin und wieder einem Ei und/oder einer Portion Kalbsleber, vorwiegend aber pflanzlichen Lebensmitteln (siehe Kasten), die Sie immer mit etwas Zitrussaft oder Petersilie kombinieren. Denn diese Vitamin-C-reichen Produkte helfen dem Körper, das „Nahrungseisen" gut zu verwerten.

**ERNÄHRUNGSMÄRCHEN** Vegetarier bekommen angeblich zu wenig Eisen. Das stimmt nicht: Aufgrund von Studien zur vegetarischen Ernährung wurden die Richtwerte für den Eisenbedarf in den Achtzigerjahren sogar gesenkt. Wir können Eisen aus tierischen Lebensmitteln zwar besser aufnehmen, nötig sind Fleisch, Eier und Leber jedoch nicht. Wer sie mag und dennoch lieber vorwiegend vegetarisch isst, setzt eines davon einmal pro Monat auf den Speisezettel – das reicht. Sonst dürfen Sie sich weiter an Linsen, weißen Bohnen, Naturreis, Haferflocken, Roggenbrot und Weizenvollkornbrot, Trockenobst und frischem Gemüse erfreuen, ohne Mangelerscheinungen befürchten zu müssen.

**Zink** lenkt Stoffwechselprozesse, stärkt unser Immunsystem und schützt die Zellen vor freien Radikalen. Zu wenig Zink schadet Fingernägeln, Haaren, Haut und Schleimhaut, stört das Wachstum und mindert Sinneswahrnehmungen. Zink aus tierischen Nahrungsmitteln können wir besser aufnehmen und sollten deshalb immer wieder einmal Rindfleisch und Eier, ab und zu auch Kalbsleber essen. Gute pflanzliche Zink-Quellen sind Linsen, gelbe Trockenerbsen und weiße Bohnen, Polenta, Haferflocken und Weizenvollkornbrot.

**Mangan** für den Stoffwechsel, als Schutz vor freien Radikalen, Baumaterial für körpereigenes Eiweiß und Hilfsstoff bei der Blutgerinnung gehört zu den Spurenelementen, von denen viele Menschen nicht ausreichend bekommen. Wer viel mehr Weißbrot als Vollkornbrot isst, reichlich Zuckerhaltiges wie Kuchen und Süßigkeiten nascht, zu wenig pflanzliche Lebensmittel auf dem Speiseplan hat und sich statt dessen an Fleisch und Eiern satt isst, kann Probleme mit der Zufuhr kriegen. Da helfen Haferflocken, Haselnüsse oder Mandeln im Müsli, Weizenvollkornbrötchen als Unterlage für den Schinken und regelmäßig eine Portion Naturreis. Wichtig: Mangan aus Pflanzen können wir am besten verwerten.

**Molybdän** brauchen wir einerseits für den Transport und die Speicherung von Eisen im Blut (siehe oben). Daneben sorgt es als Bestandteil eines Enzyms für den Aufbau von Harnsäure, die der Körper im Kampf gegen freie Radikale dringend benötigt. Leider gilt für das Spurenelement dasselbe wie für Mangan: Obwohl es essentiell für unsere Gesundheit ist, sind die meisten Menschen damit unterversorgt. Schuld daran ist unsere verfeinerte Ernährung. Statt das volle Korn im Brot zu lassen, werden durch die industrielle Verarbeitung über 40 Prozent des Molybdäns aus dem Weizenkorn entfernt – für helles Brot und feine Backwaren. Auch ein häufiger Konsum von Dosen- und Fertiggerichten kann allmählich zu Molybdänmangel führen. Doch wenn Sie regelmäßig Weizenvollkornbrot, Kartoffeln, Reis und Hülsenfrüchte wie weiße Bohnen oder Trockenerbsen essen, auch mal Tofu auf den Speisezettel setzen, Spinat, Rotkohl und grüne Bohnen mögen, werden Sie ausreichend mit Molybdän versorgt.

**Chrom** brauchen wir für den Stoffwechsel – bei der Verarbeitung von Fett trägt es vermutlich zu einem ausgeglichenen Cholesterinspiegel bei.

**Selen** hält unser Immunsystem funktionsfähig; wenn wir zu wenig von diesem Spurenelement bekommen, leiden wir häufiger an Infektionen und freie Radikale haben leichtere Angriffsmöglichkeiten. Selen hält Augen, Herzmuskel und Verdauungstrakt gesund, hilft gegen Rheuma und Arthritis, sorgt für schöne Haut und Haare. Gründe genug, viel Weizenvollkornbrot und Milchprodukte zu essen, immer wieder weiße Bohnen, Tofu und Kalbsleber einzuplanen. Außerdem sind Rind- und Schweinefleisch, Hering, Thunfisch und Lachs gute Selenquellen.

**Kupfer** spielt für die Arbeit der Enzyme, für die Eisenversorgung und das Immunsystem eine wichtige Rolle. Mangelerscheinungen treten

hauptsächlich bei bestimmten Krankheiten auf. Da hilft dann keine Diät, sondern nur der Arzt. Bei extrem einseitiger Ernährung kann es zu einer Unterversorgung mit Kupfer kommen – zum Beispiel, wenn man zu wenig Vitamin C bekommt, was bei einer gemischten Kost ausgeschlossen ist. Außerdem kann Kupfermangel auch durch einen Überschuss an Zink entstehen (siehe oben): Die beiden Spurenelemente versuchen, sich gegenseitig den Platz in unserem Organismus streitig zu machen. Doch auch dieser Fall ist so unwahrscheinlich, dass Sie sich bei ausgewogener Ernährung um den Kupferspiegel im Blut nicht kümmern müssen.
**Fluor** wirkt vorbeugend gegen Karies und hält die Knochen gesund. Enthalten ist es in Meeresfischen, Fleisch, Eiern, schwarzem Tee und Mineralwasser. Doch machen Sie sich keine Gedanken zur Fluor-Versorgung: Sie nehmen mit dem normalen Essen genügend davon auf. Zudem gibt es Kochsalz mit Jod und Fluorid – das reicht vollkommen für die empfohlene Dosis.
**Nickel** – enthalten vor allem in Getreide – ist wichtig für die Blutbildung und spielt vermutlich beim Kohlenhydratstoffwechsel eine Rolle. Bis jetzt gibt es aber erst wenige Untersuchungen zu Gehalt, Bedarf und Verträglichkeit. Manche Menschen reagieren zum Beispiel auf nickelhaltigen Modeschmuck mit Hautausschlägen. Es könnte auch durch nickelhaltige Lebensmittel und Kochgeschirr zu Allergien kommen. Die aufgenommenen Mengen müssten allerdings bei 500 bis 600 mg liegen. Und das ist bei normaler Ernährung bei weitem nicht der Fall; selbst wenn man viel mit vernickelten Kupferpfannen kocht.

Vollkornbrot ist gut für die Versorgung mit den wichtigen Mineralstoffen Phosphor, Fluor und Magnesium.

# Der Umgang mit Lebensmitteln

Die Augenfarben-Diät folgt einem Prinzip: So schonend wie möglich, so gründlich wie nötig. Das gilt für Aufbewahrung und Zubereitung der Lebensmittel. Selbst wenn Sie gut kochen können, finden Sie hier vielleicht einige praktische Tipps, die Ihnen bei der vitamingerechten Zubereitung Ihres Essens helfen.

## Die richtige Aufbewahrung

Wer für sich selbst kocht, hat einfach mehr Vorräte zu Hause – Sie gehen ja nicht wegen jedes Radieschens zum Gemüsehändler, sondern kaufen ein ganzes Bund. Deshalb müssen Sie alles so lagern, dass Geschmack und Inhaltsstoffe so gut wie möglich erhalten bleiben.

Für die Aufbewahrung gibt es ein paar einfache Regeln:
**Tomaten** brauchen Sie reichlich bei der Augenfarben-Diät – also immer für Vorrat sorgen. Kühlschrankkälte vertragen sie nicht: Unreife Früchte reifen auf der sonnigen Fensterbank nach, reife legen Sie nebeneinander auf einen Teller und essen sie zuerst.
**Zwiebeln** lagern Sie in einem kühlen Raum, am besten luftig aufgehängt in einem Körbchen. Dazu legen Sie auch den Knoblauch. Kaufen Sie jedoch nicht zu viel auf einmal, obwohl Sie viel davon bei Ihrer Diät brauchen. Holen Sie lieber öfter frische Knollen, die Gaumen und Gesundheit am meisten bieten.
**Porree und Lauchzwiebeln**, ebenfalls Diät-Favoriten für alle Augenfarben, können Sie zwei Tage ins Gemüsefach des Kühlschranks legen. Dann müssen Sie wieder einkaufen gehen. Nur wer einen kühlen, gut belüfteten und dunklen Keller hat, kann Porree auch bis zu einer Woche lagern. Allerdings müssen Sie dann mehr vitaminreiches Grün wegschneiden, denn das wird beim Lagern welk.

Gemüse und Obst, das nachreift, bewahrt man gesondert auf, weil es anderes zum Welken bringt. Tomaten zum Beispiel machen Gurken gelb und Salat und Kräuter lasch. Melonen bringen Kartoffeln zum Keimen. Äpfel geben ein Reifegas ab, das man sich zunutze machen kann: Eine harte Avocado oder Kiwi wird im Obstkorb mit den Äpfeln schneller genuss-weich. Doch Vorsicht: Bananen bekommen durch Äpfel braune Stellen, Birnen werden schneller matschig, Zitrusfrüchte eher faul.

**Kartoffeln** kaufen Sie jeweils im Zwei- bis Drei-Kilo-Beutel. Nehmen Sie eine vorwiegend fest kochende Sorte – die ist universal zu verwenden, schmeckt als Pellkartoffel und geschält, gebraten und als Püree. Neue Kartoffeln kaufen Sie nur in den Minimengen, die Sie für zwei Gerichte brauchen. Denn sie verderben so rasch wie frisches Gemüse.

Wählen Sie Knollen, die in festen Papierbeuteln mit Luftlöchern verpackt sind; darin kann man sie kurze Zeit aufbewahren. Aus Folienbeuteln muss man sie in einen Karton umfüllen, denn in der Plastikverpackung schwitzen sie und faulen schneller. Lagern lohnt heute nicht mehr. Die Küche ist für gewöhnlich zu hell und zu warm, der Keller zu klein und meist ebenfalls zu warm. Kartoffeln brauchen jedoch Dunkelheit, sonst bekommen sie grüne Stellen, die man großzügig wegschneiden muss. Grünes enthält giftiges Solanin, das zwar nicht lebensgefährlich, aber unangenehm ist: Richtig grüne Knollen können Kopfschmerzen und sogar Erbrechen auslösen. In warmen Räumen beginnen Kartoffeln zu keimen und verlieren ihr Aroma.

**Beeren** kommen auf einem Teller ausgebreitet in den Kühlschrank. Pfirsiche, Nektarinen und Aprikosen legen Sie in den Obstkorb, wenn die Früchte noch steinhart sind – was leider gewöhnlich der Fall ist. Bei Zimmertemperatur reifen sie nach. Kirschen, Pflaumen und Zwetschen müssen Sie innerhalb von zwei Tagen essen. Obst sollte man grundsätzlich nicht stapeln. Denn dann bilden sich Druckstellen, die schnell faulen.

Das richtige Aufbewahren von Obst und Gemüse macht etwas Mühe. Wer die scheut, kauft lieber Tiefkühlware. Gemüse, Obst und Kräuter enthalten tiefgefroren genauso viel Vitamine wie wirklich frische Produkte vom Marktstand, vom Gemüsehändler oder aus dem Supermarkt. Sie liefern sogar mehr Vitamin C als länger gelagerte Ware.

**Brot** wird bei Kühlschrankkälte schneller alt. Gegen Schimmel hilft zweierlei: Beim Bäcker gut durchgebackenes Brot kaufen und im Sommer alle drei Tage frisch holen.

**Eier** bewahren Sie ebenfalls im Kühlschrank auf, obwohl man immer wieder hört, das sei bei frischen Eiern nicht nötig. Nur: Frische ist ein relativer Begriff, und Sie wollen die Eier ja nicht schon beim Kauf nach der Zubereitung einteilen. Für das weiche oder wachsweiche Frühstücksei brauchen Sie ganz frische, das heißt maximal sieben Tage alte Eier. Zum Hartkochen, für Kuchenteig und Eierkuchen dürfen sie älter sein.

**Nudeln, Reis, Hülsenfrüchte und Körner** müssen kühl und trocken gelagert werden. Der Nährstoffverlust ist umso geringer, je trockener Sie die Lebensmittel aufbewahren. Dagegen begünstigt Wärme die Entwicklung von Ungeziefer, Feuchtigkeit die Schimmel- oder Fäulnisbildung.

- Bei allen verpackten Lebensmitteln orientieren Sie sich am aufgedruckten Mindesthaltbarkeitsdatum. Nach Ablauf ist das Produkt noch lange nicht verdorben, doch Sie sollten es bald aufessen.

**! FRISCHE-TIPP** Bei Eiern spielt die Frische eine große Rolle. So können Sie sie prüfen: Das rohe Ei in ein Gefäß mit Wasser legen. Wenn es flach liegen bleibt, ist es ganz frisch. Je älter es ist, umso mehr richtet es sich auf, bis es sich schließlich auf die Spitze stellt. Der Grund dafür: die Luftkammer am stumpfen Ende des Eis vergrößert sich und bringt es im Lauf der Zeit zum Schwimmen. Eier, die halb aufgerichtet sind oder schon auf der Spitze stehen, können Sie noch zum Kochen, Braten und Backen verwenden. Eier, die im Wasser schweben, müssen Sie wegwerfen.

## Küchenhelfer

Seit man so viel über die Inhaltsstoffe der Lebensmittel weiß, hat man auch die Küchengeräte stetig verbessert. Hier finden Sie nur, was für Ihre Diät besonders wichtig ist. Dass auch Salatschleuder und Bratenwender, Kochlöffel, Schöpfkelle und noch einiges mehr zum guten Kochen gehören, versteht sich von selbst.

• Gewiss besitzen Sie Qualitätstöpfe aus Edelstahl in verschiedenen Größen – die brauchen Sie bei Ihrer Diät ständig! Schwer sollen sie sein, wirklich dicht schließen und richtig auf der Kochstelle sitzen. Der Topfboden sollte genau mit der Gasflamme beziehungsweise der elektrischen Platte abschließen – also weder überstehen noch so klein sein, dass die Flammen am Rand hochzüngeln oder die Ceranplatte einen roten Ring um den Topf bildet. Alle diese Töpfe sind zum Dünsten, Kochen, Pochieren, Schmoren, Dämpfen und Frittieren geeignet. Je nach Menge der Flüssigkeit beim Kochen oder der Fettmenge beim Frittieren wählen Sie die Topfgröße. Zum Dämpfen brauchen Sie einen großen, hohen Topf.

• Sparschäler und gute Messer brauchen Sie in verschiedenen Größen. Damit schälen Sie Kartoffeln und Obst so, dass die wertvollen Stoffe, die meist direkt unter der Schale sitzen, erhalten bleiben. Mit einem scharfen Messer können Sie Gemüse rasch putzen und Kräuter sauber schneiden. Das schont die Zellen der Pflanzen, der Saft bleibt drin und damit auch viele Vitamine, Mineralstoffe und Bioaktiv-Stoffe.

• Mit dem Blitzhacker oder einer Küchenmaschine mit Schnitzelwerk geht das Zerkleinern von Gemüse für Rohkost besonders schnell. Auch das erhält die Vitamine, weil Sie das frische Gemüse und den Salat rasch zubereitet haben. Für kleine Mengen nehmen Sie eine scharfe Rohkostreibe.

• Den Kartoffelstampfer brauchen Sie für Kartoffelpüree und schlanke Gemüsecremesuppen: Das weich gegarte Gemüse kurz zerdrücken und mit einem Löffelchen Schmant, Crème fraîche, Sahne oder Butter verrühren.

• Die Nudelrolle hilft Ihnen beim feinen Zerkleinern von Knäckebrot, Zwieback oder trockenem Brot für fettarmes, aber ballaststoffreiches Paniermehl: Die Zutaten in einen Gefrierbeutel geben und mit der

Nudelrolle drüberrollen, bis sie den gewünschten Feinheitsgrad haben.
• Ein Esslöffel und ein Teelöffel zum Abmessen haben keinen praktischen, sondern eher psychologischen Nutzen: Sie nehmen am besten immer dieselben Löffel, wenn Sie nach den Rezepten kochen – egal ob während der sieben Diättage oder bei Ihrer individuellen Diät. So bekommen Sie ein Gefühl für Mengen und können schließlich auch selbst ausgewogene Gerichte entwickeln, die Ihren persönlichen Bedürfnissen entsprechen und Ihrer Fitness dienen.

## Auf ans Werk

### RICHTIG PUTZEN

Bei Porree und Lauchzwiebeln entfernen Sie nur, was wirklich welk ist. Die grünen Blätter essen Sie lieber mit. Denn gerade das Grün ist sehr vitaminreich – es enthält etwa 300-mal so viel Beta-Karotin wie die weißen Teile. Ähnliches gilt fürs Abziehen und Entkernen von Tomaten – das macht man nur, wenn es unbedingt nötig ist: In Suppen und Saucen, die nicht püriert werden, stören die harten Schalen. Sonst lassen Sie die Haut dran, die Kerne drin. Beides liefert Ihnen die Ballaststoffe der Tomate, und zwischen den Kernen konzentriert sich Vitamin C.

### RICHTIG SCHNEIDEN FÜR SALAT UND ROHKOST

**Frisée- und Endiviensalat** hat dicke, kräftige Blätter, die Sie in hauchfeine Streifen schneiden.

**Salatgurke** wird leicht zu wässrig. Deshalb in Stücke teilen und das Fleisch rund ums weiche Kerngehäuse in Streifen abschneiden.

**Rettich** soll „weinen", bevor Sie ihn essen, das heißt mit einem Teil seiner scharfen Senföle die Salatsauce würzen. Schneiden Sie ihn mit einem Sparschäler der Länge nach in dünne Streifen oder raspeln Sie ihn auf der Rohkostreibe.

**Kohlrabi und Zucchini** schmecken grob geraspelt am besten. Je feiner, desto mehr Flüssigkeit geben sie ab. Und besonders bei großen Exemplaren bleibt dann viel Aroma auf der Strecke.

**Tomaten** schneidet man in Scheiben oder kleine Würfel, Fenchelhälften teilt man quer zur Faser in dünne Scheiben. Pellkartoffeln für Salat müssen Sie noch warm aufschneiden, damit sie sich mit der Sauce verbinden.

**Chinakohl, Spitzkohl, Chicorée und Löwenzahn** schmecken in knapp fingerbreiten Streifen.

**Knollensellerie, festen Weißkohl und Rotkohl** schneiden Sie auf dem Gemüsehobel.

## Kochen für die Augenfarben

Das soll kein Grundkurs sein; Sie müssen nur wissen, welche Zubereitungsart für Sie persönlich die beste ist und welche Sie lieber selten anwenden. Nicht jeder Augenfarben-Typus verträgt zum Beispiel Schmorgerichte: Für Menschen mit hellblauen Augen sind sie zu üppig. Wok-Gerichte entsprechen jedem Typus, während Grauäugige Gedünstetes besonders gerne mögen. Grünäugige mit ihrer Lust auf Salat, Gemüse und Obst brauchen eine eher „heiße“ Garmethode wie Gratinieren oder Braten. Und sie sollten Gekochtes essen, weil Suppen zum Beispiel gleich die nötige Flüssigkeit mitliefern. Wer nicht so firm im Kochen ist, erfährt hier das Wichtigste über die Grundzubereitungsarten, Profis orientieren sich in erster Linie an den Rubriken „Vorteile“ und „Nachteile“.

### Dünsten

#### VORTEILE

- Besonders schonende Zubereitungsart, die Vitamine und Mineralstoffe weitgehend erhält – vor allem, wenn Sie Gemüse ohne zusätzliche Flüssigkeit im eigenen Saft dünsten.
- Äußerst bekömmlich wegen der geringen Fettmengen.
- Den Garsud als Sauce vertragen auch Menschen mit empfindlichem Magen.

### NACHTEILE

- Dünsten verlangt Aufmerksamkeit: Die Temperatur muss gegebenenfalls mehrmals nachreguliert werden – ist sie zu hoch, geht zu viel Flüssigkeit verloren, ist sie zu niedrig, dauert das Garen zu lang. Dabei gehen wertvolle Inhaltsstoffe verloren.
- Die Flüssigkeit muss stimmen. Bei zu viel wird Dünsten zum Kochen, bei zu wenig beginnen die Lebensmittel zu braten.
- Einige Produkte, die für die Augenfarben-Diät eine große Rolle spielen, schmecken gedünstet nicht – grüne Bohnen, Porree, Pilze, Auberginen, Paprikaschoten, Rüben und Zwiebeln. Auch alle getrockneten Produkte wie Hülsenfrüchte, Nudeln, Reis oder Getreide kann man nicht dünsten.

### SO WIRD'S GEMACHT

1. So wenig Flüssigkeit wie möglich nehmen: Der Topfboden soll mit Wasser, Brühe oder fertigem Fond aus dem Glas nur gerade eben bedeckt sein.
2. Die Flüssigkeit aufkochen, das geputzte, gewaschene und zerkleinerte Gemüse darin zugedeckt auf der höchsten Schaltstufe zum Kochen bringen. Je schneller es kocht, desto geringer ist der Vitaminverlust. Sobald sich am Rand des Topfes eine leichte Dampffahne zeigt, schalten Sie die Temperatur zurück und garen bei schwacher bis mittlerer Hitze fertig.
3. In besonders hochwertigen Töpfen brauchen Sie gar keine zusätzliche Flüssigkeit: Das gewaschene und zerkleinerte Gemüse tropfnass in den Topf geben und zugedeckt auf stärkster Kochstufe erhitzen. Bei schwacher Temperatur fertig garen.
4. Grundsätzlich gilt: Den Deckel auf dem Topf lassen und zwar möglichst während des gesamten Garvorgangs. Also nicht immer wieder nachsehen, sondern die Zeitangaben im Rezept einhalten – Kartoffeln sind dann gar, Gemüse ist noch knackig. Wenn Sie es lieber weicher mögen, geben Sie noch ein paar Minuten zu.
5. Den Sud verwenden – mit Kräutern, etwas Crème fraîche, Sahne und/oder Butter vermischt, wird er zur feinen Sauce.

Kartoffeln aus dem Topf verlangen eine eigene Garmethode:
1. Ob mit oder ohne Schale, ganz oder zerkleinert – man gibt sie immer in kaltes Wasser, bringt sie zum Kochen und gart sie gut zugedeckt.
2. Bei Pellkartoffeln schütten Sie den Sud ab.
3. Bei geschälten Kartoffeln verfeinern Sie ihn zur Sauce wie bei Gemüse (siehe oben).
4. Für Stampfkartoffeln oder Püree: Kartoffeln im Sud je nach Geschmack grob oder fein zerdrücken. Nun fügen Sie noch einen Schuss Milch dazu, Gewürze sowie eventuell ein Löffelchen Schmant oder ein Stückchen Butter.

## Kochen

### VORTEILE

- Suppe bekommen Sie nur beim Kochen. Und die ist für jeden Typus, der viel Flüssigkeit braucht, besonders wichtig.
- Béchamelsauce zu Spargel, Blumenkohl, Schwarzwurzeln bereitet man mit dem Kochsud dieser Gemüse zu.
- Gekochtes schont den Magen und schenkt neue Kräfte. Bestes Beispiel ist Hühnerbrühe.
- Grüne Bohnen und Zuckermais schmecken gekocht einfach besser.
- Der mild gesalzene Kochsud von Gemüse ist ein hervorragender Durstlöscher: vitaminreich, preiswert und kalorienfrei – denken Sie nur an Spargelsud!
- Vollkornnudeln liefern das beste Kochwasser für Hülsenfrüchte: Wasser beim Abgießen der garen Nudeln auffangen und abkühlen lassen. Die über Nacht eingeweichten Bohnen oder Trockenerbsen darin aufkochen und garen. Die Hülsenfrüchte schmecken mit dem Nudelwasser besonders aromatisch.

### NACHTEILE

- Beim Kochen lösen sich Vitamine und Mineralstoffe aus den Lebensmitteln und gehen ins Wasser über.

- Den Sud kann man meistens, aber nicht immer verwenden. Gegebenenfalls schüttet man also wertvolle Inhaltsstoffe aus den Produkten in den Ausguss.
- Wichtige Lebensmittel schmecken gekocht nicht: Pilze, Auberginen, Paprikaschoten, Rüben und Zwiebeln.

### SO WIRD'S GEMACHT

1. Reichlich Wasser oder Brühe in einem Topf aufkochen. Geputztes, gewaschenes und eventuell zerkleinertes Gemüse, Geflügel oder Fleisch zugeben, erneut zum Kochen bringen und zugedeckt bei schwacher Hitze garen.
2. Den Deckel auf dem Topf lassen, damit die Vitamine im Kochwasser bleiben und nicht verdampfen.
3. Den Sud nicht sprudeln lassen, sondern die Hitze so regulieren, dass er ganz sanft brodelt.

## Blanchieren

### VORTEILE

- Grüne Bohnen müssen mindestens acht Minuten garen, damit sie verträglich sind. Blanchiert behalten sie auch beim Kurzbraten in Wok oder in der Pfanne ihre schöne Farbe.
- Nitratreiches Gemüse wie Spinat, Mangold oder Grünkohl verliert beim Blanchieren einen großen Teil dieses Schadstoffes, den Sie mit dem Sud weggießen.

### NACHTEILE

- Durch Blanchieren büßt Gemüse einen Teil der Vitamine und Mineralstoffe ein.
- Es macht relativ viel Arbeit und klappt in einer kleinen Küche nicht besonders gut, da Sie einen wirklich großen Topf und eine große Schüssel mit Eiswasser brauchen.

**SO WIRD'S GEMACHT**

1. Reichlich Wasser in einem großen Topf sprudelnd aufkochen – pro 500 Gramm Gemüse brauchen Sie etwa fünf Liter Wasser.
2. Zu Blumenkohl, Stangensellerie und Fenchel gibt man Zitronensaft ins Blanchierwasser – das erhält Farbe und Vitamin C. Salz lässt man lieber weg, weil es dem Gemüse Mineralstoffe entzieht.
3. Geputztes, gewaschenes und eventuell zerkleinertes Gemüse portionsweise ins sprudelnde Wasser geben.
4. So lange kochen lassen, bis es intensiv grün (z.B. Spinat, Grünkohl oder Mangold) oder leicht glasig (Fenchel, Stangensellerie, Blumenkohl) ist; das dauert zwischen einer und drei Minuten.
5. Mit einem Schaumlöffel herausnehmen und kurz in Eiswasser tauchen. So wird der Garprozess gestoppt.

## Braten in der Pfanne

**VORTEILE**

- Viele Menschen kann man mit Gebratenem locken – ideal bei einer sanften, doch nachhaltigen Umstellung der Ernährung auf weniger Fleisch zugunsten von Gemüse und Kartoffeln.
- Die appetitlich hellbraune Kruste gelingt auch mit ganz wenig Fett: In modernen Pfannen mit Antihaftbeschichtung brauchen Sie für Bratkartoffeln, Gemüse, Nudeln und Bratreis auf die asiatische Art, vegetarische Frikadellen und Hackfleischbuletten, Fischfilets und kurz gebratenes Fleisch nur einen Tropfen Öl.
- Für alle, die vorwiegend vegetarisch essen, ist Gebratenes wichtig, weil es Fett beisteuert und satt macht, ohne zu belasten.

**NACHTEILE**

- Braten gilt als „heiße" Kochmethode im Unterschied zum „kühlen" Dünsten. Für Menschen, die ohnehin so voller Energie und Wärme stecken, dass sie leicht schwitzen, ist es also nicht geeignet.
- Röststoffe können den Magen, zu viel Fett Galle und Leber reizen.

• Man muss auf die richtige Temperatur achten: Trockenes Fleisch, Frikadellen mit harter Kruste, dunkel gebräunte Eierkuchen und Bratkartoffeln, braun und knusprig wie Chips, sind zu lange und/oder bei zu starker Hitze gebraten. Bei zu kleiner Hitze saugen die Lebensmittel das Fett wie ein Schwamm auf.

**SO WIRD'S GEMACHT**

1. Fleisch, Fisch, Geflügel und geschälte Kartoffeln müssen zum Braten trocken sein. Dann bildet sich rasch eine Kruste und die Produkte werden knusprig, aber nicht fettig. Deshalb tupft man sie mit Küchenpapier ab.
2. Nehmen Sie eine hochwertige schwere Edelstahl- oder Gusseisenpfanne, die genau auf die Kochstelle passt und sicher aufliegt.
3. Die Pfanne wird ohne Fett auf höchster Schaltstufe erhitzt. Sie ist heiß genug, wenn ein paar Spritzer Wasser darin zischend verdampfen.
4. Fett zugeben und heiß werden lassen. Öl bildet dabei kleine Wellen, festes Kokosfett oder Butterschmalz winzige Bläschen.
5. Das Bratgut, wie es unschön, aber treffend heißt, in die Pfanne legen. Auch dabei muss es zischen – dann stimmt die Hitze.
6. Die Temperatur zurückschalten: Fleisch und Geflügel brät man nach dem Wenden bei mittlerer Hitze fertig, Fisch bei schwacher. Eier vertragen von Anfang an nur schwache Hitze. Bratkartoffeln und Gemüsescheiben, Getreidefrikadellen und Kartoffelpuffer, Eierkuchen und Schmarren gelingen bei mittlerer bis schwacher Hitze am besten.
7. Was am Pfannenboden klebt, ist an der Unterseite noch nicht gar. Also nicht mit dem Bratenwender loskratzen, sondern warten, bis es sich gut ablösen lässt.

Mit Fett können Sie immer sparen, nur bei Kartoffelpuffern und Eierkuchen geht das einfach nicht – eine ordentliche Portion Öl oder Butterschmalz sorgt dafür, dass diese köstlichen Dinger saftig bleiben und dennoch knusprig werden. Das sollten sie auch, schließlich lösen sie in den meisten von uns angenehme Kindheitserinnerungen aus: an frisch gekochtes Apfelmus, Mit-den-Fingern-Essen und ungenierte Esslust beim Leibgericht. Damit stehen Sie vor einer heiklen kulinarischen Entscheidung – übrigens ganz selten bei der Augenfarben-Diät: gesund oder üppig?

Wenn Sie gerade mitten in Ihren sieben Diättagen (ab Seite 180) stecken, schlage ich vor, Sie bleiben beim Gesunden. Wenn Sie schon bei Ihrer individuellen Diät angelangt sind, schadet auch mal was Üppiges nicht. Vorausgesetzt, Sie bleiben Ihrem Diät-Entschluss grundsätzlich treu. Ich halte gar nichts davon, ständig nur konsequent strenge Regeln zu befolgen – ob man sie sich nun selbst gesetzt oder von anderen übernommen hat. Je mehr wir uns einengen, desto eher wollen wir ausbrechen.

## Braten im Wok

### VORTEILE

- Im Wok sind kleine Portionen für ein oder zwei Leute im Nu gar.
- Die Zutaten kommen sofort mit der Hitze in Kontakt, die Poren von Fleisch, Geflügel, Fisch und Gemüse schließen sich gewissermaßen. Es bildet sich eine leichte Kruste. Die Säfte, die Nährstoffe, Bioaktiv-Stoffe, Mineralien und eine Reihe von Vitaminen transportieren, bleiben im Lebensmittel.
- Gleiches gilt für das Fett, das in Fleisch, Geflügel oder Fisch selbst steckt: Es kann seine Rolle als Geschmacksträger erfüllen – sogar ohne dass Sie Öl oder anderes Fett zufügen müssen. Am Aroma, an der Menge der Nährstoffe und am feinen Biss der Produkte ändert sich also nichts.
- Wok-Gerichte sind bekömmlich, weil man nur sehr wenig Fett und Salz verwendet und Fleisch und Fisch nur in Minimengen braucht. Das Wichtigste in der Chinapfanne ist und bleibt Gemüse.
- Die Gerichte mit extrem kurzer Garzeit scheinen die meisten Menschen besser zu vertragen als lange Geschmortes. Weshalb, ist noch nicht ganz klar – vielleicht, weil sich beim Kurzgaren so wenig an der Struktur der Lebensmittel ändert.
- Gekochter Reis und sogar Reste von Nudeln verwandeln sich im Wok in höchst delikate und sehr gesunde Gerichte: Diese kohlenhydratreichen Produkte liefern dann bestimmte Ballaststoffe, die für die kleinen Helferlein in Ihrem Verdauungstrakt das ideale Futter sind. Ernährungsexperten sprechen von „resistenten Kohlenhydraten“, die sie wärmstens empfehlen,

wie eine dicke Scheibe Vollkornbrot oder eine gute Portion Linsensuppe. Nur: Reis und Nudeln aus dem Wok sind besonders leicht verdaulich.

### NACHTEILE

- Die Vorbereitung, vor allem bei Gemüse, dauert ziemlich lang, da die Produkte richtig geschnitten werden müssen (siehe Kasten). Für Hektiker und Ungeduldige bei den Augenfarben-Typen ist der Wok also eher ungeeignet.
- Die Temperatur muss stimmen – zu viel Rauch in der Küche zeugt nur von einer Überhitzung des Woks, nicht von Kochkunst. Die Gasflamme ist besser als die Elektroplatte, weil sich die Hitze rasch drosseln lässt.

### SO WIRD'S GEMACHT

1. Wählen Sie einen Wok mit Antihaftbeschichtung, der sich besonders gut für Gemüse, Tofu, asiatischen Bratreis und gebratene Nudeln eignet: Sie brauchen nur wenig Fett und trotzdem klebt nichts an.
2. Alle Zutaten müssen klein geschnitten und so trocken wie möglich sein, sonst spritzt das Fett zu stark.
3. Das Braten im Wok funktioniert genauso wie Braten in der Pfanne: Erst den Wok erhitzen, dann das Fett darin heiß werden lassen und die Zutaten beifügen.
4. Alles unter ständigem Rühren bei mittlerer bis starker Hitze garen – das dauert nur wenige Minuten.

**DER RICHTIGE SCHNITT FÜR DEN WOK** Gemüse mit festem Fruchtfleisch wie zum Beispiel Möhren oder Kohlrabi schmeckt in Stiften am besten. Kohlgemüse, Porree und Lauchzwiebeln teilen Sie in Ringe. Fleisch und Geflügel werden geschnetzelt: zuerst quer zu den Fleischfasern in Scheiben, dann in etwa fingerbreite Streifen schneiden. Leicht angefroren im Tiefkühler, lassen sich Fleisch- und Fischstücke übrigens besser schneiden.

## Dämpfen

### VORTEILE

- Gedämpftes schont die Inhaltsstoffe genau wie Braten im Wok oder Grillen, ist aber noch leichter verdaulich.
- Es stärkt die Nieren, weil es Flüssigkeit und Wärme spendet.
- Man braucht überhaupt kein zusätzliches Fett.

### NACHTEILE

- Dämpfen eignet sich nur für Menschen, die gerne kochen. Bis alles leicht gelingt, erfordert diese Garmethode nämlich erst einmal Übung und Zeit.
- Sie brauchen mehr Utensilien, als Sie es vielleicht gewohnt sind. Dafür müssen Sie Platz in der Küche haben.
- Sie brauchen etwas Fingerspitzengefühl: Tofu und Eier vertragen nur niedrige Temperaturen, Fisch, Fleisch, Geflügel und alle Gerichte mit Mehl oder Reis gart man bei starker Hitze mit viel Dampf.

### SO WIRD'S GEMACHT

1. In den Wok oder einen hohen Kochtopf einen Dreifuß oder (Spiegeleier-)Ring legen, auf dem der Dämpfkorb fest steht, ohne zu kippen.
2. Den Wok oder Topf zu etwa einem Drittel mit Wasser füllen – es muss so bemessen sein, dass es den Dämpfkorb nicht berührt.
3. Das Wasser zum Kochen bringen, damit sich genügend Dampf entwickelt.
4. Den Dämpfkorb – kleiner als Wok oder Topf, damit der Dampfstrom gut zirkulieren kann – legt man mit einem Nesseltuch aus, das sich gut reinigen lässt.
5. Auf diese Unterlage kommen dem Rezept entsprechend die Zutaten, der Korb wird dann zugedeckt in den Wok oder Topf gestellt. Darauf ebenfalls einen Deckel legen.
6. Den Wasserstand von Zeit zu Zeit kontrollieren und gegebenenfalls Wasser nachgießen. Immer heißes Wasser nehmen; kaltes unterbricht den Garprozess, weil es sich erst erhitzen muss, damit sich Dampf bildet.

**DAS RICHTIGE GERÄT** Elektrische Dämpftöpfe – nicht zu verwechseln mit Dampfkochtöpfen zum schnellen Garen – gibt es sehr preiswert. Wer die Tradition mag, wählt Bambuskorb und Dreifuß aus dem Chinaladen oder einem anderen Asienshop. Die Körbe bekommen Sie ebenfalls ganz billig in verschiedenen Größen. Geflochtener Bambus eignet sich hervorragend für diese Garmethode, denn er ist durchlässig genug, um das kondensierte Wasser aus dem Dampf aufzunehmen. So bekommen auch empfindliche Speisen mit Fisch oder aus Mehl gerade genügend Feuchtigkeit zum Garen, werden aber nicht durch herabtropfendes Wasser verdorben. Wenn Sie für Gäste kochen, stapeln Sie die Körbe übereinander und können so mehr Gerichte auf einmal zubereiten.

## Schmoren

### VORTEILE

- Außer Fisch eignet sich zum Schmoren alles: Fleisch, Geflügel, gefülltes Gemüse, Kartoffeln.
- Schmoren gehört zu den heißen, aber feuchten Garmethoden – im Unterschied zum heißen, doch trockenen Backen. Die kleinen, fleischarmen Schmorgerichte der asiatischen Küche vertragen also zum Beispiel Menschen mit braunen Augen, die Hitze und Feuchtigkeit brauchen.
- Geschmortes muss nicht fett und üppig sein; es gelingt wunderbar in Pfanne oder Wok mit Antihaftbeschichtung.

### NACHTEILE

- Bei Fleisch und Geflügel braucht Schmoren Zeit – nichts für ungeduldige Augenfarben-Typen!
- Schmorgerichte sind optisch nicht immer attraktiv – das stört alle, die farbenfrohes Essen mögen.

- Kleine Portionen eignen sich nicht zum Schmoren; wer Schmorgerichte liebt, kocht sie für sich und seine Gäste.
- Wie beim Braten bemisst man leicht die Fettmenge zu reichlich.

### SO WIRD'S GEMACHT

1. Die Lebensmittel gut trockentupfen, würzen und in heißem Fett rundherum kurz, aber kräftig anbraten.
2. Mit wenig heißer Flüssigkeit – Brühe, Fond aus dem Glas oder auch Wasser – aufgießen und zugedeckt bei schwacher Hitze garen.

## Grillen

### VORTEILE

- Grillen ist so gut wie Garen im Wok – Aroma und Nährstoffe bleiben erhalten, man braucht kaum oder gar kein zusätzliches Fett.
- Alle „heißen" Augenfarben-Typen, die nur selten Gebratenes essen sollten, dürfen bei Gegrilltem richtig zulangen.
- Die „kühlen" Typen schaffen mit Grillgerichten genau die richtige Balance zwischen ihrer Vorliebe für saftiges Essen und der nötigen Hitze für einen Energieschub.

### NACHTEILE

- Man braucht entsprechende Geräte: Außer der üblichen Grillvorrichtung in Backofen oder Mikrowellengerät gibt es auch noch separate Miniöfen und diverse Tischgrills.
- Den heißen Stein oder eine japanische Grillplatte können Sie nur im Freien verwenden, drinnen brauchen Sie ein verschließbares Grillgerät.

### SO WIRD'S GEMACHT

1. Die Lebensmittel gut trockentupfen und in Scheiben oder kleine Stücke schneiden.
2. Fisch, Gemüse und Kartoffeln mit Öl einpinseln, bei Fleisch und Geflügel ist das nicht nötig.

3. Den Grill gut vorheizen und die Lebensmittel wie beim Braten (siehe oben) auf der Unterseite so lange garen, bis sie eine Kruste haben und sich leicht ablösen lassen.
4. Gewürzt wird erst auf dem Teller, am besten mit Salz- und Pfeffermühle, einem Tropfen scharfem Öl oder frisch zerkleinerten Kräutern, die Sie mit einem Löffelchen Schmant, Crème fraîche oder saurer Sahne vermischt haben.

## Frittieren

### VORTEILE

- Frittiertes mögen viele Menschen besonders gern; Gemüse und Kartoffeln aus dem tiefen Fett eignen sich deshalb hervorragend als delikater Einstieg in die vegetarische Küche.
- Die Traditionelle Chinesische Medizin (TCM) empfiehlt Frittiertes, wenn man sich schlapp und lustlos fühlt. Den „kühlen“ Typen liefert es die nötige „Hitze“ zum Ankurbeln der Energie. Ihnen tun pflanzliche Lebensmittel aus dem tiefen Fett hin und wieder sehr gut.

### NACHTEILE

- Frittieren ist die Garmethode mit dem höchsten Fettanteil. Das macht sich selbstverständlich bei den Kalorien bemerkbar: 100 Gramm gekochte Kartoffeln enthalten fast gar kein Fett, 100 Gramm Pommes frites etwa 13 Gramm oder 255 Kalorien. Zum Vergleich: Bei 100 Gramm Frankfurter Würstchen kommt man auf etwa 24 Gramm Fett und 280 Kalorien.
- Wie Braten gilt es als heiße Kochmethode im Unterschied zum kühlen Dünsten. Für Menschen, die ohnehin so voller Energie und Wärme stecken, dass sie leicht schwitzen, ist es also nicht geeignet.
- Fleisch und Geflügel aus dem Frittiertopf sind für alle Augenfarben-Typen zu üppig.
- Frittierter Fisch schmeckt nur im Teigmantel; auch das ist für die Augenfarben-Diät nicht geeignet.

### SO WIRD'S GEMACHT

1. Alles, was Sie frittieren, muss trocken sein, sonst spritzt das Fett.
2. Die Stücke müssen gleich groß geschnitten sein, damit sie gleichmäßig garen.
3. Frittierfett muss hoch erhitzbar sein, ohne dass sich gesundheitsschädliche Stoffe bilden. Verwenden Sie geschmacksneutrales Öl, natives Olivenöl, Erdnussöl oder Kokosfett.
4. Die richtige Temperatur prüfen Sie so: Ein Stückchen Weißbrot bräunt rasch im heißen Fett, verbrennt aber nicht.
5. Geben Sie das Frittiergut portionsweise ins heiße Fett – bei einer Portion ist das ganz einfach. Es bildet sich rasch eine Kruste, die Lebensmittel sind „versiegelt" und nehmen kein weiteres Fett mehr auf.
6. Mit einem Schaumlöffel herausnehmen und auf Küchenpapier legen. Das saugt überschüssiges Fett auf und reduziert den Kalorienanteil ein wenig.

## Knuspriges aus dem Ofen

### VORTEILE

- Beim Gratinieren geht so ziemlich alles, und es ist für jeden Typus das verträglichste Ofengaren. Sie können leichte, bekömmliche Lebensmittel wie Tomaten und Kartoffeln, blanchiertes Gemüse und sogar Getreideschrot mit wenigen gesunden Zutaten – Milchprodukten, Käse, Olivenöl – kross überbacken.
- Viele Menschen lieben Gratins und Aufläufe. Und da man alle Ofengerichte fleischlos zubereiten kann, sind sie geradezu ideal für Einsteiger in die Gemüseküche.
- Fisch aus dem Ofen ist bekömmlich und entspricht der modernen Ernährung: Das Garen in der Folie erhält das Eigenaroma und spart bei Seefischen zudem Salz.
- Fleisch und Geflügel aus dem Ofen brauchen manche Typen hin und wieder – in kleinen Mengen. Deshalb nimmt man die Gelegenheit wahr und bereitet sie als feines Gästeessen zu.

## NACHTEILE

- Gratins schmecken mit einer üppigen Sahnemischung oder Käsekruste am besten. Als regelmäßige Mahlzeit sind sie für alle Augenfarben-Typen zu opulent, für manche auch zu „heiß“, das heißt mit zu vielen Reizstoffen behaftet.
- Beim Backen brauchen Sie relativ viel Zeit, denn Sie müssen mischen: zum Beispiel den Teig für einen kräftigen Auflauf oder ein edles Soufflé. Cannelloni, Pizza und Lasagne spielen bei der Augenfarben-Diät keine Rolle – die backt niemand für sich alleine. Die Backzeit selbst beträgt mindestens 40 Minuten – vorher ist auch der Ein-Portionen-Auflauf in der hohen Form nicht gar.
- Braten im Ofen ist aufwändig und meist sehr reichlich: Fleisch und Geflügel lohnt überhaupt nicht für eine Portion. Gemüse in kleinen Mengen gelingt in Pfanne und Wok viel besser und ist auch bekömmlicher. Braten und Schmorbraten stellen also bei der Augenfarben-Diät die Ausnahme dar – wenn Sie für sich und Ihre Gäste kochen.

## SO WIRD'S GEMACHT

Sie haben drei Möglichkeiten: Gratinieren, Backen und Braten.

1. Zum Gratinieren eine flache, ofenfeste Form ganz leicht fetten. Die Zutaten maximal zwei Finger hoch einschichten. Dann kommen Flüssigkeit zum Garen und Reibkäse, Öl oder Butter zum Überkrusten dazu. Das Ganze in den heißen Ofen schieben und je nach Hauptzutat zwischen 20 und 40 Minuten backen.
2. Beim Backen wird eine halbhohe oder hohe ofenfeste Form gefettet, der Teig eingefüllt und glatt gestrichen. Käse als Belag ist nicht notwendig, denn der steckt bereits im Teig. Wer eine besonders schöne Kruste liebt und Üppiges verträgt, beträufelt den Auflauf noch mit etwas Öl oder flüssiger Butter. Wie Gratin in den heißen Ofen schieben und mindestens 40 Minuten backen.
3. Brathähnchen und Lammkeule kommen gleich in den heißen Ofen, Rind und andere Schmorbraten müssen Sie erst auf dem Herd rundherum braun anbraten.
4. Bei Hähnchen und Lamm genügen zum Bepinseln die Flüssigkeit

und das Fett, das sich im Bratgeschirr sammelt. Schmorbraten müssen Sie immer wieder mit ausreichend Flüssigkeit begießen, damit das Fleisch zart bleibt. Genaue Angaben finden Sie in den Einzelrezepten.

5. Fischportionsstücke würzen Sie zuerst ganz sparsam mit Salz. Dann werden sie mit Zitrussaft, scharfem Öl, Senf oder Tomatenmark bestrichen und in Alufolie gepackt – nach Wunsch mit einem Kräutersträußchen. Das Päckchen legen Sie in den vorgeheizten Ofen und garen den Fisch maximal 30 Minuten.

# 4. Das neue Ernährungskonzept

Die Augenfarben-Diät ruht wie ein stabiles Gebäude auf vier Säulen:
1. Säule: Die Nährstoffe sichern
2. Säule: Das Immunsystem stärken
3. Säule: Für Fitness sorgen
4. Säule: Den Stoffwechsel entlasten

## 1. Säule: Die Nährstoffe sichern

Bei unserer Diät verwenden Sie viele verschiedene Lebensmittel. Also nicht nur, was nach landläufiger Meinung als richtig gesund gilt: Vollkornnudeln, Rohkost und Berge von Gemüse. Oder was Feinschmecker angeblich so schätzen: Wachtelbrüstchen, Lachscarpaccio und Gemüsecremesüppchen. Selbst die tatsächlich urgesunde Mittelmeerküche ist für unsere Breiten nicht rund ums Jahr geeignet: Im Winter gibt es bei uns nun mal keine wirklich guten Tomaten, Auberginen und Paprikaschoten, so dass wir mit heimischen Möhren, Feldsalat und Weißkohl besser bedient sind. Bei den verschiedenen Lebensmitteln genießen diejenigen Priorität, die auch nährstoffdicht sind. Das heißt alle, die wenig Kalorien, aber viele verschiedene, lebenswichtige Nährstoffe enthalten.

Dazu ein paar Beispiele: 100 Gramm Zucker liefern etwa 400 Kalorien, fast nur leicht lösliche Kohlenhydrate, dazu Spuren von Mineralstoffen. Alles, was wir sonst noch brauchen – Eiweiß und gesundes Fett, Ballaststoffe und Vitamine –, ist praktisch nicht vorhanden. Auch so wichtige Substanzen wie Ballast- oder Bioaktiv-Stoffe gibt uns der Zucker nicht. Er zählt also zu den Produkten mit geringer Nährstoffdichte. Und die brauchen wir eigentlich nicht. Ob wir sie essen oder ganz darauf verzichten, ist nicht so wichtig. Entscheidend ist, dass wir sie nur selten und in kleinen Mengen essen.

Beim Fleisch sieht das schon anders aus: 100 Gramm Hähnchenfleisch liefern hochwertiges Eiweiß, nicht allzu viel Fett, aber auch essentielle Fettsäuren, die wir mit dem Essen aufnehmen müssen, weil unser Körper sie nicht selbst bilden kann. Außerdem enthält Hähnchenfleisch genügend Mineralstoffe und Vitamine. Alles drin? Nicht ganz: Ballaststoffe und Bioaktiv-Stoffe kommen in dem Hähnchenschnitzel auf Ihrem Teller nicht vor. Diese Substanzen sind keine Nährstoffe im üblichen Sinn, doch so wertvoll für unsere Gesundheit, dass wir nicht darauf verzichten können.

Jetzt zu 100 Gramm Weizenvollkornbrot: Dieses Stück Brot enthält nur etwa die Hälfte der Zucker-Kalorien, aber alle Nährstoffe, die wir brauchen. Brot ist eine wichtige pflanzliche Eiweißquelle und rangiert gleich nach dem tierischen Eiweißlieferanten Fleisch. Vollkornbrot spielt als Lieferant von schwer löslichen Kohlenhydraten und Ballaststoffen eine bedeutende Rolle in unserer Ernährung. Mit einer Scheibe Weizenvollkornbrot bleiben Sie länger satt als mit Weißbrot oder Kuchen. Es versorgt Sie mit einer guten Menge verdauungsfördernder Ballaststoffe. Dazu bekommen Sie Bioaktiv-Stoffe wie Phytinsäure für einen ausgewogenen Blutzuckerspiegel (siehe unten). Wenn Sie zum Beispiel Brot mit Sonnenblumenkernen wählen, nehmen Sie noch weitere Bioaktiv-Stoffe zu sich.

Generell gilt: Kein Lebensmittel enthält alle Nährstoffe, die wir täglich brauchen. Deshalb müssen wir vernünftig kombinieren – was ja im Übrigen erst den Genuss beim Essen ausmacht.

Nährstoffreiche Lebensmittel wie Gemüse, Getreide, Hülsenfrüchte und Kartoffeln kann der Körper nach Bedarf verwerten. Mit nährstoffarmen Produkten – fetten Wurstwaren, Süßigkeiten, süßen Getränken – schränken wir unseren Organismus ein, wir verweigern ihm die gesunde Auswahl. Halten Sie sich also überwiegend an Lebensmitteln mit hoher Nährstoffdichte – essen Sie sich satt daran. Dann schadet Ihnen auch ab und zu etwas Nährstoffarmes nicht.

## 2. Säule: Das Immunsystem stärken

Essen Sie pro Tag fünf Portionen Gemüse und/oder Obst. Insgesamt sind das täglich etwa 600 Gramm. Zur besseren Orientierung ein paar Zahlen:

Ein mittelgroßer Apfel im Frühstücksmüsli wiegt etwa 150 Gramm. Die Banane als Imbiss ungefähr 200 Gramm. Der gemischte Salat zur Bulette am Mittag bringt es mit Tomate, Blattsalat, geraspelter Möhre und Gurke auf circa 150 Gramm. Fehlen noch 100 Gramm, die Sie leicht mit einer Hand voll Kirschen, Erdbeeren oder zwei schönen reifen Aprikosen zum Nachtisch schaffen. Klingt das nach kleinlicher Mengenlehre in Sachen Gesundheit?

Wer ohnehin wenig Fleisch isst, nimmt täglich weit größere Portionen zu sich. Morgens ein Brötchen mit Gurke oder Radieschen, mittags Gemüsesuppe oder Salat aus Hülsenfrüchten mit Rohkost, danach frisches Obst oder Kompott, nachmittags Tomatenbrot mit Kresse und abends Nudeln mit Gemüse, und schon bringt man es auf etwa 1 Kilogramm. Nicht möglich? Doch – so sieht mein gewöhnlicher Speiseplan aus. Dabei bin ich keine Vegetarierin, ich esse gerne Fleisch und Fisch und schwärme als echte Bayerin sogar für Leberkäse und Schweinebraten. Nur esse ich von allem sehr wenig und vor allem nicht regelmäßig. Weil ich Gemüse, Salat, Kräuter und Obst, Nudeln, Reis und Kartoffeln einfach lieber mag und mir deshalb täglich gönne.

Sie zweifeln noch immer? Dann planen Sie fürs nächste Wochenende ein Experiment. Gehen Sie zum Markt oder Gemüsehändler. Vielleicht haben Sie auch Lust, endlich mal eine Gärtnerei zu besuchen oder „Einkaufen auf dem Bauernhof“ zu testen. Egal wie: Besorgen Sie sich einfach viele verschiedene Gemüse, Salat und Kräuter – taufrisch, wohlgemerkt. Kaufen Sie Obst, das gerade Saison hat. Zu Hause legen Sie das Ganze in einen großen Korb oder eine schöne Schale – so als würden Sie Blumen in einer Vase arrangieren. Nun betrachten Sie Ihr Kunstwerk in aller Ruhe: Sehen Sie dieser Farbenpracht an, dass sie gesund ist? Was fasziniert Sie daran so, dass Sie in eine der reifen Früchte beißen wollen? Dass Sie sich an den letzten Urlaub im Süden erinnern, plötzlich den Geschmack der köstlichen Ratatouille, der saftigen Tomatenpizza auf der Zunge spüren? Ist es die – tatsächlich – geballte Ladung Gesundheit, die da vor Ihnen liegt?

Gewiss nicht. Gemüse und Obst regen all unsere Sinne an: Sie duften wie ein ganzer Blumenstrauß und schmecken wie Delikatessen, die wir uns als Belohnung gönnen: Ein reifer Pfirsich erinnert an Rosen, mit dem Aroma von Himbeeren vergleichen wir das Bouquet eines guten Weins. Orangenschale und Vanilleschote erschnuppern wir in der Praline. Den Geschmack frisch gebratener Pilze können Sie mit verbundenen Augen kaum von einem Steak unterscheiden. Ein Korb mit Gemüse und Obst ist so wundervoll bunt wie der Regenbogen. Die Iris aber tragen wir in unseren Augen, die immer eine Brücke vom Erkennen zum Genießen schlagen. Wie unsere Iris den gesamten Regenbogen abbildet, wie sie die Welt in unsere Fantasie zu holen vermag, so sehen wir die Farben „draußen", so fühlen und schmecken wir sie auch: Frühlingsgrüne Kräuter versprechen die ersten schönen Tage nach der kalten Jahreszeit – es geht aufwärts mit der Sonne und mit uns. Pralle rote Kirschen und Tomaten zeigen uns den Sommer an. Zwetschen und Weintrauben mit dem leichten „Reif" auf ihrer blauen oder grüngelben Schale wirken angenehm kühl wie die ersten Spätsommertage. Das satte Gelb von Kürbis erinnert an den goldenen Oktober. Mit unserer Augenfarbe assoziieren wir individuelles Wohlbefinden. Warum nicht auch mit den Farben, die uns die Natur zeigt und für unser tägliches Essen bereithält.

Nach der Augenfarben-Diät können Sie leben:

- Sie berücksichtigt Ihren Ernährungstyp
- Sie geht auf Ihre Persönlichkeit ein
- Sie sichert Ihnen alle Nährstoffe in der richtigen Mischung
- Sie versorgt Sie mit Vitaminen, Mineralien und sekundären Pflanzenstoffen.

## 3. Säule: Für Fitness sorgen

Setzen Sie Kohlenhydrate an die erste Stelle in Ihrem täglichen Speiseplan. Das sind Brot, Kartoffeln und Getreide. Zwei dieser Lebensmittel brauchen wir alle täglich. Gewöhnlich sind das Brot und Kartoffeln – egal mit welchen Augen wir in die Welt schauen. Ob wir jeden Tag Vollkornbrot oder lieber helles Brot essen, die Kartoffeln regelmäßig durch eine Portion Reis ersetzen oder morgens anstelle des Marmeladenbrötchens lieber ein Gerstenmüsli genießen sollten – das hängt vom Typ ab.

Doch grundsätzlich brauchen wir alle mehr Stärke als Zucker. Gewiss haben Sie vor dem Mittagessen schon öfter Heißhunger verspürt, obwohl Sie ganz ruhig am Schreibtisch saßen, keine schweißtreibenden Tätigkeiten verrichteten und ordentlich gefrühstückt hatten: ein knuspriges Croissant mit Marmelade vielleicht oder eine Portion honigsüßes Crunchymüsli. Das wäre Ihnen mit einer Schnitte kernigem Vollkornbrot und einem Schälchen selbst gemischtem Schrotmüsli vermutlich nicht passiert – gewöhnlich hält man da locker bis mittags durch, höchstens durch einen Apfel oder einen Becher Joghurt unterstützt.

Der Grund für die Hungerattacke liegt im Zucker, den süßes Gebäck und Fertigmüsli in relativ großer Menge enthalten. Vollkornbrot und Getreideschrotmix dagegen liefern Stärke, die der Körper sehr langsam aufnimmt und bedarfsgerecht umbaut: Die langen Molekülketten der Getreidestärke müssen erst in einfache Zuckermoleküle zerlegt werden, bevor sie klein genug sind, um durch die Darmwand als Traubenzucker (Glucose) ins Blut gelangen können. Während der Körper damit zu tun hat, stellt sich kein Hungergefühl ein. Denn solange der aus Stärke umgewandelte Traubenzucker im Blut mitschwimmt, so lange liefert er Muskeln, Gehirn und anderen Organen die nötige Energie.

## 4. Säule: Den Stoffwechsel entlasten

Essen Sie Eiweiß und Fett bewusst in Maßen. Über zu geringe Mengen dieser Nährstoffe brauchen Sie sich keine Gedanken zu machen – wir bekommen immer genug davon. Doch zu viel von diesen Lebensbausteinen verträgt unser Körper gar nicht: reichlich Eiweiß kann die Nieren belasten, zu viel Fett macht fett. Es geht also bei der Augenfarben-Diät um die gesunde Mischung aus den Lebensmitteln, die uns Tiere und Pflanzen liefern.

Die bekommen Sie zum Beispiel mit Nudeln in Kürbis-Käsesauce, mit gratinierten Gnocchi aus Weizenmehl oder Kartoffeln, die Sie mit

Käse überbacken – das finden Sie im Rezeptteil. Sie können auch Hülsenfrüchte mit Brot kombinieren wie beim Kichererbsensalat mit Tomaten und knusprigen Vollkorn-Croûtons (Seite 275).

Die Wirkung von Fett als hocheffektivem Brennstoff kennen wir alle. Wenn es draußen kalt ist, essen die Nordlichter Grünkohl mit Pinkel. Die Berliner kochen sich Eisbein mit Erbspüree und Sauerkohl, die Bayern erfreuen sich an Schweinebraten in Biersauce und schmalzwürzigem Blaukraut. Die winterlichen Eintopfgerichte Frankreichs sind berühmt, und selbst die gute Mittelmeerküche strotzt vor Energie: *Pasta e fagioli* isst man mit Speck, und der Stockfisch mit Olivenöl kommt so üppig auf den Tisch, dass man nur eine Miniportion schafft. Die an sich fettarme vegetarische Küche ist in kalten Regionen nicht möglich: Eine junge Frau, die längere Zeit in Sibirien gelebt hat, erzählte mir, dass man dort Fleisch und Fett zum Sattwerden einfach braucht. Das Nahrungsvolumen wäre mit pflanzlichen Lebensmitteln allein zu groß; kein Mensch würde die nötigen Mengen an Gemüse und Kartoffeln, Hülsenfrüchten und Getreide ohne Verdauungsprobleme schaffen.

An heißen Tagen dagegen mögen wir nur leichtes Essen: So berühmte Gerichte wie Spaghetti mit kalter Tomatensauce oder Gazpacho stammen aus der südlichen Sommerküche Europas.

Bei der Augenfarben-Diät brauchen Sie sich keine Gedanken über die Zusammensetzung Ihres Essens zu machen: Die Gerichte enthalten Fett in Maßen – gerade so viel, dass Sie satt werden und ganz langsam zu dem Körpergewicht finden, das Ihnen und Ihrem Typ entspricht. Und zwar ganz ohne umständliche Fett-Berechnungen und lästiges Kalorienzählen.

## Fatburner in der Augenfarben-Diät

Es soll zwei Methoden geben, das Fett im Körper loszuwerden. Und beide sind so angenehm, dass die Augenfarben-Diät sie ganz selbstverständlich nutzt.

Erstens: Sie essen reichlich frische Ananas und/oder Papaya. Die Enzyme in diesen Früchten bringen angeblich die unerwünschten Fettpölsterchen zum Schmelzen – wie die warme Frühlingssonne den Winterschnee. Regelmäßig exotische Früchte zu essen, ist immer gut, vor allem im Winter, wenn Frisches ohnehin knapper und darüber hinaus eher eintönig ist. Schaden können Sie Ihrer Gesundheit also mit der ersten Fatburner-Methode auf keinen Fall. Frische Ananas im Chicoréesalat macht das Stückchen Fleisch dazu sogar besonders gut verträglich. Und da Papaya mit frisch gepresstem Limettensaft einfach köstlich schmeckt, bekommen Sie zugleich eine gute Portion Vitamin C mit Ihrem Imbiss.

Ob dieses Fatburner-Programm nützt? Darüber sind sich die Experten nicht einig. Skeptiker ziehen sich elegant aus der Affäre und raten ganz allgemein zu frischem Obst. Denn gesund ist es allemal und fettarm ohnehin. Sie empfehlen viel Vitamin C und warnen vor Nikotin und Alkohol. Die Anhänger der „Fettkiller"-Fraktion tun dasselbe. Sie raten darüber hinaus zu einer Ernährung mit ausreichend Jod und Magnesium. Das ist sinnvoll, da beide Mineralstoffe zu den „Mangelwaren" unserer Alltagskost gehören: Den morgendlichen Zitrusfrüchtesaft, säuerliches Obst zum Dessert, täglich grünes Gemüse und einmal pro Woche Seefisch setzen leider nur wenige Menschen auf ihren Ernährungsplan. Auch die Empfehlung, fettreiche Süßigkeiten aus weißem Mehl möglichst zu meiden, leuchtet ein: Reichlich Fett macht eben fett, Zucker fördert den Heißhunger auf den nächsten schnellen Snack, und weißes Mehl enthält kaum Ballaststoffe, aber viele Kalorien.

Zweitens: Nach neuen Studien nimmt man bei einer Diät umso leichter ab, wenn man zwar den Fettverbrauch, nicht aber die Kohlenhydrate reduziert. Denn Kohlenhydrate wirken als Brennstoff, und sie verbrennen langsam, aber sicher auch unser Zuviel an Körperfett. Deshalb dürfen Sie sich an Nudeln und Kartoffeln, Brot und Gemüse ruhig satt essen. Und das Fett können Sie ganz leicht reduzieren, indem Sie zum Beispiel Ihren Frühstücks-Cappuccino mit fettarmer Milch aufschlagen. Bei einer großen Tasse, die etwa einen Viertelliter fasst, macht das immerhin fünf Gramm weniger Fett aus. Und wenn Sie bedenken, dass wir pro Tag mit maximal 75 Gramm Fett auskommen sollen, haben Sie bereits beim morgendlichen Weckschluck eine ganze Menge gespart.

## Was Sie unbedingt brauchen

Mineralstoffe, Vitamine, Ballaststoffe und sekundäre Pflanzenstoffe gehören zur gesunden Ernährung wie „die Butter an die Fische“. Dazu nur ein paar Schlaglichter:

### MINERALSTOFFE UND SPURENELEMENTE

• Essen Sie regelmäßig ein Fischgericht – die Rezepte liefern Ihnen genügend Anregungen. Gönnen Sie sich Matjes im Mai – dann schmeckt er bekanntlich am besten. All diese Delikatessen versorgen Sie mit dem wichtigen Spurenelement Jod.

• Untersuchungen haben ergeben, dass man auch mit weniger Eisen im Blut fit, fröhlich und leistungsstark sein kann. Ich selbst esse vorwiegend vegetarisch, gehöre zu den Glücklichen, die sich niemals um das Eisen in ihrem Blut kümmern und dennoch frei von Beschwerden wie ständiger Müdigkeit, brüchigem Haar, erhöhter Reizbarkeit, Kopfschmerzen, Appetitlosigkeit etc. sind. Tritt das eine oder andere doch einmal auf, sehe ich darin weniger ein Zeichen für Eisenmangel als vielmehr für allgemeinen Stress und gönne mir mehr Ruhe.

• Eine ausreichende Versorgung mit Chrom steigert die körperliche und geistige Leistungsfähigkeit; wenn Ihre Muskeln beim Freizeitsport gefordert sind, wenn Ihr Kopf vor lauter Denken „raucht“, trägt Chrom dazu bei, dass der Blutzuckerspiegel auf dem erforderlichen Level bleibt und Sie nicht abschlaffen. Das Spurenelement bekommen Sie mit Vollkornbrot und magerem Schweine- und Hühnerfleisch. Gute Quellen sind schwarze Melasse und Roh-Rohrzucker.

### VITAMINE

• Vitamin C ist ein Schutzschild gegen Infektionen, hält den Cholesterinspiegel im gesunden Rahmen und sorgt dafür, dass wir Eisen aus der Nahrung aufnehmen können. Das spielt für Sie jetzt eine große Rolle, weil Sie ja weniger Fleisch essen wollen und damit auf einen Eisen-Lieferanten verzichten: Sie mischen Nudeln, Reis und Hülsenfrüchte so oft wie möglich mit Petersilie, rühren das Salatdressing mit Zitrussaft an und genießen Ihr Müsli immer nur mit frischem Obst.

• Setzen Sie sich während Ihrer Mittagspause auf eine Bank im Freien, entspannen Sie sich und essen Sie zum Räucherlachs ein Vollkornbrötchen mit reichlich Folsäure und vielleicht einen kalziumhaltigen Joghurt. Zum Abschluss gibt es einen Vitamin-C-reichen Apfel und einen Vollkornkeks mit Nüssen als Vitamin-E-Quelle samt guter Ballaststoffe – so nett kann man es sich machen beim gesunden Leben!

### SEKUNDÄRE PFLANZENSTOFFE

• Von Tomaten können Sie gar nicht genug bekommen: ob Sie sie auf die Pizza legen, Pasta-Sauce damit kochen, mit Schafskäse gratinieren oder einfach in Scheiben geschnitten aufs Butterbrot legen.
• Aroma- und Geruchsstoffe reizen uns genauso, wie sie die Biene zur Bestäubung der Rose, den Star zum Genuss der prallen, reifen Kirsche anlocken. Genau wie wir haben bekanntlich Hunde und wilde und zahme Schweine die moschusduftende Trüffel zum Fressen gern.

## Flüssigkeit nicht vergessen!

Mindestens zwei Liter Flüssigkeit brauchen wir täglich, damit der Stoffwechsel reibungslos abläuft, die Nieren gesund bleiben und die Verdauung funktioniert. Bei fleischarmer Ernährung mit vielen pflanzlichen Lebensmitteln dürfen es sogar zweieinhalb Liter sein. Einen Teil dieser Menge nehmen wir mit dem Essen auf; reichlich Gemüse, Salat und Obst steuern etwa einen Liter pro Tag bei. Und damit Sie nicht ständig zur Mineralwasserflasche greifen müssen, lernen Sie in Kapitel 5 die Vorzüge von Lebensmitteln kennen, die Ihren Körper genauso gut wie permanentes Trinken mit Flüssigkeit versorgen. Außerdem erfahren Sie, ob Sie sich mehr um Ihr Blut oder mehr um die Lymphe kümmern müssen, damit Ihre Organe richtig arbeiten. Das spielt eine Rolle bei der Auswahl der „feuchten" Lebensmittel und der notwendigen Ergänzung durch Trinken.

Ideal als Durstlöscher ist Mineralwasser, ergänzen können Sie mit Früchte- und Kräutertee ohne Zucker, ungesüßten Obstsäften und verdünnten Gemüsesäften. Kaffee und schwarzer oder grüner Tee sind keine Durstlöscher, sondern Muntermacher für zwischendurch. Ein Viertelliter fettarme Milch oder Buttermilch ist ebenfalls empfehlenswert, weil er Kalzium, Vitamine und Mineralstoffe liefert.

Vollmilch dagegen taugt nicht als Lieferant für genügend Flüssigkeit: Sie enthält so viele Nährstoffe, dass schon ein halber Liter eine Zwischenmahlzeit ersetzen kann. Auch Cola- und Limonadegetränke passen nicht zur Augenfarben-Diät – sie enthalten zu viel Zucker.

## Essen mit Spaß

Wenn Sie sich nun also entschlossen haben, nach der Augenfarben-Diät zu leben, dürfen Sie das ganze Gerede von „Ernährungssünden" und „über die Stränge schlagen" getrost vergessen – schließlich soll es beim Essen ja nicht nur um Vernunft und Disziplin gehen. Die Zeiten, da frau sich jeden Tag auf die Waage stellte, um eine klapperdürre Twiggy-Figur zu erlangen oder zu erhalten, sind endgültig vorbei – das hoffe ich zumindest für alle jungen Frauen, die so buchstäblich magere Zeiten nicht erlebt haben. Heute trägt man wieder Busen, schämt sich nicht des netten kleinen Bäuchleins und ist stolz auf einen wohlgerundeten Po. Fitness-Päpste, die uns tagtäglich auf eine Tour durch Park, Wald und Flur schicken, bevor wir das Möhrchen auf dem Teller überhaupt ansehen dürfen, brauchen wir bei unserer Augenfarben-Diät nicht. Wir genießen, was uns schmeckt und wann es uns schmeckt. Dabei fühlen uns sehr wohl und deshalb auch richtig fit.

Denken Sie bei Ihrem persönlichen Diät-Konzept immer daran: So alt und vernünftig wie die Konstitutionslehre ist auch die Freude am Essen. Und diese Freude teilen wir mit vielen anderen. Was Sie mögen, schmeckt auch Ihren Freunden. Begeben Sie sich nicht in die Einsiedelei, laden Sie Freunde ein wie sonst auch. Ein Tipp für die Praxis, damit auch Ihre Gäste satt und zufrieden sind: Wählen Sie zwei oder drei Gerichte für Vorspeise oder Suppe, Hauptgericht und eventuell Dessert aus dem Rezeptteil. Diese stimmen Sie auf die entsprechende Personenzahl ab: Wenn Sie vier Leute bewirten, verdoppeln Sie bei Suppe bzw. Vorspeise und beim Dessert die Mengen, beim Hauptgericht rechnen Sie das Ganze mal vier. Auf die Augenfarben Ihrer Tischgenossen brauchen Sie bei einem Menü keine Rücksicht zu nehmen, denn die Leute kommen ja nicht jeden Tag. Erzählen können Sie ihnen ruhig von dem neuen Diät-Konzept – das liefert sicher eine Menge interessanten Gesprächsstoff.

## Was kommt bei der Augenfarben-Diät auf den Tisch?

Zuallererst Gemüse – das müssen Sie wirklich jeden Tag essen. Gleiches gilt für Obst. Das Wichtigste bei dieser großen Gruppe von Lebensmitteln ist Frische. Sonst bleibt das Aroma auf der Strecke und Sie haben keinen Spaß am Essen. Diese Frische können Sie sehen, fühlen und riechen – an den leuchtenden Farben von Paprikaschoten, an der glatten Haut von Gurken und Möhren, an den saftigen Blättern von Sellerie und Radieschen. Zucchini und Rote Beten liegen prall und fest in Ihrer Hand, grüne Bohnen und Zuckerschoten brechen beim Biegen. Wenn Sie morgens einen Bummel über den Markt oder zum Gärtner machen, können Sie die Frische erschnuppern: den wunderbaren Duft nach Grün, nach Erde und Pflanzen, gemischt mit der sommerlich-warmen Feuchtigkeit, die aus den Gemüsestapeln aufsteigt.

Nach Möglichkeit wählen Sie Freilandgemüse: Auch bei uns wird das Angebot immer größer – selbst einst typisch Mediterranes wie Brokkoli, Fenchel und Auberginen, Fernöstliches wie Chinakohl, Paksoi und Shiitake-Pilze kommt inzwischen aus heimischem Anbau.

Die Zubereitung ist einfach, denn die Augenfarben-Diät macht nicht viel Aufhebens von besonderen Zutaten: Ein paar Kräuter, den Saft von Limetten oder Zitronen, eine ordentliche Portion frischen Knoblauch und gutes Öl finden Sie in den meisten Rezepten.

Zum Gemüse gibt es Beilagen, die Sie satt machen und fit halten: Ob Sie bei den Kartoffeln in die Vollen gehen oder lieber Reis nehmen, ob Sie italienische Pasta und Polenta, handfeste Körner oder nahöstliche Spezialitäten wie Hirse, Bulgur oder Couscous wählen sollten, erfahren Sie bei Ihrem persönlichen Diät-Konzept, abgestimmt auf Ihre Augenfarbe. Brot können Sie essen so viel Sie mögen. Und Hülsenfrüchte, denn die machen nun endlich die verdiente Karriere – in der Forschung und auf den Tellern. Den Anstoß dazu hat die mediterrane Küche gegeben, die von Ernährungsexperten und Feinschmeckern gleichermaßen gepriesen wird: Was man rund ums Mittelmeer isst, hält kerngesund und ist von höchster kulinarischer Qualität. Kichererbsen, bunte und dicke Bohnen, getrocknete Erbsen und Linsen enthalten reichlich Kohlenhydrate und Ballaststoffe, liefern wertvolles Eiweiß und Fett, versorgen uns mit Bioaktiv-Stoffen, Vitaminen und Mineralstoffen.

**! FRISCHE-TIPP** Die meisten Gemüse-, Salat- und Obstsorten müssen nach dem Einkauf gleich in den Kühlschrank – kühl und dunkel gelagert, behalten sie mehr Vitamin C. Salatköpfe halten in einer locker verknoteten Plastiktüte am besten.

## Gut gewürzt

Zu all diesen Lebensmitteln gehört die richtige Würze: in erster Linie Kräuter, weil man sie frisch bekommt. Sie sind etwas Besonderes, denn sie zeigen uns die Jahreszeiten an – mehr als andere Pflanzen. Mit dem ersten Kerbel an den Marktständen und der Duftwolke von Bärlauch beim Waldspaziergang spüren wir, dass der Frühling endlich da ist. Waldmeister erinnert uns an Bowle und laue Mainächte, Thymian, Salbei und Oregano an Grillfeste und Urlaub im Süden. Mit Kräutern verbinden wir bestimmte Regionen: Koriander gehört zu Thailand, Lavendel zur Provence, Rosmarin zur Toskana. Und Kräuter sagen viel über kulinarische Traditionen: Estragon ist ein Klassiker in der französischen Kochkunst, Beifuß das bäuerliche Kraut für Gans, Basilikum und Minze stehen für die moderne leichte Küche mit mediterranem Flair, Brennnessel und Löwenzahn für ein neues Gesundheitsbewusstsein beim Essen.

Gewürze brauchen Sie ebenfalls, weil sie wichtige Quellen für sekundäre Pflanzenstoffe sind. Das gilt übrigens nicht nur für unsere Zeit. Jahrtausendelang waren Kräuter und Gewürze so kostbar, dass man sie eingehend erforscht und dokumentiert hat. In Europa gab es jedoch einen wesentlichen Unterschied in der Wertschätzung der Würze, auf den man weder in der chinesischen Diätetik noch in der altindischen Ernährungslehre Ayurveda traf: Im Westen interessierten sich für Kräuter – die frischen und getrockneten Blätter der Pflanzen – vor allem Ärzte und Pharmazeuten, Gewürze, also Früchte und Samen, verwendeten die Köche. Kräuter waren das Fundament von Diätetik und Heilkunde; die „Produktinfos" dienten damals nicht dem qualitätsbewussten Einkauf fürs nächste Gourmetmenü, sondern wurden von Fachleuten als Lehrbücher genutzt. Hippokrates und Galen, die Ärzte der Antike, mussten Pflanzen verwenden, weil es kaum etwas anderes zum Heilen gab.

Gewürze sorgten bei uns vor allem für das gesellschaftliche Renomee: Schließlich kosteten Pfeffer und Salz, Muskat und Piment kleine Vermögen. Als man im 16. Jahrhundert die kostbaren Körnchen aus allen Teilen der Erde nach Europa importierte, nahm das Würzen Ausmaße an, die wir uns heute kaum vorstellen können. Dass die Köche deshalb so viel würzten, weil die Lebensmittel eigentlich verdorben waren und der Hautgout überdeckt werden musste, ist eine zwar oft wiederholte, doch falsche Erklärung für die Würzsucht. Den fürstlichen Häusern von damals standen genauso frische Lebensmittel zur Verfügung wie uns heute. Und ein Koch, der es gewagt hätte, nicht ganz einwandfreie Produkte für die hochherrschaftliche Tafel zu verwenden, wäre rasch arbeitslos geworden. Als ein Teil der Bürger durch den Gewürzhandel reich geworden war und der andere sich infolge der neu erschlossenen Handelswege die Gewürze endlich leisten konnte, griff man auch in der bürgerlichen Küche gern und oft ins Gewürzregal. Da verloren Adelsköche das Interesse daran und plädierten für das natürliche Aroma der Speisen.

**! FRISCHE-TIPP** Kräuter müssen Sie oft einkaufen, da sie zu den wichtigsten Zutaten bei Ihrer Diät gehören. Man stellt sie wie Blumen ins Wasser, wenn sie einen Tag frisch bleiben sollen. Für zwei Tage kommen sie in einem Gefrierbeutel in den Kühlschrank. Länger kann man sie nicht aufbewahren. Größere Mengen frieren Sie ein – das lohnt bei den schönen Sommerkräutern wie Dill, Basilikum und Petersilie. Durchs Tiefkühlen werden die Blätter so spröde, dass man sie einfach gefroren über das fertige Gericht bröselt. Sie sind dann sofort aufgetaut und wunderbar aromatisch.

## Die Nährstoffpakete

Eine weitere wichtige Gruppe von Lebensmitteln sind Nüsse, Samen und Kerne. Welche Sie essen sollten, richtet sich nach Ihrem Typ, weil sie ganz unterschiedlichen Pflanzenfamilien angehören: Pinienkerne sind die Samen von Kiefernzapfen, Erdnüsse Hülsenfrüchte wie Bohnen. Cashewnüsse sind die Stiele einer apfelähnlichen Frucht. Walnüsse sind Steinfrüchte wie Kirschen; ihr Fruchtfleisch, die dicke grüne Hülle, enthält jedoch so viele Gerbstoffe, dass sie erst nach langem und umständlichem „Entbittern" genießbar wird – wie bei kandierten Walnüssen, einem traditionellen Konfekt.

Außerdem unterscheiden sie sich im Fettgehalt und in der Zusammensetzung der Fettsäuren: Pecannüsse zum Beispiel gehören mit einem Fettanteil von 72 % zu den „Schwergewichten", liefern jedoch auch reichlich mehrfach ungesättigte Fettsäuren. Kokosnüsse dagegen enthalten relativ wenig Fett und nur einen geringen Anteil an wertvollen Fettsäuren. Das alles spielt für den persönlichen Ernährungsplan bei der Augenfarben-Diät eine Rolle.

Grundsätzlich gilt: Egal, ob Hasel- oder Walnüsse, Mandeln oder Pistazien, Esskastanien oder Sesam, Cashew- oder Erdnüsse, Pinienkerne oder Sonnenblumenkerne – alle sind besonders wertvoll. Als die Teile der Pflanze, die für die Vermehrung sorgen, liefern sie gleichsam gebündelt eine ganze Menge Nährwert: neben den ungesättigten Fettsäuren auch hochwertiges Eiweiß, das mit Nudeln, Reis, Brot oder Getreide so wertvoll ist wie ein Essen mit Fleisch. Nüsse sollten Sie sich deshalb mit anderen Lebensmitteln als komplette Mahlzeit gönnen, denn zum bloßen Knabbern sind sie einfach zu schade.

**! EINKAUFS-TIPP** Wenn möglich, kaufen Sie Nüsse, Samen und Kerne in der Schale; diese natürliche Verpackung schont Aroma und Nährstoffe. Außerdem wirkt sie konservierend; geschälte Nüsse werden schneller ranzig und schimmelig. Von Spätherbst bis in den Winter kommen auch Nüsse aus kontrolliert-ökologischem Anbau auf den Markt. Erkundigen Sie sich im Reformhaus oder Naturkostladen danach. Bei Walnüssen schmecken die kleinen, schrumpeligen mit dunkler Schale am besten.

## Die süßen Verlockungen

Sie sind der Stolperstein so vieler Diäten – weil Süßes die meisten Kalorienberechnungen über den Haufen wirft und wir trotzdem nicht darauf verzichten können. Es heißt, die lebenslange Lust der meisten Menschen – und Säugetiere! – am Süßen hängt mit der von Natur aus „gezuckerten" Muttermilch zusammen. Der erste Schluck, den wir in unserem Leben trinken, schmeckt wunderbar warm, sahnig und süß – genau richtig nach dem Stress des ersten Kontaktes mit der Welt. Und darauf sollen wir verzichten? Nur weil es gesünder ist, ohne Keks und Kuchen, Schokoriegel und Eis zu leben?

Nun – Sie brauchen nicht ohne das süße Glück zu leben, doch Sie sollten auch nicht zu sehr darin schwelgen. Denn kein Süßmittel ist wirklich gesund – weder der Ahornsirup auf dem morgendlichen Pancake noch der viel gepriesene Honig im Müsli. Zucker, egal in welcher Form, kann Karies verursachen, treibt den Blutzuckerspiegel in die Höhe und macht dick, wenn man viel davon isst.

Nur: Der gänzliche Verzicht auf Süßes ist Unsinn, weil er uns nur unsere Lust darauf bewusst macht. Das berücksichtigt die Augenfarben-Diät. Sie unterscheidet sich deshalb in zwei wesentlichen Punkten von anderen Diätkonzepten.

Erstens brauchen Sie keine Kalorien zu zählen. Mit dem nährstoffdichten Essen, das Sie tagtäglich genießen, werden Sie satt und bleiben es auch bis zur nächsten Mahlzeit. Zum Naschen aus Frust oder einem permanenten Hungergefühl besteht also kein Anlass. Dick wird man ja, weil man zu viel Falsches, nicht, weil man das Richtige in vernünftigen Mengen isst.

Zweitens brauchen manche Typen das Süße geradezu. Denken Sie nicht an Gebäck und Schokolade; stellen Sie sich saftige Süße vor mit wunderbar frischem Fruchtaroma. Richtig! Denken Sie an reifes Obst, und schon wird Ihnen das Wasser im Munde zusammenlaufen. Zur guten Küche gehört nun mal gutes Obst. Und weil die Augenfarben-Diät eine Feinschmecker-Diät ist, sollten Sie die Früchte dazu zur richtigen Jahreszeit kaufen – Details dazu finden Sie bei „Ihrer" Obstsorte. Essen Sie reichlich davon – zwischendurch, nach dem Essen, vor dem Schlafengehen und, wenn Sie es vertragen, schon vor dem Frühstück. Die Fruchtsäuren im Obst lassen die Verdauungssäfte kräftig fließen, so dass eine Hand voll Beeren wie ein Gläschen Aperitif wirkt. Es enthält verschiedene Ballaststoffe, die den Darm pflegen – ein reifer Apfel, roh oder als Kompott, vollbringt wahre Wunder, wenn es unterhalb der Gürtellinie grummelt und rumort. Früchte schenken Ihnen sekundäre Pflanzenstoffe: Beginnen Sie Ihr Früchtejahr mit ein paar schönen Erdbeeren, starten Sie mit Kirschen und Aprikosen in den Sommer, steigen Sie im Herbst auf Weintrauben und Zwetschen um und essen Sie im Winter jeden Tag eine Zitrusfrucht, ein Stückchen frische Ananas oder eine Kiwi – Ihr Immunsystem profitiert davon!

Reife exotische Früchte wie Bananen, Ananas, Papayas und alle Zitrusfrüchte legen Sie in den Obstkorb. Aber nicht ins warme Wohnzimmer stellen, auch wenn die Exoten noch so dekorativ wirken. Sie halten besser in einem kühlen – nicht kalten – Zimmer.

## Die gute Ergänzung: Milchprodukte

Milchprodukte versorgen Sie mit leicht verdaulichem tierischem Eiweiß. Kombiniert mit pflanzlichen Lebensmitteln, liefern sie selbst dann noch genügend davon, wenn Sie ganz auf Fleisch und Eier verzichten wollen. Die besten Zusammenstellungen stammen aus der Traditionsküche: Lasagne kombiniert den Weizen der Nudeln mit Béchamelsauce, die mit Milch zubereitet wird. Darüber streut man Parmesankäse. Die Pizza mit einem Teig aus Mehl wird mit Mozzarella überbacken, Spaghetti und Tomatensauce bestreut man mit geriebenem Käse. Weizengrießgnocchi kommen ebenfalls mit Käse auf den Teller. Alle diese Gerichte kombinieren das pflanzliche Eiweiß von Weizen mit dem tierischen Eiweiß aus Milch und/oder Käse. Weizen und Milch essen Sie auch im Frischkorn- oder Flockenmüsli. Sie streichen Kräuterquark auf Vollkornbrot oder servieren Pilzgemüse mit Sahnesauce zu Semmelklößen.

In Frankreich und Italien zaubert man aus eiweißreichen Kartoffeln und Käse berühmte Spezialitäten: Denken Sie an Gratin dauphinois oder Kartoffelgnocchi mit Gorgonzola. Aus der deutschen Küche stammen

Quark mit Pellkartoffeln, Stampfkartoffeln mit Buttermilch oder schlichtes, doch köstliches Kartoffelpüree mit einem kräftigen Schuss Milch.

Genauso wertvolles Eiweiß bekommen Sie mit Hülsenfrüchten und Milchprodukten: Rühren Sie unter die Linsensuppe einen Löffel Sahne, Schmant oder Crème fraîche. Die neue vegetarische Küche hat sich Anregungen aus Nordafrika, der Türkei und Indien geholt: Zu Gemüsecouscous gibt es Joghurtsauce, den Schafskäse wickelt man zum Ausbacken in Yufkateigblätter, zum Gemüsecurry mit weißem Käse isst man Fladenbrot.

**! FRISCHE-TIPP** Milchprodukte brauchen Sie reichlich für die Augenfarben-Diät. Alle gehören in den Kühlschrank, und das aufgedruckte Haltbarkeitsdatum ist für Ihre Diät-Planung besonders wichtig.

## Fleisch und Geflügel als kleine Beilagen

Mit Fleisch und Geflügel können Sie ohne weiteres sparen. Beide Lebensmittel enthalten zwar besonders hochwertiges Eiweiß. Nur: In den Industrienationen ist die Eiweißversorgung überhaupt kein Problem, im Gegenteil – wir essen eher zu viel davon. Die meisten Vitamine und Mineralstoffe bekommen Sie auch mit anderen Lebensmitteln – vorausgesetzt, Sie achten auf die gesunde Abwechslung beim Essen. Kohlenhydrate liefert Fleisch nur in winzigen Mengen, Ballaststoffe überhaupt nicht. Und wer viel Fleisch isst, reduziert automatisch die Menge der pflanzlichen Lebensmittel, die uns fit und fröhlich halten, weil sie sehr nährstoffdicht sind.

Es gibt noch andere gute Gründe, wenig Fleisch und Geflügel zu essen: Alle diese Lebensmittel enthalten Fett und Cholesterin als Risikofaktoren für Übergewicht und Herz-Kreislauf-Krankheiten. Wurst und Schinken sind außerdem meist stark gesalzen – belastend für den Blutdruck. Und wer zu Gicht neigt, muss seinen Fleischkonsum ebenfalls kräftig einschränken.

Die Augenfarben-Diät bietet Ihnen also ganz bewusst nur wenig Fleisch und Geflügel an: höchstens zweimal pro Woche. Die Mengen sind gering, denn bei unserer modernen Ernährung ist das Verhältnis Fleischbeilage genau umgekehrt: Kartoffeln und Gemüse, Nudeln und Reis sind die Hauptsachen auf dem Teller, Fleisch und Geflügel isst man dazu. Wurst und Schinken stehen an letzter Stelle unseres Diätplanes – sie schaden nicht. Doch eine dicke Wurststulle in der Mittagspause und eine üppige Aufschnittplatte zum Abendbrot entsprechen einfach nicht mehr unseren Ernährungsgewohnheiten. Wir wollen Buntes und Frisches auf dem Teller, lieben das Saftige und Leichte!

**! FRISCHE-TIPP** Geflügel hält sich bei weitem nicht so lange wie zum Beispiel Rindfleisch; Sie müssen es also möglichst durchgehend kühlen. Nach dem Kauf nehmen Sie es aus der Verpackung und legen es in eine Glas- oder Porzellanschüssel. Zugedeckt in den Kühlschrank stellen und im Sommer noch am selben Tag, im Winter auch am nächsten Tag zubereiten. Wenn Sie gefrorenes Geflügel im Tiefkühlgerät lagern wollen, müssen Sie es vom Laden in der Kühltasche nach Hause transportieren; im Winter reicht beim Fußweg nach Hause oder im kalten Kofferraum des Autos eine dicke Lage Zeitungspapier. Stark angetaute oder schon aufgetaute Tiefkühlware müssen Sie unbedingt noch am selben Tag zubereiten. Gegart können Sie das Geflügel dann wieder einfrieren.

## Fisch ist wichtig für Ihre Diät

Essen Sie vorwiegend Meeresfische – was aus dem Meer kommt, ist eine hervorragende Quelle für Jod. Seefisch und Muscheln sind auch die einzigen Lebensmittel, die uns essentielle Omega-3-Fettsäuren liefern: Diese Substanzen erweitern die Blutgefäße und können Arthritis und Herzleiden vorbeugen so wie Migräne und Entzündungen mildern. Sie senken den Blutdruck, halten Haut und Haar gesund, fördern Zellwachstum und Wundheilung, sorgen für gutes Sehen und ein intaktes Immunsystem. Kurz: Auf Fisch können wir nicht verzichten, auch wenn wir vorwiegend vegetarisch leben wollen. Mindestens einmal pro Monat sollten Sie einen dieser Fische essen: Schellfisch, Seelachs, Hering, Makrele, Lachs oder Thunfisch. Diese letzten beiden Fischarten sind ins

Gerede gekommen: Lachs, weil er aus der Farm, also der Massentierhaltung stammt, Thunfisch, weil in den Fangnetzen auch Delphine landen. Zwei Tipps dazu: Lachs – übrigens auch Forellen – können Sie inzwischen aus umwelt- und tierfreundlichen Betrieben bekommen. Eine irische Lachszucht, vom Ökoverband „Naturland" zertifiziert, bietet die Tiere über Fischhändler, Naturkostläden und Feinkostgeschäfte an. Beim Thunfisch achtet man auf das Siegel „Delphinfreundlich gefangen".

Nur noch ausnahmsweise kann man Kabeljau und Goldbarsch essen, weil die Bestände stark gefährdet sind. Als Alternativen bieten sich Lengfisch und Catfisch an.

**! FRISCHE-TIPP** Fisch aus der Verpackung nehmen, in eine Glas- oder Porzellanschüssel legen und zugedeckt in den Kühlschrank mit 0 bis 2 Grad stellen. Im Sommer müssen Sie Fisch am Tag des Einkaufs zubereiten, in der kühlen Jahreszeit können Sie ihn einen Tag aufbewahren. Bei tiefgefrorenem Fisch richten Sie sich nach der Packungsaufschrift.

# 5. Typgerechte Ernährung

## Hellblaue Augen

### Ein paar Worte zu Ihrem Typ

Sie stecken voller Energie, und vermutlich haben Sie schon als Kind gehört, dass Sie endlich mal stillsitzen sollen. Warum denn eigentlich? Menschen wie Sie sorgen für frischen Wind in der Welt: Gute Freunde schätzen Ihre Dynamik, Kollegen Ihre Kreativität und – Ihren Fleiß. Nur Langeweilern gehen Sie auf die Nerven mit Ihrem körperlichen und geistigen Bewegungsdrang.

Ihre Figur macht Ihnen für gewöhnlich kaum Kummer: Menschen Ihres Typs legen bis ins hohe Alter nicht allzu viel an Gewicht zu. Weil „hellblaue" Frauen aber an einen festen Busen und flachen Bauch, an straffes Bindegewebe und sportlich schlanke Beine gewöhnt sind, weil „hellblaue" Männer ihr Altersbäuchlein mit Missmut betrachten, reagieren Sie auf Veränderungen Ihres Äußeren recht hitzig. Das muss weg, sagen Sie sich und stürzen sich mit Elan in eine regelrechte Hungerkur. Nun mal ehrlich: Hat das schon jemals funktioniert? Geben Sie nicht nach ein paar Tagen wieder auf, weil Sie einfach gerne essen und trinken? Weil Sie Kalorienzählerei und gesunde Gemüsehäppchen auf dem Teller noch weniger mögen als die paar Pfund mehr auf den Hüften? Sie spüren den Heißhunger nach etwas Süßem und können nicht widerstehen. Sie denken an ein knuspriges Hühnerbeinchen und gönnen es sich. Denn Sie sind auch ein Mensch, der genießen will und kein schlechtes Gewissen dabei hat. Und das ist die beste Voraussetzung für Ihren Erfolg mit der Augenfarben-Diät: Spaß am Genuss, Lust an der ganzen Vielfalt unserer Lebensmittel, Freude an einem Ernährungskonzept, das Ihnen Neues zeigt, doch Gewohntes nicht verleidet.

Konstitutionell bedingt sind auch Ihre „hitzigen" Reaktionen beim Essen: Ihr Stoffwechsel läuft meist ziemlich rasch ab, weil Sie Ihre Mahlzeit gleich „verbrennen". Die Schlacken, die dabei anfallen, können Ihre Nieren belasten, Muskeln und Gelenke machen sich schmerzhaft bemerkbar. Sie gelten als „harnsaurer" Typ, der bestimmte Produkte nur selten essen sollte: Krustentiere wie Krabben, Langusten, Scampi und Hummer, Schaltiere wie Muscheln und Austern. Alle enthalten sehr viele Purine, die Gicht verursachen. Das gilt auch für Hülsenfrüchte, die Ihre typgerechte Ernährung ergänzen können – nicht mehr.

Fettarm und leicht soll Ihr Essen also sein: Pflanzen stehen im Vordergrund, alles, was vom Tier stammt, in zweiter Reihe – mit dicken Sahnesaucen, kräftigen Butterstullen und üppigen Käseplatten gibt es nur Verdauungsprobleme. Vergessen Sie nicht den regelmäßigen Griff zur Wasserflasche. Denn Ihr Essen liefert Ihnen auch eine gesunde Menge an Ballaststoffen, für die Sie mehr Flüssigkeit brauchen, als Sie es vielleicht gewohnt sind.

## 13 Tipps für Wellness, Ernährung und Gesundheit

### RICHTIG NASCHEN

Die meisten Menschen mit hellblauen Augen naschen einfach gerne. Das ist physiologisch höchst vernünftig und beileibe nicht undiszipliniert, wie es so streng heißt. Ihr Stoffwechsel läuft nämlich viel schneller ab als bei anderen – deshalb schwitzen Sie so leicht und frieren so selten. Sie brauchen also immer wieder Nachschub zum Verbrennen. Essen Sie dann etwas Frisches – ein Sandwich mit dünnen Salatgurkenscheiben, ein Brötchen mit Frischkäse und Apfel. Auch eine Bruschetta mit Tomate und ein paar Tropfen Olivenöl ist gut für Sie. Der schnelle Müsliriegel dagegen passt nicht zu Ihrem Ernährungstyp, weil er in der Regel viel Fett und Zucker enthält. Das macht Ihnen zusätzlich heiß. Und das volle Korn im Riegel könnte Ihren Stoffwechsel zu plötzlich ankurbeln.

### SÄURE REGULIEREN

Für Ihren Ernährungstyp ist ein ausgeglichener Säure-Basen-Haushalt wichtig. Dafür sorgt Ihre Augenfarben-Diät ohnehin. Doch den kleinen Imbiss zwischendurch bestimmen Sie gewöhnlich selbst. Und da sollten Sie zu frischem Obst wie Äpfel, Birnen, Kirschen, Aprikosen, Pflaumen, Kiwis und Ananas greifen – alle schön reif und aromatisch. Außerdem tun Ihnen gut: ein Glas Gemüse- oder Obstsaft mit Brot aus fein gemahlenem Vollkornweizen, fettarmer Joghurt, eventuell mit einem kleinen Löffel Konfitüre gesüßt. Für Ausgleich sorgen besonders Artischocken- und Brunnenkressesaft aus Apotheke oder Reformhaus.

### BIRKENBLÄTTER FÜR DIE NIEREN

Ein altes Hausmittel gegen zu viel Harnsäure im Blut sind Birkenblätter. Der Tee daraus tut den Nieren wohl, spült die Blase richtig durch und kann die Ablagerungen von Harnstein verhindern. Birkenblättertee gibt es ebenfalls in der Apotheke oder im Reformhaus. Halten Sie sich an die Dosierungsanleitung: Den Tee sollten Sie nicht regelmäßig trinken, sondern nur dann, wenn die Gelenke schmerzen oder sich steif anfühlen, wenn die Nieren oder die Blase Beschwerden machen.

### ACHTUNG SAUER

Das dürfen Sie nur selten essen, wenn Sie Probleme mit dem Harnsäurespiegel haben: Fleisch, Wurst, Schinken, Scampi, Hülsenfrüchte, Eier, Käse, Süßigkeiten und Gebäck aus weißem Mehl.

### ACHTEN SIE AUF IHRE GELENKE

Bei Kartoffeln, Getreide, Nudeln und Reis sollten Sie richtig zugreifen. Diese pflanzlichen Lebensmittel sind frei von Cholesterin und Purinen – belasten also weder Gefäße noch Gelenke. Und obwohl sie den Organismus mehr kühlen als Fleisch und Fisch, liefern sie Ihnen genügend Eiweiß: Mit Instant-Haferflocken nehmen Sie so viel Protein auf wie mit derselben Menge Frankfurter Würstchen, mit Vollkornnudeln knapp so viel wie mit einer Hühnerkeule, und mit Reis etwa halb so viel wie mit einer Kalbsbratwurst.

Die Vorteile bei all diesen Pflanzeneiweiß-Paketen: Ihr natürlicher Salzgehalt ist gerade richtig für unseren Organismus. Sie liefern außerdem eine Menge Bioaktiv-Stoffe, enthalten aber kaum Fett.

### STÄRKE LINDERT DIE HITZE

Sie sollten immer zusehen, dass Sie beim Essen möglichst „kühl" bleiben. Das ist ganz einfach, auch wenn Sie mal nicht nach der Augenfarben-Diät leben. Statt sich mit Fleisch, Wurst, Schinken, Kuchen und Schokolade ordentlich einzuheizen, essen Sie mehr Brot und Kartoffeln, Gemüse und Hülsenfrüchte. Erstens liefern diese Produkte viel weniger Fett, den Brennstoff Nummer eins im Organismus. Mit mehr Kohlenhydraten aber steigt der Blutzuckerspiegel langsam an und sinkt ebenso sacht wieder ab. Zweitens pflegen stärkehaltige Lebensmittel die Verdauungsorgane Milz, Leber und Galle. Drittens enthalten die meisten pflanzlichen Lebensmittel sehr viel Flüssigkeit, aber nur wenig Energie. Das passt zu Ihrem Ernährungstyp. Schließlich laufen Sie ja oft auf Hochtouren – ob Sie körperlich arbeiten, am Schreibtisch sitzen oder Freizeitsport betreiben.

### MEHR BEILAGEN

Sie müssen sich nicht in einen Pflanzenesser verwandeln, wie es strenggläubige Vegetarier fordern. Sie müssen auch nicht auf das verzichten, was Sie gerne mögen: Schnitzel und Salat, Rinderbrust mit Wirsinggemüse oder Eisbein mit Sauerkraut. Nur: Lassen Sie den Salat nicht stehen, weil Sie meinen, das Fleisch sei gesünder – ein „Stück Lebenskraft" eben. Verzichten Sie nicht auf den Wirsing oder das Sauerkraut, weil Sie glauben, diese Beilagen seien deftige Dickmacher. Das stimmt nicht: Wir können gar nicht so viele Pflanzen essen, dass wir die Kalorien darin zählen müssen. Gemüse allein macht uns nicht satt, genauso wenig wie Salat, Kräuter und Obst.

### MÄSSIG, ABER REGELMÄSSIG

Fett ist geballte Energie, und zu viel davon vertragen Sie nicht – es heizt Ihnen zu sehr ein, Ihr Stoffwechsel läuft noch rascher ab. Deshalb haben

Sie nach einer fettreichen Mahlzeit häufig Probleme mit einer ziemlich rasanten Verdauung.

Das heißt für Ihren Ernährungstyp, dass Sie beim Fettkonsum die gesunde Mitte finden müssen. Wenn Sie nämlich zu sehr mit Fett sparen, tritt ein Effekt ein, den Sie vermeiden wollen: Sie werden nach jeder Mahlzeit rasch wieder hungrig. Das ist immer, vor allem aber beim Diäthalten reichlich unvernünftig. Man nascht dann über den Tag verteilt mal einen Müsliriegel, mal ein paar Stückchen Schokolade. Mittags isst man nur einen schlanken Salat und gönnt sich dafür nachmittags ein Stück Obstkuchen zum Kaffee. Abends dasselbe Spiel: Die Mahlzeit fällt buchstäblich ganz mager aus, beim Fernsehen aber ist die Tüte mit Nüssen oder Chips in Reichweite. Und diese vielen Kleinigkeiten ergeben dann ein komplettes Essen – nicht eingeplant und häufig gar nicht bewusst. Wundern Sie sich dann, dass die Waage immer mehr anzeigt?

### KEINE FLEISCHVORRÄTE

Sie wissen ja: Gutes Essen ist für Sie das halbe Leben. Und für ein schönes Steak vergessen Sie auch mal Ihren Diätplan. Das schadet auch nichts, wenn Sie mal auswärts essen. Doch zu Hause brauchen Sie keine Extraportion Fleisch. Für Ihre Diät kaufen Sie es also lieber nur in der Menge, die Sie für ein Gericht brauchen, auch wenn Sie es zwei Tage später wieder essen wollen. Denn im Kühlschrank lagern ist nicht sinnvoll: Manchmal besitzen Steak und Schnitzel eine enorme Anziehungskraft – schließlich sind sie im Nu zubereitet und machen uns rasch und nachhaltig satt. Wenn Sie nach einem Tag voller Stress hungrig heimkommen, stellen Sie sich vielleicht den Duft des guten Stücks in der Bratpfanne vor. Und vergessen ist das feine Gemüse-satt-Diätrezept des Tages – das man vielleicht erst lesen und exakt nachkochen müsste.

### TESTEN SIE IHRE VORLIEBEN

Probieren Sie einfach einmal, ob Sie eine Zeit lang ohne Wurst und Schinken auskommen, ob Ihnen zum Baguette auch eine delikat gewürzte Creme aus Frischkäse und Gemüsestücken oder Kräutern schmeckt. Oder ob Sie wirklich unbedingt den Käse dazu brauchen. Machen Sie sich Gedanken über Ihren Konsum an Fleisch: Muss es das dicke Steak nach einem stressigen Tag im Büro sein oder tut es auch der Salat mit ein paar Stückchen gebratenem Fleisch? Lieben Sie den Cheeseburger wirklich so heiß und innig oder mögen Sie die Falafel im Pitabrot mit Salat und Hummus vielleicht genauso gern?

Stichwort Fastfood: Es gibt inzwischen eine Menge Imbisse aus aller Herren Länder, die weitaus Besseres anbieten als Currywust mit Fritten und Mayo – sowohl was die Qualität als auch den Genuss betrifft. Und natürlich den ernährungsphysiologischen Wert. Aber das lassen wir jetzt man ganz außen vor. Es geht mir nur um einen Gedankentrip in Sachen Vorlieben. Wenn Sie über die Möglichkeiten nachdenken, die unser Nahrungsangebot bietet – ist es dann nicht eigentlich Unsinn, immer das zu wählen, was der Körper gar nicht braucht, was ihn vielleicht sogar belastet?

## BLEIBEN SIE BEI IHRER PERSÖNLICHKEIT

Wenn Sie mental und praktisch festgestellt haben, was Sie richtig gerne mögen und was Sie ohne Entzugserscheinungen weglassen können, sind Sie schon einen gewaltigen Schritt in die richtige Richtung gegangen – es geht immer um Ihre Persönlichkeit, um das Essen, das speziell auf Sie zugeschnitten ist, weil Sie es mögen. Nicht um simple Gewohnheiten und eingespieltes Verhalten. Ob „man" mehr Margarine essen sollte, braucht Sie nicht zu interessieren. Die mehrfach ungesättigten Fettsäuren darin bekommen Sie auch mit Öl am Salat.

## GÖNNEN SIE SICH RUHE

Gewiss, Sie brauchen Bewegung, sind gerne auf Achse und können nicht allzu lange stillsitzen. Doch wenn Sie Unruhe statt Aktivität spüren, müssen Sie zurückschalten. Das geht am besten in einem schönen Duftbad. Besorgen Sie sich in der Apotheke getrocknete Melissenblätter. 50 Gramm davon übergießen Sie mit etwa einem Liter kaltem Wasser, bringen das Ganze zum Kochen und lassen es 10 Minuten zugedeckt neben der Kochstelle stehen. Dann abseihen und ins Badewasser geben. Das Melissenbad sollte nicht zu heiß sein, sonst werden Sie schlapp.

### FÜR GLATTE HAUT

Brunnenkresse nützt Ihnen als entschlackender Salat und als Feuchtigkeitsmaske: eine Hand voll frisches Kraut fein zerkleinern. 1/8 Liter Wasser zum Kochen bringen, etwa die Hälfte der Brunnenkresse zugeben und fünf Minuten ziehen lassen. Durch ein feines Sieb abgießen. In einem Schälchen zwei Teelöffel Mandelöl und zwei Esslöffel Buttermilch verrühren. In einem zweiten Schälchen lösen Sie sieben Gramm frische Bierhefe – mit der Brief- oder Diätwaage abgewogen! – in zwei Esslöffel warmem Wasser auf. Die Mandelölmischung und die Hefe zum Absud geben und gut mischen. Dann mit einem weichen Pinsel auf Gesicht, Hals und Dekolleté verteilen. Legen Sie sich bequem zurück und lassen Sie die Maske 10 Minuten einwirken. Mit einem weichen Tuch abnehmen und mit warmem Wasser gut nachspülen.

## 10 Top-Lebensmittel für Ihren Typ

Abwechslung beim Essen nützt Ihrer Gesundheit – genießen Sie die ganze Fülle unserer Lebensmittel. Und setzen Sie einige davon öfter auf Ihren Speisezettel.

### ARTISCHOCKEN

Für Sie zählen Artischocken zu den besten Lebensmitteln: Sie fördern den Stoffwechsel über die Nieren und die Bildung von Gallensäuren. Deshalb senken sie den Cholesterinspiegel und helfen Ihnen bei der Verdauung von Fett. Sie können wählen zwischen den großen runden Artischocken zum Dippen und den kleinen mit violetten Blattspitzen für Gemüse, Suppe und Gratin. Welche Sie nehmen, ist egal – gesund sind sie alle, und über den vorzüglichen Geschmack der edlen Disteln braucht man ohnehin kein Wort zu verlieren.

**!** **EINKAUFS-TIPP** Große runde Artischocken bekommen Sie in vielen Supermärkten das ganze Jahr über; preiswert sind sie von April bis Juli. Kleine junge oder spitz zulaufende Artischocken gibt es bisher nur bei Gemüsehändlern – vorwiegend aus Italien im Winter bis ins späte Frühjahr.

### BRUNNENKRESSE

Für Sie ist das Winter- und Frühlingskraut sehr wichtig, weil Sie oft „harnsauer" mit Muskelkater und schmerzenden Gelenken reagieren. Brunnenkresse gehört zu den Pflanzen, die dem Körper beim Entschlacken helfen. Ein weiteres Plus bei empfindlichem Stoffwechsel: Vermutlich wirken alle Kressearten gegen Pilzinfektionen im Darm und neutralisieren krebserregende Substanzen. Die größeren, reifen Blätter schmecken am besten: aromatisch-scharf und fein herb; die kleinen Blättchen sind noch nicht so würzig. Beim Vorbereiten entfernen Sie nur die dicken, hohlen Stengel, die zarten Stiele können Sie mitessen. Damit Brunnenkresse im Salat schön knackig bleibt, mischt man sie erst unmittelbar vor dem Servieren mit den anderen Zutaten und dem Dressing.

### HIRSE

Das Getreide dämpft Ihre überschäumende Energie und kühlt, wenn Sie wieder mal ins Schwitzen geraten sind – ein Schälchen Joghurt mit Hirseflocken und frischem Obst wirkt da Wunder. Die Traditionelle Chinesische Medizin empfiehlt Hirse als Stärkungsmittel für Milz und Nieren, verordnet ein Hirsegericht gegen Unruhe und trockenen Mund. Nach der Irisdiagnose entspricht das genau Ihrem Ernährungsplan, da Sie als dynamischer Bewegungstyp regelmäßig ein kulinarisches „Stoppschild" brauchen, damit Sie nicht übers Ziel hinausschießen. Hirsekörner und Flocken bekommen Sie in Reformhäusern und Naturkostläden, es gibt sie aber auch in Supermärkten.

**! DIÄT-TIPP** Nehmen Sie Flocken für Müsli und Süßspeisen, die ganzen Körner für Hauptgerichte und Beilagen.

### KIRSCHEN

Es gibt verschiedene Sorten: weiche dunkle Herzkirschen oder hellere knackige Knorpelkirschen. Welche Sie wählen, spielt keine Rolle. Doch essen Sie die köstlichen Sommerfrüchte während der Saison ab Ende Mai bis Mitte Juli so oft wie möglich: Sie stärken unsere Energie, weil sie den Aufbau von Blut unterstützen.

**! EINKAUFS-TIPP** Helle Kirschen sind nicht unreif, sondern eine bestimmte Sorte. Reife Kirschen erkennen Sie an den grünlichen Stielen. Bei Überreife vertrocknen die Stängel oder fallen sogar ab. Regen während der Erntezeit lässt die Früchte aufplatzen. Solche Kirschen werden selten verkauft; jedenfalls muss man sie preiswerter bekommen und sofort verbrauchen, da sie sehr schnell faulen.

## KOKOSCREME

Wichtig für Ihren Ernährungstyp: Kokos kühlt den Organismus. Verwechseln Sie die Creme, oft auch Kokosmilch genannt, aber nicht mit der klaren Flüssigkeit in der frischen Nuss – übrigens ein wunderbarer Durststiller.

Die Creme wird aus dem zerkleinerten, mit Wasser vermischten und ausgepressten Fleisch der Kokosnuss hergestellt, und wie bei Olivenöl ist die dickflüssige Milch aus der ersten Pressung die beste. Die süße und wunderbar aromatische Creme macht scharfes Essen für Ihren Gaumen milder, bewahrt jedoch die infektabwehrende Wirkung von Chili und Pfeffer.

## PAKSOI

Sie neigen zum Schwitzen, Paksoi zählt zum „kühlen" Gemüse. Außerdem schmeckt der attraktive Kohl ganz ausgezeichnet – ähnlich wie Chinakohl, jedoch milder und eine Spur erdig. Er ist das richtige Gemüse für den Wok und bewahrt sein Aroma am besten, wenn Sie die Blätter schräg wie Räucherlachs aufschneiden.

In seiner Heimat Südostasien kultiviert man Paksoi seit mehr als 2000 Jahren. In Europa ist Paksoi seit Mitte des 18. Jahrhunderts bekannt; vermutlich haben holländische Kaufleute die Samen mitgebracht. Heute gehört die Pflanze in Asien, Europa und den USA zu den wichtigen Gemüsesorten. Dennoch wird Paksoi bei uns oft noch mit Mangold und sogar Löwenzahn verwechselt, denn er bildet keine Köpfe wie der verwandte Chinakohl, sondern nur eine dicke Blattrosette. Seine weißen, flachen und etwa 3 cm breiten Stiele erweitern sich zu schönen dunkelgrünen Blättern.

**! EINKAUFS-TIPP** Paksoi ist im normalen Gemüsehandel und in Asienläden leicht zu bekommen. Gute Qualität erkennt man an den saftigen, unverletzten dunkelgrünen Blättern und dicken, fleischigen Stielen ohne braune Flecken. Kleinere Stauden sind gewöhnlich zarter als große.

## PFLAUMEN

Dynamischen Menschen wie Ihnen hilft der Griff zur Mineralwasserflasche allein nicht; auch die Nahrung muss kühlen, Körpersäfte aufbauen und so unser Inneres befeuchten, wie es in der östlichen Heilkunde treffend heißt. Frische Früchte und ihr Saft kühlen Ihren Organismus und stillen den Durst, den Sie vermutlich immer wieder spüren. Sie halten auch die Verdauung auf sanfte Weise in Schwung; Trockenpflaumen dagegen, am Abend in Wasser eingeweicht und morgens auf nüchteren Magen gegessen, räumen richtig auf, wenn nichts mehr geht. Das müssen Sie bei Ihrem Ernährungsplan berücksichtigen – wer einen schnellen Stoffwechsel hat, lässt getrocknete Pflaumen und Zwetschen ganz weg und isst eben nur das frische Obst: in der kurzen Saison am besten jeden Tag drei bis vier schöne, wirklich reife Früchte.

**! EINKAUFS-TIPP** Die Farbe der Früchte sagt nichts über die Reife aus: Pflaumen gibt es in Blau, Violett, Gelb oder Rötlich-Orange, blaue Zwetschen mit grünlichem Fruchtfleisch. Wichtig ist, wie die Frucht sich anfühlt: Sie gibt auf sanften Druck nach, ohne matschig zu wirken. Richten Sie sich auch nach der Saison: Pflaumen aus heimischem Anbau gibt es von Mitte Juli bis Anfang September, gute, preiswerte Zwetschen ab Mitte September.

## RINDFLEISCH

Das relativ fettarme Fleisch heizt Ihrem Ernährungstyp nicht so ein wie zum Beispiel Schwein oder Lamm. In China, wo man bei Tisch auf Gesundheit ebenso achtet wie auf höchste kulinarische Qualität, isst man regelmäßig Rindfleisch. Nach der Traditionellen Chinesischen Medizin stärkt es die Mitte unseres Körpers, also Milz und Magen. Es schenkt Lebensenergie, weil es beim Aufbau von Blut hilft und die Leber unterstützt.

**EINKAUFS-TIPPS**

- Jungrindfleisch oder „Baby Beef" stammt von Tieren unter einem Jahr. Es hat feine Fasern und liegt im Geschmack zwischen Kalb- und Rindfleisch.
- Jungbullenfleisch stammt von männlichen, nicht kastrierten Tieren, die im Stall gehalten und im Alter von 16 bis 22 Monaten geschlachtet werden. Es hat wenig Fett, relativ grobe Fasern und weiße Fettadern.
- Färsen (weibliche Tiere) und Ochsen (kastrierte männliche Tiere) werden im Stall und auf der Weide gehalten und im Alter von 20 bis 30 Monaten geschlachtet. Das Fleisch ist von hoher Qualität: mit hellen Fettadern marmoriert, zart, aromatisch und feinfaserig.

## SALBEI

Er schenkt Ruhe, wenn Sie so viel Power in sich spüren, dass Sie nicht mehr abschalten können. Salbei heilt, indem er innere Spannungen abbaut. Er wirkt gegen Entzündungen, löst den Husten bei Erkältungen und hält die Schleimhäute feucht. Und er fördert durch seine Bitterstoffe den Gallenfluss – hilfreich, wenn Sie mal mehr Fett erwischt haben.

**KOCH TIPP** Salbei schmeckt nur als frisches Kraut, nicht getrocknet. Und am besten entwickelt sich sein volles Aroma beim Braten und Schmoren. Deshalb sollten Sie die Blättchen immer zuerst in etwas Öl leicht anbraten, auch wenn Sie Salat oder andere kalte Gerichte damit würzen.

## WAKAME

Das Meeresgemüse ist durch die makrobiotische Küche auch bei uns relativ bekannt. Wichtig für Ihren Ernährungstyp: Die Algen helfen Ihnen, Fisch und Fleisch zu sparen, denn sie liefern reichlich Jod und Eisen. Dabei heizen sie Ihnen nicht so ein wie tierische Lebensmittel. Wakame gedeiht am besten in kalten, starken Meeresströmungen vor den Küsten von China, Japan und Korea. Der überwiegende Teil von Wakame wird kultiviert. Die dunkelgrünen Algen wachsen in 6 bis 10 Meter Wassertiefe bis zu 1 Meter lang; sie wirken mit dem dicken zentralen Thallus und den unregelmäßigen Streifen auf beiden Seiten wie überdimensionale Federn. Die Ernte dauert von Februar bis Juni und erfolgt gewöhnlich von Booten aus: Mit langstieligen Rechen kämmt man die Pflanzen von der Wasseroberfläche, bis sie sich vom Meeresgrund lösen. Gleich danach werden sie in Meerwasser gespült und frisch auf den Markt gebracht oder zum Trocknen aufgehängt.

## 10 Tipps für Rohkost und Salat

**Nummer eins:** Wenn Sie die Salatschüssel vorweg zu gesund finden und lieber gleich was Handfestes wollen – schließen Sie einen Kompromiss: Servieren Sie sich erst einmal eine kleine Salatportion als Beilage.

**Nummer zwei:** Nehmen Sie fürs Dressing weder saure Sahne noch Joghurt, denn Sie sollten mit der Rohkost nicht zu viel Säure aufnehmen.

**Nummer drei:** Vegetarische Salate sind besonders gut für Sie, weil sie wenig Fett enthalten.

**Nummer vier:** Essen Sie Rohkost und Salate lieber saftig, nicht ölig. Mischen Sie das Dressing mit Gemüsesaft, mildem Orangensaft, im Sommer auch mit reifen, zerdrückten Tomaten.

**Nummer fünf:** Sie mögen gerne handfeste Salate mit Kartoffeln oder Nudeln? Dann nehmen Sie für die Sauce eine kräftige Gemüsebrühe statt üppiger Mayonnaise oder Remoulade. Kartoffelsalat schmeckt auch mit hauchdünnen Streifen von Endivie oder Salatgurkenscheibchen, Nudelsalat mit gewürfelten Äpfeln und Essiggurken.

**Nummer sechs:** Damit Sie das gesunde Grün auch genießen können, mischen Sie es mit Fantasie: Erdbeeren und Pfirsiche passen ausgezeichnet zu Blattsalaten, Kirschen zu hauchdünnen Kohlrabischeiben. Gebratene Salbeiblättchen schmecken zu Tomaten, Honigmelonen zu Gurken. Ein Löffel Preiselbeerkompott macht Chicorée bunter und besser.

**Nummer sieben:** Ihr großer Salat als Hauptgericht braucht einen Überraschungs-Kick, zum Beispiel aus der der Cross-over-Küche: ein paar Scheibchen Papaya mit Zitrussaft, Frühlingsrollen (gibt es im Supermarkt tiefgefroren zum Aufbacken), fein zerkleinerte frische Ananas oder ein paar limettengewürzte Filetstreifen aus dem Wok.

**Nummer acht:** Frischkornmüsli verdauen Sie vermutlich zu rasch. Essen Sie lieber sanfte Mischungen mit gerösteten oder zarten Flocken – da hat Ihr Darm zu tun, ist aber nicht überfordert. Wichtig bei Fertigmüsli: Lesen Sie die Zutatenliste und meiden Sie Produkte, bei denen Fett, Zucker, Sirup, Honig und Malzextrakte an vorderer Stelle stehen. Diese Mischungen heizen Ihnen zu sehr ein.

**Nummer neun:** Kürbiskerne tun der Blase gut – streuen Sie die aromatischen Samen also häufig über Ihren Salat. Sanft ohne Öl geröstet, schmecken sie noch aromatischer.

**Nummer zehn:** Sprossen sollten Sie nur in Miniportionen essen, damit Ihr Darm nicht streikt – ein Sträußchen über der Rohkost reicht vollauf. Oder Sie nehmen gleich frisch gezogene Kresse – ihr Grün ist ebenso gesund und vitaminreich wie Sprossen, aber viel besser verträglich für Sie.

- Sprossen gibt es in Naturkostläden, Reformhäusern, Asienshops, Supermärkten und bei vielen Gemüsehändlern.
- Auf allen Sprossen wachsen Keime. Deshalb immer die Ware aus dem Kühlregal nehmen und beim Folienbeutel darauf achten, dass er nicht gebläht ist.
- Viele Menschen vertragen rohe Sprossen nicht so gut; deshalb auch für Salat oder Rohkost die Sprossen kurz blanchieren.
- Selbst gezogene Sprossen erst kurz vor dem Servieren ernten.
- Gekaufte Sprossen nur im Kühlschrank und maximal einen Tag aufbewahren.

## Typgerecht kochen

Fett sparen ist für Sie das Prinzip beim Garen, das heißt beim Braten im Wok, Dünsten und Grillen. So entlasten Sie Leber und Galle. Ein weiterer Vorteil: Diese edlen Garmethoden zeigen Ihnen, wie viel Genuss die moderne Küche bietet. Sie entsprechen auch den Lebensmitteln, die für Ihr Wohlbefinden sorgen: mediterranes Gemüse und saftiger Fisch, gutes Öl und südliche Kräuter.

### AM BESTEN FÜR SIE

- **Braten im Wok:** Schont die Nährstoffe, spart Fett und erhält das feine Aroma aller Produkte. Wok-Gerichte entsprechen exakt Ihrem Ernährungsplan, da Sie Miniportionen von Fleisch, Fisch und Geflügel mit viel Gemüse und/oder Nudeln braten können.
- **Dünsten:** Ideal für Gemüse, Fleisch, Geflügel und Fisch, weil es Biss und Saft erhält. Die Dünstflüssigkeit runden Sie mit frisch zerkleinerten Kräutern und einem Löffelchen saurer Sahne, magerer Kaffeesahne oder Schmant ab und servieren Sie als Sauce.
- **Kochen:** Kräftige Suppen im Winter, am besten mit wenig Fleisch, aber viel Gemüse, und leichte Brühen im Sommer gehören zu Ihrem Ernährungsplan. Damit holen Sie sich einen guten Teil Ihres täglichen Flüssigkeitsbedarfs.

### GUT, ABER NICHT JEDEN TAG

- **Grillen:** Als fettarme, nährstoffschonende Garmethode ausgezeichnet. Doch Fleisch, Fisch und Geflügel sind Säurebildner, die Sie mit basenbildenden Zutaten wie Salat und Rohkost kombinieren müssen. Gut sind gegrillte Kartoffeln mit einer Sauce aus Joghurt, Tomaten und Kräutern.
- **Backen und gratinieren:** Sie mögen saftige Aufläufe und knusprige Gratins besonders gern. Bereiten Sie die Gerichte mit wenig zart schmelzendem Käse wie Fontina, Provolone oder Mozzarella zu. Fett-Schwergewichte mit viel Sahne, Eiern oder dicker Käsekruste sollten Sie meiden.

### LOHNT DEN VERSUCH

- **Dämpfen:** Diese kühle Garmethode empfinden Sie vermutlich als angenehm. Gedämpftes ist fettarm, also gut geeignet für Ihren Ernährungstyp. Da Sie gerne Buntes auf dem Teller mögen, essen Sie zum Fisch gemischten Salat, servieren Gemüse aus dem Dämpfkörbchen mit roter Tomatensauce und blütenweißem Reis.

### WAS SIE LIEBER SELTEN WÄHLEN

- **Braten im Ofen:** Ab und zu schadet der Braten nicht. Wählen Sie mageres Roastbeef oder Geflügel, wenn Sie Freunde zum Essen einladen, und servieren Sie reichlich Gemüse und Salat, Kartoffeln oder Brot zum Fleisch.

- **Schmoren:** Der große Schmorbraten ist zu üppig für Sie. Die Alternative sind kleine Schmorgerichte mit wenig Fleisch und viel Gemüse (Rezept Seite 249: Rinderragout mit Gemüse).

**DARAUF SOLLTEN SIE ERST EINMAL VERZICHTEN**

- **Frittieren:** Die fettreichste aller Garmethoden reizt Leber und Galle unnötig. Wenn Sie Gebratenes essen wollen, nehmen Sie lieber den Wok oder die Pfanne. Dann und wann eine Portion Pommes frites, tiefgefroren und im Backofen zubereitet, sollte genügen.

## Dunkelblaue Augen

### Ein paar Worte zu Ihrem Typ

Sie wirken ruhig und ausgeglichen. Freunde schätzen Ihre Zuverlässigkeit, Ihre Bereitschaft, sich gründlich mit allen anfallenden Problemen zu beschäftigen. Was Sie sich vornehmen, erledigen Sie auch – sehr zur Freude Ihrer Kollegen, die gerne auf Ihre Ideen und Ihr Organisationstalent bauen. Bei alldem kommen Sie oft zu kurz, und das spüren Sie dann recht deutlich: Sie leiden an Schlaflosigkeit, Ihr Körper reagiert auf Stress geradezu überfließend – im wahrsten Sinne des Wortes. Da Sie zu den lymphatischen Konstitutionstypen gehören, produzieren Sie eine Menge Flüssigkeit: Die Nase läuft, die Augen tränen, die Blase fühlt sich ständig übervoll an.

Chaos passt nicht zu Ihnen, und Sie lieben es auch beim Essen nicht, denn das muss man wieder „aufräumen" – der Bauch macht Zicken, die Nieren zwacken, die Haut wirkt müde, die Waage zeigt ein paar Kilo mehr an. Und weil Sie Ihre Energie nicht gerne mit Aufräumen verschwenden, lieben Sie auch Diäten nicht besonders – obwohl Sie sich daran halten.

Da wird Ihnen die Augenfarben-Diät gerade recht kommen: Beim Essen merken Sie nämlich gar nicht, dass Sie gerade wieder Ordnung schaffen in Seele, Geist und Körper. Sie können sich entspannen, weil Sie täglich bekommen, was Sie ohnehin so gerne mögen: reichlich Salat und Gemüse, Nudeln, Reis und Kartoffeln, vollwertiges Müsli und saftiges Obst, kräftiges Vollkornbrot, ab und zu gute Hülsenfrüchte. Und das alles so fein gewürzt, wie es sich für eine vorwiegend vegetarische Ernährung gehört. Schließlich leben die meisten „Veggie-Gourmets" in den Ländern mit hervorragender Kochtradition: Indien, China, Thailand und Vietnam. Die viel geliebte mediterrane Küche aus Italien, der Türkei und Nordafrika bringt Ihnen mehr Gemüse als Fleisch auf den Teller, serviert Ihnen Getreide und Hülsenfrüchte in wunderbarer Vielfalt.

Bei Ihrem Konstitutionstyp brauchen Sie die Wärme sehr notwendig und müssen deshalb Ihrem Körper richtig Brennstoff zum Einheizen geben. Da Sie aber Fett nicht so gut vertragen, holen Sie sich die nötige Energie mit Kohlenhydraten: Vielleicht zählen deshalb auch so viele Menschen Ihres Ernährungstyps zu den „Vollwertköstlern" im besten Sinn – nicht strikt fleischlos, sondern Anhänger einer guten, modernen und vernünftigen Ernährung, die pflanzliche Lebensmittel in den Vordergrund rückt.

## 10 Tipps für Wellness, Ernährung und Gesundheit

### NICHTS ÜBERTREIBEN!

Wer nur Rohes isst, kriegt beileibe nicht alle wichtigen Inhaltsstoffe. Manche davon können wir sogar besser in gegartem Gemüse verwerten: Beta-Karotin aus Möhren zum Beispiel ist so fest in der Zelle eingeschlossen, dass der Körper es aus Möhrengemüse gut aufnehmen kann. Roh müssen Sie die Wurzeln ganz fein raspeln, um denselben Effekt zu erzielen. Manche sekundären Pflanzenstoffe entfalten die stärkste Wirkung erst nach dem Erhitzen: Zellschützende Lycopene in Tomaten zum Beispiel nutzen Ihnen in Spaghettisauce, Suppe oder auf der Pizza mehr als im Tomatensalat.

## MILCHPRODUKTE LIEFERN VITAMINE UND MINERALSTOFFE

Ein Glas Milch deckt etwa ein Viertel Ihres Tagesbedarfs an Vitamin D. Das ist in der dunklen Jahreszeit wichtig, wenn unsere Haut nur wenig Vitamin D produzieren kann. Ebenso versorgt Milch Sie mit etwa einem Viertel der nötigen Tagesration an Eiweiß – wichtig für alle, die lieber vegetarisch essen. Wählen Sie fettarme Milch, wenn Sie Ihr Gewicht halten wollen, Vollmilch, wenn Sie zunehmen müssen.

## VERGESSEN SIE DIE KALORIEN

Vielleicht haben Sie als Kind schon für Nudeln und Reis geschwärmt und konnten von Kartoffeln nicht genug kriegen. Später haben Sie dann Couscous und Bulgur entdeckt. Und am liebsten würden Sie täglich diese angeblichen Dickmacher essen. Tun Sie es: Sie kriegen bei Ihrer Mahlzeit zwar mehr Kalorien auf den Teller als mit magerem Putenschnitzel und Salat. Nur: Sie bekommen auch viele Ballaststoffe mit diesem kohlenhydratreichen Essen. Und das macht satt, aber nicht dick.

## SORGEN SIE FÜR ORDNUNG IM BAUCH

In Stressphasen müssen wir besonders auf unsere Schwachstellen achten. Bei Ihrem Ernährungstyp sind es Magen und Darm, Leber und Galle. Arbeitsessen können da zur Qual werden. Beugen Sie vor mit einem Löwenzahntee, den Sie rechtzeitig trinken – in Portionsbeuteln gibt es ihn im Reformhaus. Im Restaurant wählen Sie dann so aus: Beim Italiener als Vorspeise Salat, den Sie sich selbst mischen – mit mildem Balsamico und wenig Olivenöl. Als Hauptgericht nehmen Sie Pasta – ruhig mit Tomaten und Schärfe, doch ohne Sahnesauce. Selbst Speck in den Penne arrabbiate darf sein, doch die Carbonara mit Ei und Sahne zusätzlich machen Ihnen vermutlich Probleme. Als Nachspeise ebenfalls nichts Sahniges. *Panna cotta* macht für gewöhnlich keine Probleme, da die „gekochte Sahne“ halb so fett ist wie ihr Name klingt: Sie wird mit Gelatine gebunden. Wer die Möglichkeit hat, beim Chinesen zu essen, nimmt vorweg süßsaure Suppe, danach ein Gericht mit Frühlingszwiebeln, Sojasprossen und schwarzen Pilzen – beide „streicheln“ den Bauch und spenden Energie. Ob Sie das Gericht mit Hühnerfleisch,

Rind oder Tofu wählen, spielt keine Rolle. Nur Ente könnte Ihnen zu fett sein. Essen Sie international, meiden Sie ebenfalls Cremesuppen und Sahnesaucen. Am besten wählen Sie Salat vorweg – wenn möglich sogar den Bistrosalat als Hauptgericht.

## GÖNNEN SIE SICH RUHE

Sie fordern viel von sich. Deshalb müssen Sie immer wieder abschalten. Gönnen Sie sich also mehr Pausen mit meditativer Ruhe. Dazu legen Sie sich bequem auf den Rücken – die Unterlage sollte eben, aber weich sein. Versuchen Sie, wirklich flach zu liegen. Sie müssen spüren, dass Schulterblätter und Wirbelsäule die Unterlage berühren. Nun lassen Sie beide Hände mit den Handflächen nach unten auf dem Bauch ruhen und atmen dabei ganz ruhig – 15 oder 20 Minuten. Der Atem sollte nicht in Ihrem Brustkorb stecken bleiben, sondern in den Bauch fließen. Schließen Sie die Augen bei dieser Übung, das schafft zusätzlich Ruhe.

## ENTSPANNEN SIE ÜBER DIE HAUT

Unser wichtigstes Organ für den Kontakt zur Außenwelt ist die Haut. Gerade sie reagiert stark auf innere und äußere Zwänge. Und über die Haut können wir uns auch von einem Teil dieser Zwänge befreien – deshalb empfinden wir eine Massage als so wohltuend, deshalb atmen wir gerne das neue Parfüm ein, das wir auf unsere warme Haut getupft haben.

Lavendelblüten beruhigen Sie umfassend, weil sie über das Zentralnervensystem wirken und zudem einen angenehmen Duft ausströmen. Für eine Entspannungscreme nach einem Stresstag besorgen Sie sich 100 Gramm parfümfreie Reinigungscreme in Reformhaus oder Apotheke. Die Creme eventuell ganz leicht erwärmen, damit sie geschmeidig ist. Geben Sie dazu 1 Teelöffel getrocknete Lavendelblüten – selbst gepflückt oder ebenfalls gekauft. Die Creme in einem verschlossenen Schraubglas im Kühlschrank aufbewahren. Für die Anwendung die Creme abends gleichmäßig auf Gesicht, Hals und Dekolleté auftragen und leicht einmassieren. Etwa 10 Minuten einwirken lassen, mit warmem Wasser gut abspülen. Nach dem Abtrocknen nehmen Sie Ihre gewohnte Nachtcreme und gehen Sie bald zu Bett.

### SALAT ZUR BERUHIGUNG

Sie mögen ungewöhnliche Lebensmittel, die andere Menschen als „Gesundheitskost“ misstrauisch beäugen. Probieren Sie Pastinaken: Die weißen oder leicht gelben Wurzeln erinnern im Geschmack an eine höchst delikate Mischung aus Möhren und Petersilie – gerade diese beiden Pflanzen passen ja ausgezeichnet zusammen. Für Ihren Ernährungstyp eignen sich Pastinaken so gut, weil sie einen durch zu viel scheinbare Ruhe gereizten Darm tatsächlich beruhigen. Für Pastinakensalat schälen Sie die Wurzeln wie Möhren und schneiden sie in dünne Scheiben oder Stifte. Dann kurz, aber kräftig in einem Löffelchen Olivenöl braten. Etwas abgekühlt mit zerkleinerten, rohen und vollreif-saftigen Zwetschen und/oder Birnen und einem milden Apfelessig-Dressing mischen.

### GENUSS IST GESUND

Kennen Sie das? Sie essen gut und vollwertig, meist vegetarisch und richtig gesund. Bei einem saftigen Schnitzelchen aber, einem knusprigen Hähnchenschenkel, einem Stückchen Konfekt oder Schokolade meldet sich Ihr Gewissen, weil Sie da wieder mal „über die Stränge schlagen“. Keine Sorge: Genuss schadet Ihnen nicht. Eine vernünftige Ernährung muss man nicht so buchhalterisch streng durchziehen. Gehen Sie es etwas lockerer an und gönnen Sie sich, wonach Sie gelüstet.

### SCHLUSS MIT DER GEHEIMNISKRÄMEREI

Hatte Diäthalten für Sie bisher immer etwas von Heimlichtuerei an sich? Weil Sie vermeintlich gesündigt hatten und das keiner wissen durfte? Und um Ihre „Fehler“ auf dem Teller zu korrigieren, mussten Sie sich dann wieder mal richtig „am Riemen reißen“ und nur noch Möhrchen knabbern, Molke trinken und ein Paket Weizenkleie leer essen? Vergessen Sie das schlechte Gewissen – schotten Sie sich nicht von anderen ab, um sich tage- und wochenlang nur noch mit Ihrer Diät zu beschäftigen. Das macht Ihnen erstens keinen Spaß und birgt zweitens eine Falle, in die wir alle immer wieder tappen: Selbstbetrug. Wer eine Diät als selbst auferlegte Buße angeht, möchte irgendwann wie Phönix aus der Asche wieder auftauchen – schlank, rank und endlich diszipliniert. Fürderhin dreht man jeden Bissen auf dem Teller um, damit man nur nicht ins Schlemmen gerät, meidet Fett wie der Teufel das Weihwasser, stimmt Loblieder auf Gemüse an und isst vorweg eine Rohkostplatte, obwohl man viel lieber ein heißes Süppchen hätte. Die Augenfarben-Diät will Sie davor bewahren – folgen Sie diesem Weg raus aus dem stillen Kämmerlein. Sprechen Sie mit Ihrer Freundin über Ihre Diät. Vermutlich können Sie dabei eine ganze Menge Erfahrungen austauschen.

### TEE TRINKEN

Manchmal ist es mit Ihrer Ruhe vorbei, dann läuft Ihnen die Galle über. Zwei verschiedene Kräutertees helfen da. Probieren Sie aus, welcher Geschmack Ihnen mehr zusagt: Oregano oder Pfefferminze – wirksam sind beide. Für Oreganotee ein großes Bund des frischen Krautes mit siedendem Wasser übergießen, knapp 10 Minuten zugedeckt ziehen lassen und wieder herausnehmen. Den Tee mit etwas Honig süßen. Für Minzetee brauchen Sie pro Portion 3 bis 4 ganz frisch gepflückte Minzezweige – möglichst mit Blüten – und 1/4 l Wasser. Die Minze waschen, trockenschütteln und in eine große Kanne geben. Mit dem siedenden Wasser übergießen und 5 Minuten ziehen lassen. Mit Honig oder Kandiszucker würzen.

**LEBERKUNDE** Sie kennen die Leber als „Gallenfabrik". Sie produziert den gelben Saft, die Gallenblase nimmt ihn auf. Sobald die Verdauung beginnt, braucht der Körper die Gallenflüssigkeit. Doch manchmal funktioniert das Zusammenspiel der beiden Organe nicht. In China hat man dafür ein sprechendes Bild: Die Energie, eigentlich für die Verdauungsarbeit vorgesehen, wird an Ort und Stelle nicht gebraucht, weil zwar das „Material" (die Nahrung), doch kein „Arbeiter" (die Gallenflüssigkeit) zur Verfügung steht. Ungebändigt schießt sie nach oben, und Ihnen wird übel vor lauter Völlegefühl. Wird die Energie dagegen richtig nach unten abgeleitet, weil genügend Galle zum Verdauen bereitgestellt ist, geht es Ihnen auch nach einem üppigen Essen sehr gut.

## 10 Top-Lebensmittel für Ihren Typ

Wer gut und gesund isst, nutzt die ganze reiche Fülle unserer Lebensmittel. Einige davon sollten gerade Sie besonders oft genießen.

### APRIKOSEN

Sie helfen bei trägem Darm, bauen unsere Körpersäfte auf und stillen den Durst. Außerdem gehören sie zu den Früchten, die relativ viel Eisen enthalten – in Verbindung mit dem ebenfalls enthaltenen Vitamin C kann Ihr Körper es sehr gut verwerten. Doch halten Sie sich an die Saison ab Ende Juni, denn nur reifes Obst schmeckt so gut, dass Sie es auch gerne essen. Und es nützt dem Körper auch nur, wenn die Inhaltsstoffe voll entwickelt sind. Hervorragende Aprikosen wachsen zum Beispiel in der fruchtbaren, warmen ungarischen Tiefebene und in der Türkei. Im Vergleich zu großen französischen Früchten mit rot angehauchten Bäckchen wirken diese walnussgroßen und blässlich-gelben „Zuckeraprikosen" wenig attraktiv. Doch sie sind wunderbar süß mit angenehmer Säure, weich, aber nicht mehlig. Reife Aprikosen gehören nicht in den Kühlschrank – die Kälte macht sie trocken und runzelig und nimmt ihnen das Aroma.

**! EINKAUFS-TIPP** Die Reife von Aprikosen können Sie nicht sehen, nur fühlen: Harte Früchte sind unreif. Zum Nachreifen lässt man sie auf einer weichen Unterlage bei Zimmertemperatur liegen. Ob sich der Stein leicht ablöst oder die Frucht schön gefärbt ist, hängt mit der Sorte, nicht mit dem Reifegrad zusammen.

### BROMBEEREN

Die niedrigen Sträucher mit den stacheligen Ranken säumen viele Spazierwege im Wald – oft so dicht und unüberwindbar wie die Hecke um Dornröschens Märchenschloss. Brombeeren blühen im Mai, und ihre zarten weißrosa Blüten erinnern an ihre nahe Verwandtschaft mit der Rose. Ihre süß-säuerlichen, saftigen und wunderbar aromatischen Früchte reifen von August bis Ende September. Und da sollten Sie Brombeeren häufig essen: Die roten Anthozyane stärken das Immunsystem, der Ballaststoff Pektin wirkt gegen zu viel Cholesterin im Blut und sorgt für eine gesunde Darmflora. Der relativ hohe Eiweiß- und Eisengehalt nützt Ihnen, wenn Sie häufig vegetarisch essen – Brombeeren liefern auch so viel Vitamin C, dass der Körper das Eisen gut verwerten kann. Beim Einkaufen sehen Sie sich die Blütenböden an, die noch in den Beeren stecken: Anders als reife Himbeeren, die man beim Pflücken von diesem zapfenähnlichen Gebilde abzieht, bleiben Brombeeren daran haften und lösen sich so vom Strauch. Bei reifen Beeren ist die „Bruchstelle" blau oder rötlich, bei unreifen ist der Blütenboden cremeweiß.

**! KOCH-TIPP** Brombeeren gründlich und nur ganz kurz waschen, damit sie saftig bleiben, aber nicht matschig werden: In einer großen Schüssel mit reichlich kaltem Wasser vorsichtig bewegen. Mit den Händen auf ein Sieb geben und abtropfen lassen. Angeschimmelte Früchte müssen Sie wegwerfen.

### HAFER

Ihrem Ernährungstyp entspricht dieses Getreide ausgezeichnet, da Sie „warme" Lebensmittel brauchen, die Ihren Bauch gewissermaßen von innen massieren. Wenn Ihnen klamm ist, wenn der raue Herbstwind durch die Glieder fährt, macht ein Hafersüppchen angenehm warm. Wenn der Verdauungstrakt in Unordnung geraten ist, bringt ein dünner Haferbrei alles wieder ins Lot, beseitigt Übelkeit und Durchfall.

Ernährungswissenschaftler rechnen Hafer zu den gesündesten Getreidearten: Er kräftigt Muskeln, Sehnen und Nerven, stärkt Herz und Magen. Die Schotten schwören auf Haferbrei zum Frühstück. Tatsächlich hält der schottische Porridge so lange vor wie kein Müsli – vielleicht, weil er mit dicker Sahne und einer Menge Zucker erst richtig gut schmeckt.

**! EINKAUFS-TIPP** Haferflocken bestehen aus den gequetschten Körnern. Aus besonders großen werden kernige Flocken, die kleineren schneidet man zu Grütze und presst sie dann ebenfalls zwischen Walzen zu zarten Flocken. Aus Hafervollkornmehl schließlich werden Schmelzflocken gepresst.

### INGWER

Die frische Knolle hilft bei der Verdauung, lindert Bauchkrämpfe und Blähungen. Inzwischen weiß man auch, dass Ingwer zu den pflanzlichen Lebensmitteln gehört, die krebserregende Substanzen „entschärfen". Vermutlich wirkt er auch gegen Stress, was ihn zu Ihrem Leibgewürz machen könnte: Schließlich müssen Sie immer gegen Stress angehen, der sich häufig in nervösen Magenbeschwerden oder regelrechtem Bauchgrimmen äußert.

Bei Ingwer gibt es große Qualitätsunterschiede, die sich auch in der Heilwirkung der Knolle bemerkbar machen: Frischer Ingwer schmeckt milder und ist gesünder als getrocknete Stücke oder Ingwerpulver. Bei der frischen Knolle kommt es zudem auf das Alter an: Junger Ingwer ist fruchtig, zart und saftig, älterer scharf und grobfaserig. Gute Qualität bekommen Sie in Asien- und Feinkostläden, auf großen Märkten und bei manchen Gemüsehändlern. Auch Supermärkte bieten manchmal gute, frische Ware an.

Die Frische erkennen Sie beim Einkaufen: Die Knollen müssen gleichmäßig weißlich oder gelbbraun und prall sein. Das Alter der Knolle können Sie leider erst beim Aufschneiden feststellen: je älter, desto faseriger das Fleisch. Zum kurzen Aufbewahren – circa eine Woche – wickeln Sie frischen Ingwer zuerst in Küchenpapier, dann in einen Folienbeutel und legen das Ganze ins Gemüsefach des Kühlschranks.

**! KOCH-TIPP** Frischer, fein zerkleinerter Ingwer passt gut zu Gemüse: Blumenkohl, Weißkohl, Kohlrabi, Kürbis, Spinat und Zucchini. Sie können ihn mit Kartoffeln braten, im Sauerkraut schmoren, Füllungen für Geflügel damit zubereiten, in Chutneys und Pickles mit Gemüse und/oder Obst mischen. Würzklassiker ist er natürlich in Asien: Ingwer gehört zu Curry- und Wok-Gerichten, zu Frühlingsrollen, Wan-Tans und asiatischen Suppen.

### KORIANDER

Essen Sie das frische Kraut: Es fördert Blutzirkulation und Harnausscheidung. Koriander ist typisch für die Küchen in Nordafrika, Thailand und Mexiko. Bis gegen Ende des letzten Jahrhunderts war Koriandergrün auch in Mittel- und Westeuropa ein ganz normales Küchenkraut. Dann hat man nur noch die Körner als Brotgewürz genommen, das Grün aber vergessen und erst durch die Kochkunst fremder Länder wieder entdeckt. Die zarten Wurzeln können Sie ebenfalls essen – sie schmecken noch etwas intensiver als das Kraut.

**!** **KOCH-TIPP** Frischen Koriander müssen Sie mit einem scharfen Messer oder der Küchenschere ganz sauber schneiden, damit er sein köstliches Aroma entwickelt. Achtung: In der Kräutermühle zerkleinert oder gehackt, riecht er unangenehm und schmeckt nicht mehr so würzig.

### LAMMFLEISCH

Genau wie für Menschen mit grünen Augen ist auch für Sie Lamm das beste Fleisch. Es stärkt Ihre Nieren und wärmt Ihren Körper von innen. Deshalb gehört es immer wieder auf Ihren Speiseplan, auch wenn Sie Fleisch nur selten essen wollen. Das zarte, aromatische Fleisch von Lämmern ist hellrot, die feinen Fettadern sind weiß bis leicht gelblich. Stücke aus der Keule oder Schulter eignen sich zum Braten im Wok genauso gut wie für die übliche Zubereitung in Pfanne oder Schmortopf.

### LINSEN

Sie brauchen Hülsenfrüchte als pflanzliche Eiweißquelle, weil zu Ihrem Ernährungstyp nur Minimengen an Fleisch passen. Linsen sind besonders leicht verdaulich, auch für Menschen, die zu Blähungen und einem sehr geschwinden Stoffwechsel neigen. Am besten wählen Sie diese Hülsenfrüchte geschält und kochen Suppe davon. Linsenmus ist eine mediterrane Spezialität und schmeckt besonders gut zu frischem Brot. Eine breite Auswahl verschiedener Linsen bekommen Sie in türkischen Supermärkten und indischen Läden: Diese Länder sind für ihre abwechslungsreichen Linsengerichte berühmt.

### MEERRETTICH

Für Ihren Ernährungstyp kommt vor allem die ganze Wurzel in Frage: Frisch gerieben – zum Beispiel über Salate, an Suppen (Rezept Seite 258), gedünstetem Gemüse oder Fisch – regt Meerrettich Appetit und Verdauung an, bringt den Kreislauf in Schwung, wirkt gegen Infektionen und Fieber, fördert die Durchblutung der Schleimhäute und hält die Darmflora gesund.

„Rachenputzer" heißt Meerrettich im Volksmund, und das ist gewaltig untertrieben: Eine ordentliche Portion Meerrettich scheint noch das Gehirn zu putzen, so hoch steigt die prickelnde Schärfe der frischen Wurzel. Das liegt an den Senfölen, die auch in Rettich und Radieschen vorkommen. Mit dem Rettich ist er übrigens verwandt: Im Mittelalter nannte man ihn noch „merrettich", was so viel wie größerer Rettich bedeutete. Später, als man die Bedeutung des Wortes „mer" vergessen hatte, machte man „Meer" daraus und hielt die Wurzel für einen „Rettich, der übers Meer gebracht worden ist" – ein Gewürz aus der Neuen Welt. Doch Meerrettich stammt vermutlich aus Südosteuropa und ist schon jahrhundertelang bei uns heimisch.

### MU-ERR-PILZE

Die dunklen, fast schwarzen, muschelformigen Pilze entsprechen Ihrem Ernährungstyp: Sie sind reich an Eisen, stärken das Blut, fördern den Stoffwechsel und reinigen den Darm. Traditionell gehören sie zur chinesischen Küche; bei uns werden sie weder gesammelt noch gezüchtet. Dabei stammen die Pilze gar nicht aus China, sondern wachsen auch in Europa auf altem Holz.

Zu kaufen gibt es Mu-Err-Pilze nur getrocknet in Asienläden, den Lebensmittelabteilungen von Warenhäusern und manchen Supermärkten. Verwandt, aber noch edler ist die weiße Morchel, auch Silbermorchel genannt, die Sie ausschließlich in Asienläden kaufen können. Dieser elfenbeinfarbene Pilz erinnert in der Form an Mu-Err, wirkt aber fragiler – ähnlich wie eine Koralle. Er ist zarter im Aroma, ohne den erdigen Beigeschmack von Mu-Err.

### WEISSKOHL

Er stärkt die Nieren, kräftigt die Knochen und wirkt aufgrund der Glucosinolate präventiv gegen Tumoren. Außerdem enthält er reichlich Ballaststoffe und ist für Menschen, die viel Gemüse und wenig Fleisch essen, sehr gut verträglich. Wenn Sie an Ballaststoffreiches noch nicht gewohnt sind, müssen Sie den Kohl fein schneiden und weich dünsten. Weißkohl ist übrigens das wirtschaftlich wichtigste Gemüse aus der großen Kohlfamilie – obwohl er als so typisch deutsch gilt, wird knapp die Hälfte der weltweiten Kohlernte in China, Japan und Korea gegessen. Im Reich der Mitte nutzt man ihn seit dem 7. Jahrhundert als diätetisches Lebensmittel.

**! EINKAUFS-TIPP** Weißkohl gibt es das ganze Jahr über preiswert: Winterweißkohl gehört zum Lagergemüse, das sich in der richtigen Miete über Wochen ohne Qualitätsverlust hält. Zarten Frühweißkohl mit sattgrünen, bläulich schimmernden Blättern bekommt man aus neuer Ernte von Mitte Mai bis Ende Juni aus heimischem Anbau, dazu aus Norditalien. Frisch geernteter Herbstweißkohl kommt ab Ende August auf den Markt. Entscheidend ist immer die Frische beziehungsweise die richtige Lagerung: der Kohl duftet angenehm, die Köpfe glänzen, die Hüllblätter sind saftig und unbeschädigt. Qualitätsmängel sind unangenehmer Kohlgeruch – bei knackig-frischen Köpfen kann das auf zu viel Dünger hinweisen. Überlagerung erkennt man an welken Außenblättern, eingetrocknetem Strunk und am penetranten Geruch.

## 10 Tipps für Rohkost und Salat

**Nummer eins:** Probleme macht Ihnen Rohkost vermutlich nicht, denn zu Ihrer Ernährung gehört viel Vegetarisches. Dennoch: Nichts übertreiben und Ihre Augenfarben-Diät lieber mit kleinen Portionen beginnen.
**Nummer zwei:** Sorgen Sie für Abwechslung, damit Sie auch alle Nährstoffe bekommen: Blattsalate können Sie mit den „Gemüse-Früchten" wie Tomaten, Paprikaschoten und Gurken kombinieren. Oder mit Gemüse, das unter der Erde wächst wie Möhren, Rettich, Radieschen. Zu

rohem, ganz fein geschnittenem Spargel passen Wildkräuter, Rucola und Feldsalat am besten.

**Nummer drei:** Mischen Sie den Salat immer wieder mit Hülsenfrüchten. Denn wer vorwiegend vegetarisch isst, braucht mehr pflanzliches Eiweiß.

**Nummer vier:** Kombinieren Sie Rohkost mit gebratenem Gemüse wie Frühlingszwiebeln, Porree oder Brokkoli, mit Croûtons, gebratenen Salbeiblättchen oder Knoblauchstückchen – das regt den Stoffwechsel an.

**Nummer fünf:** Sie mögen gerne Salate als Hauptgericht, doch die üblichen Käse- und Schinkenstreifen, gebratenen Putenmedaillons und hart gekochten Eier finden Sie vermutlich recht langweilig. Nehmen Sie stattdessen etwas gebratenen Fisch, ein kleines Stückchen Lamm oder ein paar Streifen Rinderfilet.

**Nummer sechs:** Die gemischten Salate in der asiatischen Küche, die mit scharfen Saucen, Nüssen und frisch gekochtem, heißem Reis auf den Tisch kommen, stellen die Harmonie zwischen kühler vegetarischer Ernährung und heißen Zutaten her, die Sie von innen wärmen.

**Nummer sieben:** Zu Ihrem Ernährungstyp passt fein-süßes Dressing mit einem Löffel mildem Balsamessig, Fruchtsaft oder reifem zerdrücktem Obst besser als ein säuerliches mit Weinessig, Zitronensaft oder Joghurt.

**Nummer acht:** Frischkornmüsli als vollwertige Mahlzeit gleich zum Frühstück ist für Sie ideal. Wenn Sie morgens in Eile sind und lieber Fertigmüsli mögen: Nehmen Sie kernige Flocken mit Nüssen und der natürlichen Süße von Trockenfrüchten.

**Nummer neun:** Walnusskerne passen gut zum vegetarischen Essen, weil sie das Protein von Hülsenfrüchten so aufwerten, dass der Körper es wie Fleisch nutzen kann. Streuen Sie die Kerne grob gehackt und ungeröstet zum Beispiel über Bohnensalat und Rohkost mit Linsensprossen.

**Nummer zehn:** Sprossen gelten als vitaminreich und gesund. Wer an vollwertiges Essen gewöhnt ist, kann ruhig kräftige Sprossen von Linsen und Weizen wählen. Sonst nehmen Sie Alfalfa und Rettich, die ebenfalls den Darm regulieren. (Zur Aufbewahrung und Zubereitung von Sprossen siehe Kasten S. 125)

## Typgerecht kochen

In erster Linie geht es bei Ihnen ums Kohlenhydratreiche: Nudeln und Reis muss man kochen. Gemüse gelingt am besten im Wok, Kartoffeln schmecken gebraten und gratiniert. Das alles sind Garmethoden, die Ihnen die schöne Wärme geben, die Sie rund ums Jahr brauchen. Wenn andere schon schwitzen, löffeln Sie noch immer mit viel Vergnügen ein heißes Süppchen.

### AM BESTEN FÜR SIE

- **Braten im Wok:** Viel bekömmlicher als Braten und Schmoren, selbst wenn Sie empfindlich auf Röststoffe reagieren. Das kurze Garen im Wok schont die Nährstoffe, spart Fett und erhält das feine Aroma aller Produkte.
- **Kochen:** Für Nudeln und Reis, die kohlenhydratreichen Produkte und Favoriten Ihrer Ernährung. Gemüsesuppen und leichte Brühen decken auch einen Teil Ihres täglichen Flüssigkeitsbedarfs, der bei ballaststoffreicher Ernährung recht groß ist.
- **Dünsten:** Obwohl eine kühle Garmethode, ist es gut geeignet für Sie, weil sich keine Reizstoffe bilden. Biss und Saft von zartem Gemüse und Fisch bleiben erhalten, ein Löffelchen Butter, Öl, Schmant oder Crème fraîche sorgt für den Fettgehalt bei besonders kalorienarmen Lebensmitteln.
- **Gratinieren:** Diese kurze, heiße Garmethode heizt auch dem Körper ein. Wählen Sie kühle Produkte wie Äpfel und Tomaten, auch in Kombination mit Kartoffeln, Zwiebeln und/oder weichem weißem Käse. Gut als Dessert sind gratinierte Früchte.

### GUT, ABER NICHT JEDEN TAG

- **Backen im Ofen:** Bereiten Sie den Auflauf und die kleine Ein-Portionen-Quiche mit wenig zart schmelzendem Käse wie Fontina, Provolone oder Mozzarella zu. Fett-Schwergewichte und dunkelknusprige Käsekrusten sollten Sie meiden.
- **Braten in der Pfanne:** Sehr gut als Ergänzung zum Gekochten, zum Beispiel gebratenes Gemüse mit frisch gekochtem Reis oder gebratener

Spargel zu Pellkartoffeln. Allerdings enthält Gebratenes auch Reizstoffe, die dem Magen schaden können.

### LOHNT DEN VERSUCH

• **Grillen:** Als fettarme, nährstoffschonende Garmethode ausgezeichnet. Doch wer kohlenhydratreiches Essen lieber mag, kann mit gegrilltem Fleisch und Fisch nicht allzu viel anfangen. Legen Sie Kartoffeln und Gemüsescheiben dazu – das macht Ihnen vermutlich mehr Appetit.

• **Dämpfen:** Köstlich und gesund, weil Aroma und Säfte im Produkt bleiben. Fügen Sie kräftige Gewürze wie Ingwer, Meerrettich oder Knoblauch zu, dann ist diese an sich kühle Garmethode gut für Sie.

### WAS SIE LIEBER SELTEN WÄHLEN

• **Schmoren im Topf:** Geschmortes Fleisch ist für Sie zu üppig. Die Alternative zum großen Schmorbraten aus dem Ofen sind die kleinen Schmorgerichte der vegetarischen und/oder Asienküche.

• **Braten im Ofen:** Das lohnt nicht für eine Person. Doch vor allem Lamm und Geflügel eignen sich für die Gästebewirtung und in einer Miniportion mit vegetarischen Beilagen auch für Sie.

### DARAUF SOLLTEN SIE ERST EINMAL VERZICHTEN

• **Frittieren:** Die fettreichste aller Garmethoden reizt Leber und Galle unnötig. Wenn Sie Gebratenes essen wollen, nehmen Sie lieber den Wok oder die Pfanne.

# Graue Augen

## Ein paar Worte zu Ihrem Typ

Sie gehören zu den Sensibelchen unter den Menschen, erfreuen andere durch Ihren Charme und Ihre Anteilnahme. Denn die Aufmerksamkeit, die Sie sich selber widmen, gönnen Sie auch Ihrer Umwelt – Mensch und Tier, Pflanzen und der gesamten Natur. Wer mit Ihnen unterwegs ist als Lebensgefährte, Freund oder nur als „Mitläufer" beim Spaziergang, Restaurantbesuch oder auf einer Reise, kommt aus dem Staunen oft nicht heraus: Sie entdecken Farben, wo andere blind wie die Maulwürfe sind, spüren Geschmacksnuancen nach wie ein Profikoch, können sich an Düften geradezu berauschen.

Für Ihre Empfindungsfähigkeit müssen Sie allerdings auch Tribut leisten: Wenn Ihre Reizbarkeit überhand nimmt, geht entweder gar nichts mehr oder Sie explodieren. Im ersten Fall machen Magen und Darm dicht; Sie sind „verstopft" und verstummen, weil Sie sich so unwohl fühlen. Das legt man Ihnen vermutlich als „Verstocktheit" aus – darunter haben Sie als Kind schon gelitten. Im zweiten Fall schießen die Reize nach oben – Migräne, plötzliche Übelkeit, unbestimmte Schmerzen quälen Sie.

Ihr Konstitutionstyp verlangt nach Ruhe – das wissen Sie selbst und versuchen entsprechend zu leben. Mit der Augenfarben-Diät werden Sie einen guten Teil der wohligen Entspannung erreichen. Sie kriegen Buntes und Saftiges auf den Teller. Kräftige Farben und feines Aroma spielen eine große Rolle bei Ihrer typgerechten Ernährung. Die Lust auf Süßes stillen Sie mit frischem Obst, Säften und Kompott. Denn das Bewusstsein, dass etwas gesund ist, reicht Ihnen bei weitem nicht – Sie müssen das Gesunde wirklich genießen können. Das gilt natürlich für uns alle; doch Sie zählen zu den sympathischen Menschen, die man mit einer guten Portion Fröhlichkeit aus körperlichem und seelischem Leistungsdruck locken kann. Gönnen Sie sich also viel Spaß beim Essen!

## 12 Tipps für Wellness, Ernährung und Gesundheit

### KEIN RÜCKZUG

Kennen Sie diese ungute Gefühl? Man muss ja jetzt Diät halten, weil man bisher etwas falsch gemacht hat. Man hat zu viel gegessen, beim Essen gesündigt etc. Als sei man durch eigene Schuld ins Unglück geraten, habe sich Schaden zugefügt, einer Sucht hingegeben. Und um dieses vermeintlich falsche Verhalten wieder zu korrigieren, zieht man sich bei einer Diät zurück. Lassen Sie sich auf solche Gedanken gar nicht erst ein. Freuen Sie sich an Ihrer neuen Art des Essens, spüren Sie, wie Ihr Körper sich langsam regeneriert, wie Sie positiv mit allen Organen auf bisher vielleicht ungewohnte Lebensmittel reagieren, wie Sie mit allen Sinnen die bunten Farben und die Aromen genießen.

### KRAFTNAHRUNG

Sie neigen dazu, sich körperlich und seelisch zu überfordern. Deshalb brauchen Sie regelmäßig stärkende Lebensmittel, damit Sie gezielt gegen Erschöpfung und Leistungsabfall angehen können: Avocados mit Zitronensaft und Brot als kaltes Hauptgericht, Basilikum am Salat, Gurken als Rohkost oder geschmort als Gemüse, Kürbis als Suppe und Weintrauben als Imbiss oder im Müsli.

### KEINE ANGST VOR FETT

Die Fettsäuren in pflanzlichen Lebensmitteln brauchen wir unbedingt – viele davon gehören zu den essentiellen, die wir nicht selbst bilden können. Doch keine Sorge: Das Fett in Getreide und Kartoffeln, in Gemüse, Salat und Obst macht nicht dick, denn es reicht nicht einmal für die Energieversorgung unseres Körpers aus. Nur Nüsse und Kerne taugen nicht als Snack oder Knabberzeug, da eine Hand voll davon etwa so viel Fett und Kalorien wie eine Portion Leberpastete oder ein Stück gedeckter Apfelkuchen hat. Deshalb nimmt man sie immer nur als Ergänzung zum Müsli oder Salat: Das Fett von Nüssen und Kernen enthält wichtige Fettsäuren, ihr Protein ist – in der richtigen Kombination – so wertvoll wie das von Fleisch.

### DAS FETT GUT VERTEILEN

Wenn Sie mal ein Stückchen Gänsebraten essen wollen – nur zu: Das Fett der Gans liefert so wertvolle Fettsäuren wie Olivenöl. Und sollten Sie auf den Parmaschinken zum Sonntagsbrunch partout nicht verzichten können – kombinieren Sie ihn einfach mit frischen Feigen oder Melonen, die ohnehin dazugehören. Oder Sie wählen eine saftige Birne, einen knackigen Apfel, einen prallen Pfirsich als Beilage. Das ist genauso gesund, weil alle diese Früchte das Cholesterin im Schinken „neutralisieren".

Sobald Sie Ihre kulinarischen Vorlieben wirklich kennen, werden Sie das Angebot an verschiedenen Fetten auch gezielt nutzen können. Sie entdecken plötzlich das wunderbar nussige Aroma von Maiskeimöl am Salat – dieses Öl versorgt Sie mit essentiellen Fettsäuren. Sie schmecken, wie das Löffelchen Erdnussöl zu Wildkräutersalaten passt – es liefert Ihnen wie Olivenöl einfach ungesättigte Fettsäuren, die bei der täglichen Fettmenge an erster Stelle stehen sollten. Sie mischen das Kartoffelpüree nicht mehr mit Butter, sondern mit Olivenöl, weil Sie dessen delikates Fruchtaroma so gerne mögen – das ehemals „heilige" Öl schenkt Ihnen Substanzen, die Ihr Herz und Ihre Gefäße schützen.

### HILFE FÜR DIE MITTE

Essen Sie regelmäßig Chicorée, Endiviensalat und Artischocken: Die Bitterstoffe darin unterstützen Ihre Leber. Zu Chicoréesalat passen Orangenstückchen, zu hauchfein geschnittener Endivie frische Erdbeeren. Artischocken schmecken als Suppe, gewürzt mit Zitronensaft und Petersilie. Alle diese Zutaten enthalten noch reichlich Vitamin C, das Ihre Abwehrkräfte stärkt, wenn es draußen klamm und feucht ist.

### REIZE MEIDEN

Der Körper muss sich an Rohkost langsam gewöhnen, denn gegartes Gemüse ist grundsätzlich besser verdaulich. Deshalb finden Sie in den Rezepten oft Gegartes und Rohes – seien es viele frische Kräuter im Gemüse, ein paar Nüsse über der Rohkost, geröstete Kerne im Salat. Allmählich stellt der Organismus dann genügend Enzyme bereit, so dass Sie auch mit reichlich Rohkost keine Probleme mehr haben werden. Manche Gemüse sollten Sie ohnehin erhitzen: Bei nitratreichem Gemüse wie Mangold, Spinat und Rote Beten gießt man Blanchier- oder Kochwasser weg. Dass dabei auch wertvolle Inhaltsstoffe im Ausguss landen, spielt keine so große Rolle.

### ACHTUNG BEI MILCH

Vielleicht vertragen Sie Milch nicht, weil Sie im Dünndarm zu wenig Laktase produzieren. Der Milchzucker bleibt dann unverdaut, Sie leiden an Übelkeit, Blähungen und sogar Bauchkrämpfen. In diesem Fall wählen Sie Joghurt, Kefir und Dickmilch – alle diese Sauermilchprodukte enthalten genügend Laktase, die Ihnen bei der Milchzucker-Verdauung hilft. Und sie sind genauso wertvoll für Ihre fleischlose Ernährung.

### OBST MIT WÜRZE

Sie brauchen süßes und saftiges Essen. Damit Ihnen das viele Obst, das Sie essen sollten, auch immer schmeckt, genießen Sie die Früchte zur Abwechslung nicht nur pur, sondern mit Würze, wie man es in anderen Ländern tut: Koriander – als Kraut oder Samen – passt zum Obstsalat mit Beeren und Kirschen, Salbei und Rosmarin oder auch kräftiger Estragon zu Kompott mit Pfirsichen, Aprikosen und Pflaumen. Wo die Araber die Küche beeinflusst haben – in Spanien und Nordafrika, Süditalien, Sizilien und dem Vorderen Orient –, würzt man Obstdesserts mit Safran, Zitrusfrüchten, Zimt und Rosenwasser. Das frische, zitronige Aroma von Minze und Melisse mag man in Griechenland und der Türkei. Genau wie Vanille und Zimt entfalten diese Kräuter sich erst richtig mit Süßem – darum vertragen sich alle vier so gut mit Obst –, möglichst zuckersüß wie reife Feigen, Birnen, Melonen oder Mirabellen.

### ÖFTER SNACKEN MACHT FRÖHLICH

Gut gefüllte Glykogenspeicher vertreiben Ihre Reizbarkeit, sichern Fitness und Ausdauer. Mit einem Müsli am Morgen, einem Vollkornbrötchen als Imbiss bleibt der Blutzuckerspiegel auf konstanter Höhe – egal, ob Sie körperlich arbeiten, am Computer sitzen oder Freizeitsport betreiben.

## ACHTUNG BEIM APERITIF

Ist Ihnen schon mal auf ein Gläschen Prosecco als Aperitif richtig übel geworden? Das liegt nicht an der Menge des Alkohols, sondern an der Kohlensäure, die sofort die Gefäße erweitert – deshalb belebt das prickelnde Getränk, wenn man sich schlapp und ausgepumpt fühlt. Doch was das Blut so in Wallung bringt, kann Ihnen schaden, weil Sie ohnehin so stark auf Reize reagieren. Wählen Sie also lieber trockenen Weißwein – den vertragen Sie vermutlich gut.

## EIN FUSSBAD BERUHIGT

Bei nervöser Erschöpfung müssen Sie wieder ins Gleichgewicht kommen: Sie brauchen ein Mittel, das Sie dämpft und zugleich belebt – Rosmarin. Wenden Sie es am späten Nachmittag an, denn vor dem Schlafengehen kann Rosmarin die Nachtruhe stören. Zwei große Zweige frischen Rosmarin mit 1/2 Liter Wasser zum Kochen bringen, 30 Minuten ziehen lassen und den Auszug wieder erhitzen. In eine Wanne mit warmem Wasser gießen und die Füße darin etwa 10 Minuten baden. Danach gut abtrocknen und warme weiche Socken anziehen.

## GEGEN DIE MORGENDLICHE BETTFLUCHT

Sie schlafen zwar ein, doch gegen vier Uhr morgens sind Sie plötzlich hellwach. Da gehen Ihnen die Vögelein auf die Nerven, die fröhlich zwitschern, weil ihr Tag ja schon begonnen hat. Sie selbst aber wollen eigentlich noch schlafen, bis der Wecker klingelt. Wenn er es dann tut, waren Sie gerade eingenickt ... wieder einmal kein guter Start in den Tag. Das kann verschiedene Ursachen haben. Bei Ihnen ist es vielleicht ein Zeichen erhöhter Reizbarkeit. Da helfen zwei Baldrianpillen oder eine Tasse heißer Hopfentee mit Honig. Wer Bier nicht gewohnt ist, kann sich mit einem Gläschen „Dunklen“ müde trinken. Es ist auch möglich, dass Sie abends zu wenig gegessen haben. Gegen vier Uhr sinkt der Blutzuckerspiegel ab. Ist er zu niedrig, stört das den Schlaf. Versuchen Sie es mit zwei Vollkornkeksen und einem kleinen Apfel vor dem Schlafengehen.

## 10 Top-Lebensmittel für Ihren Typ

So viele Lebensmittel wie möglich – das ist ein Prinzip moderner Ernährung und gilt für uns alle. Doch einige Produkte sind wie zugeschnitten auf Ihren Typ.

### ANANAS

Frisch kann die Tropenfrucht bei einigen Formen von Migräne helfen, weil sie das Eiweiß-Enzym Bromelain enthält. Sobald sich bestimmte Proteine an die Nervenenden andocken und so schmerzhafte Entzündungen hervorrufen, zerlegt Bromelain diese Ketten von Aminosäuren in die einzelnen Glieder und macht die Proteine unwirksam. Ananas aus Dosen haben diese Wirkung nicht – deshalb besorgen Sie sich so oft wie möglich frische Früchte.

**! EINKAUFS-TIPP** Ananas gibt es bei Gemüsehändlern gewöhnlich in guter Qualität: Flugware ist zwar am teuersten, doch auch am besten, weil die Früchte reif geerntet werden und rasch in den Handel kommen. Achten Sie auf den Geruch: Eine reife Ananas strömt den typischen Duft aus. Die Farbe dagegen ist nicht wichtig: ob gelblich, rötlich oder sogar grün hängt nur mit der Sorte zusammen.

### BLUMENKOHL

Von allen Kohlarten am besten verdaulich, bekommt er auch Menschen mit empfindlichem Magen, ist also genau richtig für Ihren Ernährungstyp. Blumenkohl stärkt Ihre Energie in Stressphasen, unterstützt die Milz bei ihrer Arbeit der Energiegewinnung und Verteilung. Weißen Blumenkohl bekommen Sie das ganze Jahr über, doch preiswert ist er nur von März bis November. Besonders gute, frisch geerntete Köpfe gibt es im Sommer beim Gärtner und auf Wochenmärkten. Frankreich und Italien liefern guten Blumenkohl auch im Winter: Die Pflanzen wachsen im Freiland und enthalten deshalb weniger Nitrat.

**! EINKAUFS-TIPP** Im normalen Gemüsehandel wird Blumenkohl gewöhnlich über Wochen gelagert. Wichtiges Qualitätsmerkmal ist der

Geruch: Guter Blumenkohl duftet angenehm, die Röschen sind fest, die Hüllblätter saftig. Unangenehmer Kohlgeruch bei frischen Köpfen kann auf zu viel Dünger hinweisen. Die Farbe allein sagt dagegen nichts über die Qualität aus: Elfenbeinfarbene Köpfe sind sortentypisch und/oder bilden sich bei Sonnenlicht.

### BULGUR

Weizen hebt die Stimmung und mildert Ihre Reizbarkeit. Geschrotet als Bulgur vertragen ihn auch empfindliche Mägen gut. Das hängt mit der Herstellung zusammen: Für diesen Weizenschrot, Grundzutat der türkischen und vorderasiatischen Küche, weicht man die Weizenkörner zuerst in heißem Wasser ein, damit sie quellen und dabei etwa 45 % Feuchtigkeit aufnehmen. Dann werden sie gekocht, getrocknet und zerkleinert. Grob oder fein gemahlen – ähnlich wie italienische Polenta aus Maiskörnern – ist dieser Grieß viel leichter verdaulich als ganze Körner, dabei wunderbar im Biss und fein nussig im Geschmack. Vollkornbulgur enthält noch die nähr- und ballaststoffreiche Außenschicht des Korns, helles Bulgur entspricht im Nährstoffgehalt etwa weißem Mehl.

**!** **KOCH-TIPP** Bulgur als Beilage oder für Salat lassen Sie ausquellen wie Reis, als Hauptgericht schmoren Sie ihn wie Pilaw.

### ENDIVIENSALAT

Wie seine Verwandten, Frisée und Chicorée, versorgt auch Endiviensalat Sie mit Bitterstoffen für die Leber. Er ist für die Verdauung wichtig, und wenn es in unserem Bauch stimmt, fühlen wir uns richtig wohl. Reizbarkeit und Nervosität sind dann selbst in Stressphasen viel geringer.

### GARTENKRESSE

Der hohe Eisengehalt regt die Blutbildung an und macht munter. Die scharfen Senföle wirken gegen Infektionen im Bereich von Nieren und Blase. Und wegen der vielen Vitamine und Mineralstoffe ist Kresse ideal für den gesamten Stoffwechsel. Alles in allem: Ein Kressekästchen sollten Sie regelmäßig kaufen, damit Sie Salat und Rohkost, Butterbrot und

Suppe mit den gesunden Blättern noch mehr genießen können. Eigene Rezepte dafür brauchen Sie gewisss nicht. Hier nur mein Vorschlag für ein „Fitness-Sandwich“: Zwei dünne Vollkornbrotscheiben mit Schmant bestreichen, mit grob gemahlenem Pfeffer bestreuen. Ein Brot schuppenförmig mit ganz dünnen Zucchinischeiben belegen. Darauf Kressesträußchen häufen und mit Tomatenscheiben abdecken. Die zweite Brotscheibe darauf legen und gut andrücken.

### GEFLÜGEL

In China, wo gutes Essen gleichbedeutend mit gesundem Essen ist, isst man regelmäßig Hähnchen und Ente. Nach der Traditionellen Chinesischen Medizin schenkt Geflügel uns Lebensenergie, weil es die Harmonie unserer inneren Kräfte herstellt. Für Ihren Ernährungstyp spielt Hähnchen eine größere Rolle als Entenfleisch (Rezepte Seite 281 und Seite 284): Es wärmt den Körper und unterstützt die Leistung von Milz und Magen. Diese Organe müssen Sie pflegen, denn sie bilden unsere „Mitte“ und sind für Aufnahme, Erschließung und Verteilung der Nahrung zuständig.

#### EINKAUFS-TIPP

- Für die Augenfarben-Diät wählen Sie Teilstucke vom Hähnchen: Brustfilet oder Schenkel – Ober- und Unterschenkel mit einem Gewicht von circa 200 Gramm.
- Auch bei Ente nehmen Sie die Brust ohne Knochen; sie reicht für 4 Portionen (siehe Rezept Seite 305). Wer für sich allein kocht, schneidet sie quer zu den Fasern in Stücke und friert diese portionsweise ein.

### KICHERERBSEN

Sie passen von allen Hülsenfrüchten am besten zu Ihrem sensiblen Ernährungstyp: Kichererbsen sind leichter verdaulich als Bohnen, enthalten weniger Purine als Linsen und schmecken viel edler als Trockenerbsen. Dabei sind sie reich an Eiweiß mit einem hohen Anteil lebenswichtiger Aminosäuren, enthalten ungesättigte Fettsäuren und relativ viel Eisen, das der Körper leicht aufnehmen kann. Ihre Ballaststoffe senken Cholesterin, regulieren die Darmfunktion und sollen bestimmten Krebsarten vorbeugen.

Die Geschichte der unregelmäßig geformten Hülsenfrüchte reicht sehr weit zurück: Sie stammen aus dem Mittelmeerraum und dem Vorderen Orient; die ältesten Funde in der Türkei datieren aus der Jungsteinzeit. Bereits im Klassischen Altertum gehörten Kichererbsen zu den wichtigsten Nutzpflanzen. Die Römer brachten sie weiter nach Norden, wo sie allerdings wieder vergessen wurden, sobald die Bohnen aus der Neuen Welt zu uns kamen. Doch in ihrer südlichen Heimat und in vielen asiatischen Ländern zählen sie noch immer zu den Grundnahrungsmitteln.

**! EINKAUFS-TIPP** Kichererben kaufen Sie am besten in Dosen oder Gläsern. Das spart Zeit und ist genauso gut für die Ernährung: Die Industrie gart Hülsenfrüchte vitaminschonender, als es im Haushalt möglich ist.

### OREGANO

Das Wort Oregano bedeutet „Freude der Berge“, und diesen schönen Namen haben die Griechen gefunden. Verdient hat ihn das Kraut aus dem sonnigen Süden, denn es bringt Sie wieder zur Ruhe, wenn das Chaos über Ihnen zusammenschlagen will: Oregano kuriert Sie von Stress, glättet Ihr zerknittertes Nervenkostüm, beruhigt Sie, wenn Sie so kribbelig sind, dass Sie am liebsten aus der Haut fahren würden. Nüchtern formuliert: Seine leicht borstigen Blättchen enthalten ätherische Öle, die unseren Verdauungsapparat beruhigen, Krämpfe lindern und für Entspannung sorgen.

**! KOCH-TIPP** Mit den verschiedenen Sorten von Oregano können Sie abwechslungsreich würzen: Zu Suppen mit den Sommergemüsen Tomaten, Schmorgurken, Zucchini und Paprikaschoten passen frische Blättchen vom sanften „goldenen“ Oregano („Golden Splash“). Kräftige Tomatensauce für Nudeln schmeckt mit dem so genannten kleinblättrigen Oregano. Mit Kreta-Oregano (*Origanum dictamnus*) können Sie aromatisch-herben Tee zubereiten. Die Pflänzchen fürs Kräuterbeet gibt es in Gärtnereien und großen Gartencentern.

## RETTICH

Die Wurzel ist wie Senf, Rucola und Kresse reich an ätherischen Ölen, die Harnleiter und Blase vor Infekten schützen. Chinesische Ärzte empfehlen Rettich, wenn die Verdauung streikt und die Energie fehlt. Rettichsaft mit Honig löst den Schleim bei Erkältungen, befreit Sie von trockenem Husten und stärkt Ihre Widerstandskraft.

Rettich stammt vermutlich aus Vorderasien und ist schon vor der Zeitenwende von verschiedenen Völkern als wichtige Gemüsepflanze kultiviert worden. Ein Zentrum lag in Südeuropa, das andere in Ostasien, wo man aus der gedrungenen Wurzel mit dem scharfen Geschmack milde Sorten mit langer Wurzel gezüchtet hat; noch heute gehört dieser Daikon-Rettich zu den wichtigsten Gemüsen in China und Indien und ist auch Grundzutat der japanischen und koreanischen Küche – mit einem Pro-Kopf-Verbrauch von bis zu 30 Kilo pro Jahr. Aus dem Fernen Osten stammt auch das Rettich-Rezept für Ihren Ernährungstyp (Seite 279).

## ZUCKERMELONE

Süße grüne und gelbe Melonen wie Charentais und Honigmelonen enthalten eine Substanz, die das Blut dünner macht und besser fließen lässt. Das ist wichtig für Ihren Ernährungstyp, vor allem, wenn Sie zeitweilig Probleme mit Herz und Kreislauf haben. Melonen mit orangefarbenem Fruchtfleisch liefern Karotinoide, die Ihr Immunsystem stärken. Alle Melonen fördern die Verdauung; bereits das Viertel einer Frucht regt die Darmperistaltik an.

**! EINKAUFS-TIPP** Die Reife erkennen Sie wie bei den meisten Südfrüchten zunächst am Geruch: Gute Melonen duften so intensiv, dass sie einen ganzen Raum mit dem wunderbaren Aroma von „Sommer“ erfüllen können. Reifemerkmale sind außerdem der schrumpelige und rissige Stiel und der weichere Blütenansatz, der bei Druck leicht nachgibt.

## 10 Tipps für Rohkost und Salat

**Nummer eins:** Viel muss es nicht sein, doch regelmäßig: Essen Sie vor jeder Mahlzeit etwas Frisches. Wenn Sie kein Rohkostfan sind, wählen Sie eine kleine, saftige Birne, eine Hand voll Erdbeeren, ein paar Weintrauben. All das bringt Ihren Verdauungsapparat sanft in Gang.

**Nummer zwei:** Zu Beginn Ihrer Augenfarben-Diät vertragen Sie wasserreiche Blattsalate vermutlich besser als Rohkost. Erst nach einiger Zeit gehen Sie ans Mischen.

**Nummer drei:** Es muss beileibe nicht immer Rohes sein: Gemüse können Sie kurz garen. Die Dünstflüssigkeit mischen Sie mit Senf, Essig und Öl und richten das Ganze als saftigen Salat an. So schmecken Möhren, Knollensellerie und Porreeringe besonders gut und sind auch besser verträglich.

**Nummer vier:** Wenn Sie Rohkost zubereiten: immer ganz fein zerkleinern. Das schließt die Pflanzenzellen auf und Sie können die wertvollen Substanzen darin besser aufnehmen.

**Nummer fünf:** Ob Salat oder Rohkost – kombinieren Sie immer mit Kräutern, möglichst oft mit Obst.

**Nummer sechs:** Essen Sie Öl am Salat in fester Form. Gehackte Mandeln, Kürbiskerne, Pistazien, Pinien- und Sonnenblumenkerne sind reich an wertvollen Fettsäuren und kurbeln den Stoffwechsel an. Auf den Zusatzlöffel Öl sollten Sie allerdings verzichten.

**Nummer sieben:** Aromatisch, süß und saftig soll Ihr Essen sein – auch die Salate. Mixen Sie häufig ein süßes Dressing: mit Balsamessig, einem beliebigen Obstsaft, einem Löffelchen Apfelkompott, Sanddornsirup oder Pflaumenmus anstelle von Senf.

**Nummer acht:** Essen Sie ein buntes Müsli mit zarten Flocken und Trockenfrüchten. Mit Schoko- und Crunchymischungen müssen Sie vorsichtig sein – die können zu viele Reizstoffe enthalten. Gleiches gilt für bestimmte Nüsse: Walnüsse können Migräne verursachen. Lesen Sie also bei Fertigmüsli unbedingt die Zutatenliste.

**Nummer neun:** Mandeln pur oder sanft ohne Öl geröstet ergänzen als wichtige Eiweiß-Lieferanten Müsli, Salat und Rohkost. Wichtig für Sie: Die Kerne zerkleinern und gut kauen, damit sie den Darm nicht belasten.

**Nummer zehn:** Sprossen gelten als vitaminreich und gesund. Sie brauchen zarte Senf- oder Rettichsprossen, die zudem noch den Darm pflegen und wenige Reizstoffe enthalten. (Zur Aufbewahrung und Zubereitung von Sprossen siehe Kasten S. 125)

## Typgerecht kochen

Ihre Problemzonen liegen buchstäblich in der Mitte. Milz, Magen, Galle und Leber brauchen Unterstützung durch vernünftiges Garen. Wählen Sie das Leichte, das Sie ja auch viel lieber mögen – in doppeltem Sinn: Schnell und unkompliziert soll Kochen sein, nicht belastend durch Fett und schwere Saucen.

### AM BESTEN FÜR SIE

- **Braten im Wok:** Schont die Nährstoffe, spart Fett und erhält das feine Aroma aller Produkte. Wok-Gerichte sind optimal, wenn man empfindlich auf Röststoffe reagiert.
- **Dünsten und Garen in der Folie:** Für Fisch und Gemüse ausgezeichnet, weil diese Methoden Biss und Saft der Produkte bewahren. Die Dünstflüssigkeit ergibt eine leichte Sauce, die Ihrem Ernährungsplan entspricht: Mit frisch zerkleinerten Kräutern und einem Löffelchen saurer Sahne, magerer Kaffeesahne oder Schmant abgerundet, ist sie viel bekömmlicher als eine Sauce aus Brat- oder Schmorfond.
- **Kochen:** Suppen und Saucen aus Gemüsefond, mit Mehlbutter gebunden, enthalten keine Reizstoffe und passen gut zu Ihrem Ernährungstyp. Eine gute Hühnerbrühe beruhigt, schenkt körperliche und geistige Energie.

### GUT, ABER NICHT JEDEN TAG

- **Braten in der Pfanne:** Gut als Ergänzung zum Gekochten: zum Beispiel gebratenes Gemüse zu frisch gekochtem Reis oder zu Pellkartoffeln. Ein simples Fleischgericht aus der Pfanne – Steak, Kotelett und Frikadelle – ist zu langweilig für Sie; Ihr Ernährungstyp verlangt nach Abwechslung auf dem Teller.

- **Gratinieren:** Diese kurze, heiße Garmethode heizt Ihrem Organismus ziemlich ein. Wenn Sie knusprig Überbackenes sehr gerne mögen, wählen Sie kühle Produkte wie Äpfel, Tomaten und Kartoffeln mit weichem, weißem Käse. Gut als Dessert sind gratinierte Früchte.

**! DIÄT-TIPP** Sie brauchen eine beschichtete Pfanne, denn Sie lieben die schöne Kruste, sollten jedoch mit Fett sparen.

### LOHNT DEN VERSUCH

- **Dämpfen:** Diese kühle, fettarme Garmethode mutet Ihnen keine Reizstoffe zu, verlangt aber Geduld. Dafür werden Sie mit hocharomatischem Gemüse und saftigem Fisch belohnt.
- **Grillen:** Spart Fett, erhält die Nährstoffe und mutet Ihnen kaum Reizstoffe zu. Geflügel gelingt ohne zusätzliches Fett in Miniportionen, für Fleisch und Fisch reicht ein Tropfen Öl zum Einpinseln. Doch da zu Ihrem Ernährungstyp nur wenig Fleisch und Fisch gehören, Gemüse aber relativ viel Fett beim Grillen braucht, wird diese Garmethode für Sie die Ausnahme bleiben.

### WAS SIE LIEBER SELTEN WÄHLEN

- **Braten im Ofen:** Nur als Gästebewirtung ist es für Ihren Ernährungsplan geeignet, vorausgesetzt, Sie wählen Geflügel, nehmen nur eine Miniportion davon und essen sich an den vegetarischen Beilagen satt.
- **Schmoren im Topf:** Besser als der Schmorbraten aus dem Ofen, aber nicht optimal. Alle diese Gerichte sind ziemlich üppig, liefern nur wenig Vitamine, Frisches und Buntes. Wenn Sie hin und wieder ein Stückchen Geflügel oder Lamm essen wollen, nehmen Sie gutes Pflanzenfett und schmoren es mit Gemüse und/oder Kartoffeln.

### DARAUF SOLLTEN SIE ERST EINMAL VERZICHTEN

- **Schmoren im Ofen:** Schmorbraten von Fleisch und Geflügel sind für Sie zu üppig. Vermutlich sind Sie auch zu ungeduldig für Garmethoden, die gründliches Anbraten und geduldiges Abwarten verlangen.
- **Frittieren:** Die fettreichste aller Garmethoden reizt Leber und Galle

unnötig. Wenn Sie Gebratenes essen wollen, nehmen Sie lieber den Wok oder die Pfanne.

## Braune Augen

### Ein paar Worte zu Ihrem Typ

Kaum eine Iris zeigt so viele Farbschattierungen wie Ihre, kaum ein Typus so viele Nuancen wie Ihrer. Mit diesem Pfund verstehen Sie ausgezeichnet zu wuchern: Ihre Mitmenschen begeistern Sie mit Ihrer Fröhlichkeit, doch wer Ihnen zu nahe tritt, bekommt Ihre kühle Distanz zu spüren.

Ihre Kollegen beneiden Sie, wenn Sie geradezu aufblühen, wo andere schon unter dem Stress zusammenbrechen. Doch die Ruhe im Sturm kann auch bleierne Müdigkeit bedeuten, mit der Sie Ihre Nervosität gewissermaßen unter Verschluss halten. Das nimmt Ihr Körper ziemlich übel: Leber und Galle reagieren gereizt, der Darm krampft sich zusammen, Kopfschmerzen, Blähungen und Abgeschlagenheit quälen Sie. Dann wissen Sie selbst, dass Sie Ihr Gleichgewicht wiederfinden müssen. Viele von Ihnen sind es dann gewohnt, zu fasten, sich radikal um eine vernünftige Lebensweise zu bemühen. Nur: So richtig Spaß an der Askese finden Sie einfach nicht. Dazu sind Sie zu gesellig, und wenn Sie sich von der Welt zurückziehen, werden Sie eher missmutig.

Die Augenfarben-Diät macht es Ihnen da viel leichter. Sie brauchen nicht zeitweise in der Einsiedelei zu verschwinden wie beim Fasten. Sie brauchen nicht auf gutes Essen zu verzichten – im Gegenteil. Ihr neues Diätprogramm bietet Ihnen genügend Alternativen. Darmfreundliches Vollkornbrot ist gewiss gesund, doch zum französischen Käse schmeckt Baguette einfach besser. Dann holen Sie sich die Ballaststoffe eben vom Müsli, von ein paar Trockenfrüchten, die Sie hineinschneiden. Bedenken Sie: Entspannung bei Tisch macht Sie so fröhlich und fit, dass Sie sich wieder ins volle Leben stürzen können.

Grundsätzlich zählen Sie als Braunäugige zu den hämatogenen Konstitutionstypen. Sie müssen sich in erster Linie um Ihren Bauch kümmern. Die Mitte ist Ihre Problemzone, die es zu hätscheln gilt, damit sie reibungslos arbeitet. Das betrifft Milz und Leber, die Sie mit Blut versorgen.

Typgerecht essen heißt für Sie deshalb: Lebensmittel mit Gerb- und Bitterstoffen einbauen, die der Leber beim Entgiften helfen. Mit vielen Kräutern, Knoblauch und Gewürzen für einen gesunden Blutdruck sorgen. Auf Fett achten – bei Auswahl der Produkte und beim Kochen.

## 14 Tipps für Wellness, Ernährung und Gesundheit

### KEINEN CRASHKURS FAHREN

Abnehmen dauert lang, und wenn es schnell geht, ist etwas faul: Die Waage zeigt Wasserverlust statt der „Fettschmelze" an. Sie empfinden nur noch Ekel vor den Diät-Mahlzeiten, so dass Sie tatsächlich nur Miniportionen essen – wer mag schon Kleie mit Wasser oder Obstsaft, wer verträgt schon große Mengen von hart gekochten Eiern, um nur die berühmt-berüchtigten Diäten zu nennen. Und kaum ist die Diät vorbei, futtert man ganz erleichtert wieder drauflos. Da kann leicht der bekannte Jo-Jo-Effekt zwischen Abnehmen und Zunehmen eintreten, der übrigens auf Dauer gesundheitsschädlich ist.

### LEBERPFLEGE

Wichtig für Ihren hämatogenen Ernährungstyp: Die Leber bekommt von der Milz das Blut, das durch den Verdauungsprozess gebildet wird; sie speichert es und reguliert dessen Menge, um es den anderen Organen zur Verfügung zu stellen. So hält die Leber auch Sehnen und Gelenke in Betrieb. Bei all diesen Funktionen braucht das Zentralorgan Unterstützung, vor allem, wenn es stark beansprucht ist durch Stress oder üppigeres Essen: Dann trinken Sie eine Zeit lang herben Tee oder Saft von Löwenzahn oder Artischocken, essen Chicorée- oder Radicchiosalat, verzichten auf schwarzen Tee, Kaffee und selbstverständlich auf Alkohol.

### RUHE BEI DER VERDAUUNG

Ihre Augenfarben-Diät gibt Ihnen täglich, was Sie brauchen: Nährstoffe, Energie und Fitness durch viele Bioaktiv-Stoffe. Diät-Erfolg kommt aber nicht nur von dem, was Sie auf dem Teller haben, womit Sie Ihren Körper versorgen. Sie müssen auch in Ruhe essen – Hektik bei Tisch belastet den Darm. Sie fühlen sich aufgepumpt vor Blähungen, weil Ihr Bauch sich verkrampft. Das drückt selbstverständlich auf die Stimmung, und Sie verspannen sich noch mehr. Nehmen Sie sich also mehr Zeit zum Genießen und planen Sie möglichst noch ein Viertelstündchen Verdauungsruhe ein – bei einem kurzen Spaziergang, einem angenehmen Gespräch, einem Nickerchen oder an einem stillen Platz, wo Sie ganz entspannt Ihren Gedanken nachhängen können.

### ENTSPANNUNGSTEE FÜR NERVÖSE TAGE

Schwarzkümmel wirkt noch entspannender auf den Darm als Kümmel und Fenchel: Er nimmt Blähungen, regt die Gallenflüssigkeit an und soll sogar Husten und Asthma lindern. Für Tee übergießen Sie 1 Teelöffel zerstoßene Samen mit 1/4 Liter kochendem Wasser. 10 Minuten zugedeckt ziehen lassen, mit etwas Honig oder Zucker würzen und in kleinen Schlucken trinken. Bleiben Sie bei einer Tasse Tee pro Tag; mehr könnte gerade den entgegengesetzten Effekt erzielen, nämlich Magen und Darm reizen.

### STÄRKE STATT ZUCKER

Sie brauchen viele stärkehaltige Produkte wie Brot, Getreide, Kartoffeln, Gemüse und Hülsenfrüchte. Erstens unterstützen Sie damit Ihre Verdauungsorgane Milz, Leber und Galle. Zweitens sind Sie mit einem Schrotmüsli zum Frühstück, einer Scheibe Vollkornbrot als Imbiss oder Pellkartoffeln zu Mittag länger satt als mit einem Marmeladenbrötchen, einem Stück Kuchen oder einer süßen Müslischnitte. Stärke dämpft Ihre Nervosität, weil der Blutzuckerspiegel ganz langsam ansteigt und ebenso sanft wieder absinkt.

## GUTE BLUTZIRKULATION

Essen Sie regelmäßig Fisch und nehmen Sie zum Braten, Schmoren und Dünsten möglichst häufig Olivenöl. Bestimmte Fettsäuren in beiden Lebensmitteln machen das Blut „dünn", lassen es also gut durch den Körper fließen. Damit schützen Sie sich vor Herz-Kreislauf-Erkrankungen und halten Ihren Cholesterinspiegel im gesunden Rahmen.

## DIE RICHTIGEN HÄPPCHEN FÜR ZWISCHENDURCH

Ihre kleinen Hungerstiller müssen leicht sein: Ein Löffel Kompott mit etwas Joghurt, wenn Sie unter Stress stehen und der Verdauungstrakt angespannt ist. Frisches Obst, wenn Sie sich rundum wohl fühlen. Tee aus Löwenzahn, Brennnesseln oder Melisse mit einem Stück Zwieback oder Vollkornkeks, wenn Ihre Mitte ein bisschen unruhig ist, Sie unter Darmbeschwerden und nervösem Magen leiden.

## MEHR EISEN BEI WENIG FLEISCH

Eisen brauchen Sie für die Blutbildung, doch Sie wollen nicht viel Fleisch essen. Da hilft ein Trick: Kombinieren Sie ein Stückchen Huhn, Schweine- oder Rinderfilet mit roten Paprikaschoten, Rosenkohl oder Brokkoli, würzen Sie mit grünem Pfeffer, Zitrussaft oder Petersilie. Alle diese Lebensmittel enthalten viel Vitamin C, so dass Ihr Körper das Eisen im Fleisch sehr gut verwerten kann. In der Praxis heißt das: Braten Sie das Fleisch in der Pfanne und schmecken Sie den Fond mit fein geschnittener Petersilie, Orangensaft und/oder grünem Pfeffer ab. Dazu gibt es Vitamin-C-reiche Kartoffeln. Oder Sie schneiden das Fleisch in Streifen und braten es mit den genannten Gemüsen im Wok.

## GUTES FLEISCH

Der Vorteil bei geringem Fleischkonsum: Sie können es von artgerecht gehaltenen Tieren kaufen. Immer mehr Metzgereien achten auf die Herkunft, geben bereitwillig Auskunft über Zucht und Schlachtung. Denn die ständigen Skandale, die aus Massentierhaltung, brutalen Tiertransporten und qualvollen Schlachtmethoden resultieren, haben das Bewusstsein der Verbraucher geschärft und einen ganzen Wirtschaftszweig aufgerüttelt. Kein Wunder, dass Erzeuger und Händler nun selbst für mehr Transparenz sorgen. Das sollten wir als Verbraucher nutzen – durch gezieltes Einkaufen und Fragen.

## TÄGLICH ROHKOST

Im Süden isst man seit jeher Rohes als Vorspeise: französische Crudités, italienische Antipasti aus rohem und mariniertem Gemüse, ein frischer Salat mit Kräutern, türkische Mezze und der allseits beliebte griechische Bauernsalat sind Highlights der Rohkost-Küche. Sie regen die Verdauungssäfte an, und wir vertragen das Essen dann besser. Wer abnehmen will, kann mit Rohkost dem Hunger ein Schnippchen schlagen: Gemüse, Salat, Obst und Kräuter füllen den Magen, enthalten aber kaum Kalorien – vorausgesetzt, man mischt es nicht mit reichlich Vinaigrette, üppigem Mayonnaise- oder Sahnedressing.

## TRADITIONELLES AUF DEM TELLER

Vergessen Sie den schlechten Ruf der guten alten Béchamelsauce – mit ihren Minimengen an Fett und Mehl, der ordentlichen Portion Gemüsesud, kalziumreicher, aber fettarmer Milch und einem Schuss Sahne zum Abrunden entspricht sie durchaus den Regeln moderner gesunder Ernährung. Die Gourmet-Saucen dagegen, die mit Fond und Sahne dick eingekocht werden, eignen sich nicht für die schlanke, leichte Küche der Augenfarben-Diät. Vor allem für Ihren Ernährungstyp, der auf Leber und Galle achten und den Fettverbrauch einschränken sollte, sind diese Saucen viel zu üppig.

## PFLANZLICHES FETT

Alle Lebensmittel enthalten Fett. Doch die Mengen in der normalen Portion Vollkornbrot, Reis und Kartoffeln, in Schrot und Flocken fürs Müsli sind so gering, dass Sie nach der Verdauung nichts übrig behalten, was Ihre schlanke Linie gefährden könnte. All diese Produkte, die viele Ballaststoffe und Bioaktiv-Stoffe liefern, erfüllen eine weitere wichtige Funktion: Das Pflanzenfett darin senkt den Blutzuckerspiegel und hilft uns, fettlösliche Vitamine zu verwerten.

### ESSEN GEGEN MÜDIGKEIT

Sie kennen diese Tage: Morgens schon fühlen Sie sich schlapp, obwohl Sie durchgeschlafen haben. Vormittags erleben Sie das erste Tief und würden am liebsten ein Nickerchen machen. Nachmittags dasselbe Spiel und abends kann Sie selbst das interessanteste Gespräch, der spannendste Krimi nicht vom Gedanken an Ihr gemütliches Bett abhalten. Geben Sie diesem Schlafbedürfnis ruhig nach, doch essen Sie auch gegen die bleierne Müdigkeit an: mit einem Salat aus Glasnudeln, dünnen Champignonscheibchen, Zitronensaft, etwas Chili und ein paar gebratenen Putenstreifen, mit einer Suppe aus grünen Bohnen, einer Hand voll Kirschen zwischendurch oder Vollkornbrot mit Gurken und Kresse als Imbiss.

### FRISCHE NIMMT DEN STRESS

Eine Essenz, mit der Sie die Schläfen betupfen, wenn der Stress Sie packt: Eine Hand voll frische Lorbeerblätter fein zerkleinern. 1/4 Liter Wasser kräftig aufkochen, Lorbeer zugeben und zugedeckt neben der Kochstelle 10 Minuten ziehen lassen. Durch ein Sieb gießen und in ein sauber gespültes Glasgefäß geben. Gut verschlossen im Kühlschrank aufbewahren – die Kühle tut zusätzlich wohl.

## 10 Top-Lebensmittel für Ihren Typ

Die meisten Lebensmittel sollten wir alle regelmäßig essen, um die gesunde Vielfalt zu wahren. Manche aber entsprechen vor allem Ihrem Ernährungstyp.

### FENCHEL

Essen Sie Gemüsefenchel und verwenden Sie seine zarten Blättchen wie Kräuter. Fein zerkleinert über Salat, Gemüse und Rohkost gestreut, verstärken sie die gute Wirkung der Knolle: Alle Teile der Pflanze fördern die Verdauung und lindern Blähungen. Ein Tässchen Tee aus Fenchelsamen löst Krämpfe und schenkt Ruhe im Bauch.

## GÄNSEBLÜMCHEN

Die Blätter und Blüten reinigen das Blut, tun Magen, Gallenblase und Leber wohl. Die zarten, leicht herben Blätter schmecken am besten, wenn sie intensiv grün und knapp fingerlang gewachsen sind – in der Regel also im April und Anfang Juni, einige Zeit nach der Heumahd. Auch die Knospen können Sie essen – möglichst frisch gepflückt roh oder kurz erhitzt.

**! GESUNDHEITS-TIPP** Ein Umschlag aus frischen, zerriebenen Gänseblümchenblättern gilt als altes Hausmittel bei Wunden, Ekzemen und Hautausschlägen.

## GEFLÜGEL

In China, wo gutes Essen gleichbedeutend mit gesundem Essen ist, spielen Hähnchen und Ente für die Ernährung eine große Rolle. Nach der Traditionellen Chinesischen Medizin schenkt Geflügel uns Lebensenergie, weil es die Harmonie der seelischen und körperlichen Kräfte herstellt und beim Aufbau von Blut hilft. Das ist wichtig für Sie: Die Irisdiagnose empfiehlt Menschen mit braunen Augen, besonders auf ihr Blut und die blutbildenden Organe, auf Leber, Galle und Darm zu achten. Hier treffen sich westliches und östliches Heilwissen.

**! EINKAUFS-TIPP**

- Für die Augenfarben-Diät nehmen Sie Entenbrust ohne Knochen; sie reicht für 4 Portionen (siehe Rezept Seite 305). Wer für sich allein kocht, schneidet sie quer zu den Fasern in Stücke und friert diese portionsweise ein.
- Auch bei Hähnchen nehmen Sie Teilstücke: Brustfilet oder Schenkel – Ober- und Unterschenkel mit einem Gewicht von circa 200 Gramm.

## HEIDELBEEREN

Die Gerbstoffe in den Beeren halten den Darm gesund: Sie dämpfen nervöse Beschwerden, heilen regelrechte Darmerkrankungen und hemmen zudem die Vermehrung schädlicher Bakterien, so dass sich die angegriffene Schleimhaut rascher regeneriert. Am stärksten ist die Wirkung bei wild wachsenden Heidelbeeren aus dem Wald, die Lippen und Zähne blau färben. Preiswerte Kulturheidelbeeren unterstützen ebenfalls die Darmfunktion, sind aber nicht so gerbstoffreich.

### KÜRBIS

Lassen Sie sich die „Gemüse-Früchte" aus der Neuen Welt nicht entgehen – sie halten die Leber gesund. Die verschiedenen Sorten aus heimischem Anbau werden von Juli bis Januar geerntet. Die besten gibt es auf Wochenmärkten, direkt beim Erzeuger oder – aus dem eigenen Garten: Kürbisse sind ganz leicht zu ziehen. Sommerfrüchte mit weicher Schale – dazu gehören auch Zucchini und Patisson – müssen Sie wie frisches Gemüse rasch verbrauchen; sie schmecken roh und gegart.

Hartschalige Winterkürbisse halten sich in einem kühlen, dunklen Raum wochenlang, vorausgesetzt die Schale ist rundum intakt, ohne Druckstellen, Schimmel oder Kerben. Sie schmecken geschmort oder gebraten. Mein Vorschlag für herbstliches Kürbis-Fastfood: Kleine Kürbiswürfel in etwas Chili- oder Kräuteröl anbraten, mit ein paar Löffeln Brühe und einer beliebigen getrockneten Kräutermischung verrühren und zugedeckt in etwa 5 Minuten weich schmoren. Mit Salz und Zitronensaft abschmecken und zu Weißbrot mit Salat servieren. Oder mit frisch gekochtem Reis und einer kalten Sauce aus Joghurt, Kräutern, geraspelten Möhren, Äpfeln und etwas Zitrussaft.

### LINSEN

Diese Hülsenfrüchte vertragen Sie besser als Bohnen oder Trockenerbsen, weil sie weniger blähen. Außerdem pflegen sie wie andere getrocknete Hülsenfrüchte den Darm und liefern reichlich Eiweiß. Linsen sind übrigens eine der ältesten Kulturpflanzen der Menschen – sprichwörtlich ist das Linsengericht, für das Esau sein Erstgeburtsrecht, das heißt seinen gesamten Besitz und seine soziale Stellung, eingetauscht hat.

In Ägypten waren Linsen offenbar für den Pharao alltägliche Nahrung, jedenfalls hat man in Tutanchamuns Grab einen Korb mit den Hülsenfrüchten gefunden. Mit der Verbreitung des Ackerbaus wanderten die Linsen aus ihrer Heimat Vorderasien in alle Welt. Heute zählen sie zu den wichtigsten Nahrungspflanzen in Asien und Europa.

### MACIS UND MUSKAT

Beide Gewürze stärken schwache Nerven. Sie stammen vom selben Baum: Macis, auch Muskatblüte genannt, ist die rote Haut über der Nuss, sie umgibt sie wie ein feuerrotes Netz. Beim Trocknen – nur so ist Macis bei uns erhältlich – verblasst es ins Gelborange. Die Nuss ist überall zu bekommen, die Blüte vor allem zur Backzeit um Weihnachten in großen Supermärkten. Außerhalb der Saison müssen Sie in Gewürzläden und Asiengeschäften nachfragen.

### MAJORAN

Sein ätherisches Öl belebt: Es regt die Durchblutung an – auch im Verdauungsapparat – und macht deshalb Essen, das Ihnen schwer im Magen liegt, besser verträglich. Die Gerb- und Bitterstoffe unterstützen ebenfalls die Verdauung.

Majoran können Sie frisch und getrocknet verwenden. Natürlich darf er dann nicht überlagert sein, sonst verfliegt sein Aroma und er schmeckt nur nach Heu.

### NATURREIS

Kaliumhaltig wie normaler weißer Reis, doch viel reicher an darmfreundlichen Ballaststoffen, pflanzlichem Eiweiß und gesundem Fett. Für einen gesunden Blutdruck ist das geradezu ideal. Dabei macht Naturreis keinerlei Verdauungsprobleme, selbst wenn Ihr Körper ans „Vollkörnige“ noch nicht so gewohnt ist.

### RADICCHIO

Der rote Salat enthält Bitterstoffe, die den Gallenfluss anregen, schmeckt aber mit viel weniger Fett als andere, ebenso gallenfreundliche Gemüse wie Artischocken, Endivie oder Chicorée: Radicchiosalat können Sie wunderbar mit schlankem Gemüsebrühe-Dressing würzen. Seine Blätter bilden schöne Schälchen und eignen sich zum Füllen mit körnigem

Frischkäse, dem Fett-Leichtgewicht, den Sie mit Würfelchen von Tomaten, Salat- oder Essiggurken, Kapern und Kräutern mischen. Dazu gibt es einfach Brot oder heiße Pellkartoffeln.

## 10 Tipps für Rohkost und Salat

**Nummer eins:** Essen Sie zu Beginn Ihrer Diät nur Miniportionen Rohes.

**Nummer zwei:** Gewürfelte Tomaten, hauchfein aufgeschnittene Gurken, geraspelte Möhren und Zucchini, Fenchel in feinen Scheibchen tun Ihnen gut, weil alle diese Gemüse genügend Ballast liefern, aber nicht blähen.

**Nummer drei:** Mit Blattsalaten geizen Sie erst mal – ein paar mundgerecht gezupfte Blättchen können Sie schon unter das Raspelgemüse mischen, mehr nicht. Salat gilt als leicht verdaulich – zu Unrecht. Denn wir kauen die zarten Blätter oft nicht gründlich genug, während wir bei Rohkost schon im Mund „ganze Arbeit" leisten.

**Nummer vier:** Die große Salatplatte als Hauptmahlzeit gönnen Sie sich erst, wenn Sie durch Ihre Augenfarben-Diät bereits an mehr Gemüse auf dem Teller gewöhnt sind.

**Nummer fünf:** Ergänzen Sie die Rohkost mit Kräutern, die Ihre Verdauung unterstützen: Basilikum, Kresse, Koriander, Majoran oder Oregano.

**Nummer sechs:** Bestreuen Sie die Rohkost mit den fein zerkleinerten Blättchen von Stangensellerie, Fenchel und Möhren. Das Grün dieser Gemüse fördert ebenfalls die Verdauung.

**Nummer sieben:** Rühren Sie die Salatsauce mit weniger Öl und mehr Gewürzen an: Ein paar Löffel Gemüsebrühe machen das Dressing leichter, Senf hilft, Fettes zu verdauen, gemahlener Kümmel lindert Rumoren im Bauch, Pfeffer regt den Speichelfluss an und setzt den Verdauungsprozess in Gang.

**Nummer acht:** Frischkornmüsli tut Ihrem Darm gut, doch Sie sollten erst einmal mit kleinen Mengen anfangen: Anfangs am besten nur zweimal in der Woche, bis Sie sich an ballaststoffreiche Frischkost gewöhnt haben. An den anderen Tagen essen Sie Flockenmüsli mit Dinkel, Weizen und Hafer. Zu kernig darf die Mischung nicht sein.

**Nummer neun:** Erdnüsse stärken das Blut und beruhigen die Nerven.

Nehmen Sie nur ungesalzene Kerne, die Sie grob gehackt über Salat, Rohkost und Müsli streuen.
**Nummer zehn:** Sprossen gelten als vitaminreich und gesund. Für die Darmregulierung eignen sich zarte Alfalfasprossen. (Zur Aufbewahrung und Zubereitung siehe Kasten S. 125)

## Typgerecht kochen

Setzen Sie an die erste Stelle alle fettarmen Garmethoden: Grillen, Braten im Wok, Dünsten und Dämpfen. Damit entlasten Sie Leber und Galle, die vor allem durch Ernährungsfehler und Stress gereizt werden. Und weil eine „ruhige" Leber den gesamten Verdauungstrakt pflegt, kann Ihr Darm optimal arbeiten. Das fördert Ihre Entspannung und stärkt Ihre seelische, geistige und körperliche Widerstandskraft.

### AM BESTEN FÜR SIE

- **Grillen:** Spart Fett und erhält die Nährstoffe. Geflügel gelingt ohne zusätzliches Fett, für Fleisch und Fisch reicht ein Tropfen Öl zum Einpinseln.
- **Braten im Wok:** Schont die Nährstoffe, spart Fett und erhält das feine Aroma aller Produkte. Wok-Gerichte sind weit bekömmlicher als Geschmortes, selbst wenn Sie extrem empfindlich auf Röststoffe reagieren.
- **Dünsten:** Ideal für zartes Gemüse, weil es Biss und Saft erhält.
- **Dämpfen:** Sanftes Garen, das viel Geduld erfordert. Dafür werden Sie mit hocharomatischem Gemüse und saftigem Fisch belohnt.

**! DIÄT-TIPP** Für Sie eignen sich nahezu fettfreie Produkte wie Kartoffeln und Gemüse zum Grillen nicht. Denn diese Lebensmittel bleiben nur saftig, wenn man sie mit reichlich Öl oder flüssiger Butter bestreicht.

### GUT, ABER NICHT JEDEN TAG

- **Braten in der Pfanne:** Für alles, was mit zarter Kruste schmeckt – Gemüsefrikadellen, Kartoffeln, Pilze, Kürbis und Fisch. Für Fleisch und Geflügel nehmen Sie lieber den Wok.

• **Kochen:** Kräftige, dicke Suppen mit viel Gemüse und Kartoffeln pflegen den Darm und gehören zu Ihrem Speiseplan. Dünne Brühe brauchen Sie nicht unbedingt, weil Sie genug trinken.
• **Backen und gratinieren:** Wenn man Gratin und Auflauf nicht in Fett-Schwergewichte verwandelt, die Leber und Galle reizen, kann man sie ruhig mal essen.

**! DIÄT-TIPP** Sie brauchen unbedingt eine beschichtete Pfanne. Damit sparen Sie eine Menge Fett und können trotzdem die zarte Kruste genießen, deren Röststoffe nicht schaden.

## LOHNT DEN VERSUCH

• **Schmoren im Topf:** Die Alternative zum großen Schmorbraten sind die kleinen Schmorgerichte der vegetarischen und/oder Asienküche: zum Beispiel Kartoffelgemüse und gewürztes Huhn mit Tomate.

## WAS SIE LIEBER SELTEN WÄHLEN

• **Schmoren im Ofen:** Gewiss, Sie lieben deftigen Schmorbraten, doch er gibt Ihrer Leber eine Menge zu tun. Schmoren Sie das Fleisch mit ein paar gallefreundlichen Beifuß- oder Thymianzweigen. Und kombinieren Sie es mit Gemüse, das die Verdauung unterstützt: Gurkensalat, Brokkoligemüse oder gedünstetem Löwenzahn.

## DARAUF SOLLTEN SIE ERST EINMAL VERZICHTEN

• **Frittieren:** Die fettreichste aller Garmethoden reizt Leber und Galle unnötig. Wenn Sie Gebratenes essen wollen, nehmen Sie lieber den Wok oder die Pfanne. Dann und wann eine Portion Pommes frites, tiefgefroren und im Backofen zubereitet, sollte genügen.

**! DIÄT-TIPP** Durch die Augenfarben-Diät kann sich Ihr Verdauungstrakt allmählich erholen, so dass Sie irgendwann auch mit Frittiertem klarkommen werden. Sie müssen Ihrem „Inneren“ nur genügend Zeit zur Stabilisierung lassen.

# Grüne Augen

## Ein paar Worte zu Ihrem Typ

Der Dichter und Schriftsteller Heinrich Heine hat es auf den Punkt gebracht: „Grüne Augen bedeuten den Frühling der Seele." Diesen Frühling spürt, wer mit Ihnen in Kontakt kommt: Sie lieben das Neue, gute Ideen begeistern Sie, Widerstand stachelt Ihre Kreativität an – schließlich blühen Schneeglöckchen auch an stürmischen Wintertagen.

Konstitutionell gelten Sie als Mischtyp. Das heißt, dass Sie sich besonders genau in die Augen sehen müssen. Überwiegt der geheimnisvolle bläuliche Schimmer, neigen Sie körperlich und seelisch zu heftigen Reaktionen: Allergische Schübe können Ihnen Probleme machen, Ihre Schleimhäute sind gereizt.

Sehen Sie das Gold des Bernsteins in der Iris, ist die Harmonie zwischen Oben und Unten, der Elemente Wasser, Erde und Feuer für Sie wichtig – ganz wie es die traditionelle Konstitutionslehre darlegt. Fröhliche braune Pünktchen im Auge zeigen Ihnen, dass Sie Ihren Bauch pflegen müssen, damit Magen und Darm, Leber und Galle richtig arbeiten.

Immer brauchen Sie Wärme von innen, denn Sie spüren sehr rasch jeden Wetterwechsel, mögen lieber lauen Wind und warmen Regen als Sturm und Schneegestöber. Kälte macht Ihnen auch beim Essen zu schaffen: Wenn Sie bereits beim ersten Bissen frösteln, haben Sie ein zu kühles Gericht erwischt. Dabei geht es nicht um die Temperatur des Essens oder die Wahl zwischen kaltem Salat oder heißer Suppe, sondern um die Lebensmittelauswahl und Garmethode.

Die Augenfarben-Diät berücksichtigt diese Zusammenhänge: Wer so gerne Gemüse, Obst und Salat isst wie Sie, braucht zu all dem Kühlen noch eine gute Portion Wärme – kräftige Würze aus heißem Knoblauch, Ingwer, Pfeffer, Chili und Paprika, kerniges Brot, Kartoffeln, Getreide und Hülsenfrüchte. Ab und zu müssen Sie Fleisch und Fisch auf den Speisezettel setzen – vor allem zur kalten Jahreszeit, wenn Ihnen oft so klamm ist. Tierische Lebensmittel liefern Fett, das Ihr Körper zum „Einheizen" braucht.

Noch eines gilt für Sie: Mehr Flüssigkeit ist das A und O bei Ihrem Ernährungstyp. Das entlastet die Nieren und spült die Blase, so dass sich Keime erst gar nicht einnisten können. Saftiges Essen bringt Ihren Darm in Schwung und sorgt für eine gute, regelmäßige Verdauung.

## 15 Tipps für Wellness, Ernährung und Gesundheit

### NEUGIER ERWÜNSCHT

Die Augenfarben-Diät fördert Ihre Neugier, denn sie verwendet ganz bewusst auch Produkte, die nicht allgemein bekannt sind. Sie dürfen also schon beim Einkaufen auf Entdeckungsreise gehen – in ausländische Lebensmittelgeschäfte, zum Gärtner und auf den Bauernhof. Beim Kochen und Kosten können Sie dem Ungewohnten weiter nachspüren – für Ihren Ernährungstyp der Kick, der Ihnen beim Essen so großes Vergnügen bereitet.

### GUTER SCHNITT

Rohes schmeckt am besten, wenn der Schnitt stimmt. Dann nehmen Salat und/oder Gemüse die Sauce auf, sind saftig und voller Aroma. Sie bekommen dabei schon einen Teil der Flüssigkeit, die Sie jeden Tag brauchen.

### SALAT FÜR DIE VERDAUUNG

In den weißen Blattteilen speichern Chicorée und Friséesalat einen besonderen Ballaststoff: Inulin ist „Futter“ bestimmter Darmbakterien, die für eine regelmäßig Verdauung sorgen. Und sie spielen vermutlich bei der Tumorprophylaxe eine wesentliche Rolle.

### DIE NIEREN ENTLASTEN

Das ist für Sie besonders wichtig, denn Nieren und Blase gehören zu den Problemzonen der Grünäugigen. Tierische Produkte wie Fleisch, Eier, Fisch und Milchprodukte liefern viel Protein, das wir ausgezeichnet verwerten können: In der Zusammensetzung gleicht es unserem körpereigenen Eiweiß und macht dem Organismus deshalb kaum Arbeit bei der Verdauung. Viel Eiweiß macht jedoch den Nieren schaffen, und da sind Sie mit pflanzlichen Lebensmitteln wie Kartoffeln, Brot, Getreide und Hülsenfrüchten besser bedient. Alle enthalten gerade so viel Protein, dass die Nieren nicht überfordert sind. Eiweißmangel ist bei der Augenfarben-Diät selbstverständlich kein Thema.

### ANANAS UND PAPAYA NACH FLEISCH UND FISCH

Beide Obstarten enthalten ein Enzym, das die Verdauung von Protein fördert. Menschen Ihres Ernährungstyps haben manchmal Probleme mit zu viel Eiweiß – vor allem wenn es geballt in Fleisch und Fisch vorkommt. Sie merken das an einem unangenehmen Völlegefühl, Sodbrennen und Rumoren im Bauch. Da hilft eine schöne Scheibe frische Ananas oder eine halbe Papaya zum Dessert. Essen Sie die Früchte auch noch am Tag danach – bis die Beschwerden abgeklungen sind.

### RUHE BEWAHREN

Manchmal fühlen Sie sich wie ein Blättchen im Wind. Dann kriegen Sie Ihre fünf Sinne nicht zusammen, können sich nicht konzentrieren, schieben die Arbeit von einer Schreibtischecke zur anderen. In diesen Phasen müssen Sie sich mehr Energie aus dem Essen holen: Mal ein paar Mandarinen zwischendurch, ein heißes Blumenkohlsüppchen mit einem Löffel Sahne oder Schmant, Hähnchengeschnetzeltes mit Frühlingszwiebeln aus dem Wok oder eine schöne Kaki zum Dessert.

### PROBIOTICS – HILFE FÜR DEN DARM

Ihrem Ernährungstyp, der immer ein wenig Probleme mit dem Darm und guter Verdauung hat, kann probiotischer Joghurt zugute kommen. Er enthält bestimmte Bakterienkulturen, die unverdaut in die unteren Darmregionen gelangen und dort ihre segensreiche Wirkung entfalten: Sie helfen beim Verdauen von Milchzucker – wer den Milchkaffee morgens so gerne mag, aber schlecht verträgt, erhält durch das probiotische Frühstücksmüsli wirksame Unterstützung. Probiotics fördern die gesunde Darmflora und bekämpfen „böse“ Mikroorganismen – gut, wenn Sie zu einem nervösen oder entzündeten Darm neigen. Schließlich sorgen sie für eine regelmäßige Verdauung und greifen helfend ein, wenn nichts mehr „vorwärts geht". Alles in allem sind diese probiotischen Produkte also eine gute Ergänzung für Ihren Speisezettel.

### HEIZEN SIE SICH EIN

Sie wissen nun, dass Sie zu den Typen gehören, die ein bisschen Hitze beim Essen brauchen. Ob Sie sich die lieber mit Knoblauch, Chili oder Ingwer holen, spielt keine Rolle. Alle diese Gewürze machen heiß, aber auf Knoblauch bekommen Sie vielleicht Sodbrennen und beim Ingwer mögen Sie das typische Aroma nicht. Dafür lieben Sie die feurige Schärfe von Chili.

Sie können Ihren Salat auch im Winter mit gebratenen Brotwürfeln, in Frühling und Frühsommer mit gebratenem Spargel kombinieren, Sie können die Gemüsesuppe statt mit kühlem Zitrussaft mit „warmem" Zitronengras würzen – beide schmecken fein säuerlich, und all diese Kombinationen zaubern angenehme Wärme in den Bauch.

### SELBST GEKOCHTE GEMÜSEBRÜHE

Sie stillt den Durst, enthält eine Menge Vitamine, Mineralien und Bioaktiv-Stoffe, doch keine Kalorien. Außerdem können Sie Suppe und Hülsenfrüchte damit kochen, leichte Saucen zubereiten oder Kartoffeln darin dünsten.

Zwei Kilo gemischtes Gemüse wie Porree, Möhren, Fenchel, Stangensellerie und Petersilienwurzel putzen, waschen und fein zerkleinern: Die Vitamine und Mineralstoffe sollen sich ja in der Brühe lösen. Unmittelbar nach dem Schnipseln mit Pfefferkörnern, Wacholderbeeren, Lorbeerblättern und einem Stückchen frischem Ingwer – eventuell auch einigen Knoblauchzehen – in drei Liter Wasser geben. Aufkochen und knapp 30 Minuten kochen. Die Brühe durch ein Sieb gießen, das mit einem sauberen Küchentuch ausgelegt ist. Gemüse gut ausdrücken und wegwerfen. Die Brühe entweder gleich verwenden oder portionsweise einfrieren.

### GEGEN FRÖSTELN

Sie sitzen am Schreibtisch und spüren, wie die Kälte Ihre Beine hochkriecht. Sie kriegen plötzlich eine Gänsehaut und fühlen richtig, dass Ihr Bauch kalt ist. Da hilft scharf gewürzte heiße Gemüsebrühe besser als heißer Tee: Die Schärfe wärmt Sie von innen, die Brühe gleicht einen eventuellen Mineralstoffmangel aus. Würzen Sie die Brühe mit einem Tropfen Chiliöl, einer Messerspitze Harissa oder ein paar fein geschnittenen Ingwerstreifen. Wer Hunger hat, isst noch eine dünne Scheibe Vollkornbrot dazu.

### TÄGLICH GEMÜSE UND SALAT

Der natürliche Salzgehalt in diesen Vitaminpaketen ist gerade richtig für Sie – Ihre Nieren werden es Ihnen danken, wenn Sie mit Kräutern würzen und Kochsalz wirklich nur in Prisen verwenden. Außerdem enthalten Pflanzen so viel Wasser, dass die Kalorien buchstäblich nicht ins Gewicht fallen. Bekanntlich wird man von Gemüse, Salat und Obst nicht dick.

### GEBEN SIE SICH SAURES

Viele pflanzliche Lebensmittel wie zum Beispiel Trockenobst, Pilze und Vollkornbrot enthalten Eisen – das brauchen wir für die Blutbildung. Der Körper kann es besser verwerten, wenn Sie Saures dazu essen. Mischen Sie fein geschnittene Trockenaprikosen unter den Joghurt, geben Sie einen Löffel saure Sahne ans Pilzgemüse, streichen Sie Quark aufs Vollkornbrot und bestreuen Sie es dick mit Gartenkresse.

Zwei weitere Vorteile: Aus den Milchprodukten holt sich der Körper auch Kalzium, das er für Knochen, Zähne und Nerven braucht. Und nach neuen Forschungen stärken saure Milchprodukte uns gegen Infektionen: Bei der Verdauung der Proteine entstehen Peptide, die unsere Abwehr ankurbeln.

### ACHTEN SIE AUF EINE GESUNDE FETT-MISCHUNG

Als „kühler“ Ernährungstyp essen Sie gerne pflanzliche Kost. Dazu brauchen Sie aber eine kleine Portion Fett, um Ihre Energie anzukurbeln. Da helfen ein paar Sonnenblumenkerne im Müsli, eine Scheibe Walnussbrot unter der Rohkost oder ein Extralöffel Olivenöl am Salat. Das Fett von Nüssen, Kernen und Pflanzenöl heizt Ihnen nicht nur ein; es enthält zudem wichtige Fettsäuren, die Ihr Körper nicht selbst bilden kann. Und wer gerne vegetarisch isst, holt sich mit Nüssen noch Eiweiß, das in der richtigen Kombination so wertvoll wie Fleischprotein ist. Probieren Sie Linsensuppe mit ein paar gerösteten Sonnenblumenkernen, Salat aus weißen oder roten Bohnen mit Walnüssen, Kichererbsengemüse mit Kartoffeln und gehackten Hasselnüssen.

### ENTSPANNEN VOR DEM SCHLAFENGEHEN

Das kennen Sie ja: Sie schlafen zwar ein, weil Sie hundemüde sind. Doch zwei Stunden später liegen Sie wieder wach. Da hilft kein Schäfchenzählen, denn so viele Tierchen können Sie gar nicht über den Zaun springen lassen ... Entspannen Sie sich also vor dem Schlafengehen: Was war tagsüber, das Sie so in Anspruch genommen hat? Haben Sie etwas Wichtiges nicht erledigt? Vermutlich können Sie das morgen machen – also kein Grund zur Panik. Gibt es ein freudiges Erlebnis, das noch nachwirkt? Dann durchleben Sie es doch erneut. Steht Ihnen etwas Unangenehmes bevor? Was kann denn geschehen, dass es Ihnen die Ruhe nimmt? Denken Sie all diese Gedanken zu Ende, trinken Sie dazu etwas, das Sie gerne mögen – jawohl: Sie dürfen sich auch ein Gläschen Wein oder Bier gönnen, wenn das zu Ihren Belohnungsdrinks gehört. Besser sind natürlich Baldriantee, heiße Gemüsebrühe oder Hopfentee. Denn auch Alkohol kann den Schlaf rauben, weil er der Leber über Nacht zu tun gibt.

Entspannt gehen Sie dann mit dem Lavendelsäckchen (siehe nächster Tipp) zu Bett und schlafen vermutlich die ganze Nacht wunderbar durch.

### LAVENDELDUFT ZUM SCHLAFEN

Besorgen Sie sich ein Stück Baumwollbatist (etwa 25 mal 15 cm) und nähen Sie daraus ein Säckchen, das Sie an einer Seite offen lassen. Füllen Sie es zu gleichen Teilen mit getrockneten Lavendelblüten, Melisseblättern und Hopfenblüten aus der Apotheke. Die letzte Naht schließen und das Duftsäckchen zum Entspannen etwa 2 Stunden vor dem Schlafengehen auf das Kopfkissen legen.

## 10 Top-Lebensmittel für Ihren Typ

Wir alle müssen die gesunde Vielfalt beim Essen beachten. Doch es gibt einige Lebensmittel, die Sie besonders brauchen.

### BOHNEN, GETROCKNET

Alle Samen von Hülsenfrüchten liefern so viel pflanzliches Eiweiß, dass wir auf Fleisch sehr oft verzichten können. In den meisten Ländern der Erde zählen rote und weiße, schwarze und braune, gesprenkelte und dunkelgrüne Bohnen deshalb zu den Grundnahrungsmitteln. Für Ihren Ernährungstyp eignen sich alle Sorten: mittelgroße schlanke Cannellinos, kleine weiße Bohnen oder die schwarzen Bohnen der mexikanischen Küche, die beim Kochen cremig weich werden, so dass man sie gut zu Mus zerdrücken oder pürieren kann. Rote (Kidney-)Bohnen, weiße Riesenbohnen – auch Lima- oder Mondbohne genannt und die besonders feinen französischen Flageolets schmecken ausgezeichnet als Salat – auch gemischt mit Raspelgemüse.

### CHINAKOHL

Er baut Körpersäfte auf, unterstützt die Harnausscheidung, hilft gegen trockenen Husten und Verstopfung – lauter Probleme, die Ihren Ernährungstyp immer wieder betreffen. Pflegeleicht wie er ist, erfreut sich der schlanke Kohl mit den krausen Blättern seit etwa zehn Jahren bei uns wachsender Beliebtheit: als Salat, Gemüse und sogar für Kohlrouladen. In seiner Heimat China gehört er seit Jahrhunderten zu den wichtigsten Gemüsepflanzen für Herbst, Winter und Frühling. Dort unterscheidet man zwischen der gelblich-weißen Form, dem „großen Chinakohl", und dem grünen, „kleinen Chinakohl". Beide gibt es auch bei uns zu kaufen: Ovale, feste Köpfe sind ideal fürs Braten im Wok, während sich längliche lockere Köpfe mit schmalen grünen Blättern für Salat am besten eignen. Aus heimischem Freilandanbau gibt es ihn von Anfang August bis Ende November.

**! EINKAUFS-TIPP** Die Qualität erkennen Sie an den Blättern: Je nach Sorte sind sie außen gelb- bis dunkelgrün, innen gelb bis goldgelb. Sie sollten bis zu den Spitzen hin saftig mit zarten, fleischigen Blattrippen sein. Schwarze Schlieren am Ansatz der Blattrippen können auf längere Lagerung bei zu hoher Temperatur hinweisen.

## COUSCOUS

Das grobe Getreideprodukt aus Weizen oder Hirse ist leichter verdaulich als ganze Weizenkörner und jedes anderes Getreide. Doch es liefert genügend Ballaststoffe für eine gute Verdauung und regt zudem die Nieren an. Beide Wirkungen sind für Ihren Ernährungstyp sehr wichtig. Couscous stammt wie Bulgur aus der nordafrikanischen Küche und ist dort Lebensmittel und Spezialgericht zugleich: Getreideprodukt ähnlich wie Grieß, und Eintopf mit Gemüse, Kichererbsen und/oder Fleisch, das mit körnig-gedämpftem Couscous serviert wird. Auch dieses Gericht entspricht Ihrem Typus: Kosten Sie es in einem marokkanischen Restaurant.

! **KOCH-TIPP** Weizencouscous ist vorgekocht, so dass Sie die Körnchen schon nach dem Einweichen essen können und nicht mehr garen müssen.

! **EINKAUFS-TIPP** Bei uns bekommen Sie Vollkorncouscous und „weißen" Couscous abgepackt wie Reis in türkischen Lebensmittelgeschäften, Naturkostläden und Reformhäusern. Instant-Couscous, im Nu zubereitet, gibt es in vielen Supermärkten, Lebensmittelabteilungen von Warenhäusern und türkischen Läden zu kaufen.

## LAMMFLEISCH

Genau wie für Menschen mit dunkelblauen Augen ist auch für Sie Lamm das beste Fleisch. Es stärkt Ihre Nieren und gehört deshalb immer wieder auf Ihren Speiseplan. Das zarte, aromatische Fleisch von Lämmern ist hellrot, die feinen Fettadern sind weiß bis leicht gelblich. Stücke aus der Keule oder Schulter eignen sich zum Braten im Wok genauso gut wie für die übliche Zubereitung in Pfanne oder Schmortopf.

! **EINKAUFS-TIPP** Auch Schafe werden mittlerweile in Intensivmast gehalten; es lohnt sich also, nach Einkaufsquellen zu suchen, die Fleisch von artgerecht gehaltenen Tieren aus kleinen landwirtschaftlichen Betrieben anbieten.

### LÖWENZAHN

Seine harntreibende Wirkung brauchen Sie regelmäßig, seine darmberuhigende Wirkung vermutlich ebenfalls. Löwenzahn nutzen die Menschen seit Jahrhunderten: Als es noch keine Teemischungen gegen Blasen- und Gallenleiden gab, als man Rheuma und Gicht noch mit Pflanzen lindern musste, haben Heilkundige ihn gesammelt, zu Saft gepresst oder für Tee getrocknet. Löwenzahn hat zudem alle guten Eigenschaften der ersten wilden Frühlingskräuter: Er enthält reichlich Vitamine und Mineralien, die wir nach der kalten Jahreszeit dringend zum Energie-Tanken brauchen. Die Bitterstoffe in den Blättern wecken den Appetit, beugen Gallenleiden vor, fördern die Verdauung und kurbeln den Stoffwechsel an, so dass Sie selbst in einer Schwächephase wieder schneller zu Kräften kommen.

### RUCOLA

Durch sein ungewöhnliches Aroma ist das Kraut zur beliebten Salatwürze geworden – entweder als ganze Blätter oder fein geschnitten wie Kräuter. So schmeckt es auch am besten und kann seine Wirkung gut entfalten: Die Senföle in Rucola bekämpfen ganz gezielt Bakterien in Harnleiter und Blase.

### SAUERKIRSCHEN

Nutzen Sie die kurze Saison und essen Sie die sauren Schwestern der süßen Kirschen häufig als Kompott, als Grütze oder – wenn Sie mögen – auch roh. Die Früchte pflegen den Darm, und ihr Saft gilt in der Volksheilkunde als Harntreiber – gut für die Nieren und wohlschmeckende Medizin bei Blasenentzündungen. Sauerkirschen aus heimischem Anbau bekommen Sie von Anfang Juli bis Mitte September. Getrocknet gibt es sie rund ums Jahr in vielen Naturkostläden und in Fruchthäusern; nach dem Einweichen sind die Früchte fast genauso aromatisch wie frisch. Das Einweichwasser, eventuell mit fertig gekauftem Sauerkirschsaft gemischt, ist ein guter, vitamin- und mineralstoffreicher Durstlöscher.

### SELLERIE

Kraut und Stiele von Stangensellerie, die Wurzel von Knollensellerie und die Früchte vom Schnittsellerie regen den Stoffwechsel an und wirken wassertreibend. Nach amerikanischen Studien enthalten Selleriestangen so genannte Phthalide als beruhigende Substanz. In der chinesischen Heilküche wird Selleriesaft mit Honig gegen Bluthochdruck eingesetzt.

### TOFU

Seine Bedeutung für die Ernährung in den Tofu-Ländern Asiens war und ist sehr groß: Er ersetzt Fleisch und Fisch, ist viel preiswerter, doch genauso reich an Eiweiß, enthält kaum Fett und überhaupt kein Cholesterin. Für ein pflanzliches Lebensmittel liefert er auch reichlich Kalzium, das wir sonst vor allem mit Milchprodukten bekommen. Deshalb gehört der Sojaquark in Ost und West zu den Grundzutaten der vegetarischen Küche.

Wichtig für Sie ist in erster Linie seine Wirkung: Tofu entlastet die Leber, fördert die Harnausscheidung und hilft bei der Bildung von Körpersäften.

**! KOCH-TIPP** Tofu isst man nicht kalt wie Käse auf dem Brot oder gewürfelt über dem Salat. Man muss ihn marinieren, braten, schmoren oder kochen. Besonders gut schmeckt er in kräftig gewürzten Suppen, mit Chili, Knoblauch und Frühlingszwiebeln, mit den herzhaften Würzsaucen der chinesischen Küche.

### ZIMT

In der Traditionellen Chinesischen Medizin wird Zimt als Stärkungsmittel für die Nieren empfohlen – Grund genug, Ihre Süßspeisen mit dem Gewürz aus Sri Lanka – daher kommt er in der besten Qualität – gesund zu verfeinern.

## 10 Tipps für Rohkost und Salat

**Nummer eins:** Keine Übertreibungen – wie andere zu wenig Frisches essen, holen Sie sich eher zu viel davon.

**Nummer zwei:** Mischen Sie das Dressing für Rohkost und Salat immer wieder mit scharfem Senf, einem Löffelchen Meerrettich, etwas Knoblauchpaste oder Chiliöl. Oder mit aromatischen Kräutern wie Rucola, Minze, Basilikum oder Koriander. All das ist heiße Würze zur kühlen Rohkost.

**Nummer drei:** Die geliebte Rohkost als Imbiss darf ruhig sein. Nur sollten Sie wiederum mit Heißem ergänzen: knusprigen Croûtons, ein paar gebratenen Pilzen oder Zwiebelchen.

**Nummer vier:** Mischen Sie die Salatblätter mal nicht mit rohem, sondern mit gegartem, noch lauwarmem Gemüse: Spargelspitzen, Zuckerschoten, dünne grüne Böhnchen, Kürbiswürfelchen und sogar Kohlstreifen, in etwas Öl gebraten, schmecken köstlich zu allen Blattsalaten.

**Nummer fünf:** Zur großen Salatplatte als Hauptgericht können Sie selbstverständlich eine Scheibe Brot essen. Doch versuchen Sie es zur Abwechslung mal mit frisch gekochtem, heißem Reis, wie man es in Asien gewohnt ist.

**Nummer sechs:** Ergänzen Sie Rohes mit Getreidearten, die Ihre Nieren stärken: Couscous, Bulgur und Hirse werden kurz gegart und heiß oder lauwarm als Beilage serviert.

**Nummer sieben:** Damit Ihr Darm gut arbeiten kann, brauchen Sie auch grobfaserige Gemüse wie Fenchel, Kohlrabi, Stangen- oder Knollensellerie und ballaststoffreiche Hülsenfrüchte im Salat. Am besten nehmen Sie Kichererbsen und Bohnen aus der Dose.

**Nummer acht:** Für Frischkornmüsli sind Sie nicht so sehr zu begeistern, weil Sie es vorbereiten müssen. Schließlich weiß man ja am Abend vorher noch nicht, was man gerne zum Frühstück essen möchte. Nehmen Sie also ruhig Fertigmüsli aus der Tüte – am besten ohne Zuckerzusatz.

**Nummer neun:** Pinienkerne heizen Ihnen ein, auch geröstete Sonnenblumenkerne geben Ihnen angenehme Wärme von innen.

**Nummer zehn:** Sprossen gelten als vitaminreich und gesund. Für die Darmregulierung eignen sich Rettich- und Alfalfasprossen, für die Nierenfunktion die zarten Keime von Mungobohnen. (Zu Aufbewahrung und Zubereitung von Sprossen siehe Kasten S. 125)

## Typgerecht kochen

Ganz wichtig für Sie: Die Lebensmittel müssen ihren Saft behalten. Nutzen Sie also den Wok so oft wie möglich, kochen Sie Suppe mit wenig Fleisch und viel Gemüse. So kriegen Sie schon sehr viel Flüssigkeit beim Essen und müssen nicht ständig zur Mineralwasserflasche greifen – was die meisten von Ihnen ja ohnehin vergessen. Neben diesen leichten Garmethoden brauchen Sie eine Portion „Hitze“: Braten in der Pfanne und kurzes Gratinieren sorgen für diesen Ausgleich.

### AM BESTEN FÜR SIE

- **Braten im Wok:** Schont die Nährstoffe, spart Fett und erhält das feine Aroma aller Produkte. Bratreis und Nudeln auf die asiatische Art tun Ihrem Darm wohl, denn diese Gerichte enthalten Substanzen, die wie Ballaststoffe für eine gute Verdauung sorgen.
- **Braten in der Pfanne:** Zu Gemüsefrikadellen, Kartoffeln, Pilzen und Gemüsescheiben, die Sie so gerne mögen, passt diese kräftige Garmethode.
- **Kochen:** Kräftige Suppen im Winter und leichte Brühen im Sommer gehören zu Ihrem Speiseplan. Damit holen Sie sich einen guten Teil Ihres täglichen Flüssigkeitsbedarfs.

**! DIÄT-TIPP** Sie brauchen unbedingt eine beschichtete Pfanne, denn Sie lieben die schöne Kruste. Viel Fett allerdings mögen Sie nicht.

### GUT, ABER NICHT JEDEN TAG

- **Gratinieren:** Diese kurze, heiße Garmethode eignet sich für die kühlen Produkte, die Sie gerne essen – Äpfel und Tomaten, auch in Kombination mit Kartoffeln, Zwiebeln und/oder weichem, weißem Käse.
- **Frittieren:** Wer durch vorwiegend vegetarisches Essen wenig Fett bekommt, kann Gemüse und Kartoffeln aus dem Frittiertopf ruhig ab und

zu genießen. Zu viel davon widersteht Ihnen ohnehin. Grundsätzlich: Verwenden Sie nur gutes Pflanzenfett, kein Butterschmalz.

## LOHNT DEN VERSUCH

- **Dämpfen:** Sanftes Garen, das Ihnen viel Geduld abverlangt. Doch weil Reis und Klöße so gut zu Ihrem Ernährungstyp passen, sollten Sie es hin und wieder probieren – schließlich schätzen Sie Experimente.
- **Grillen:** Spart Fett und erhält die Nährstoffe. Geflügel gelingt ohne zusätzliches Fett, für Fleisch und Fisch reicht ein Tropfen Öl zum Einpinseln. Doch da zu Ihrem Ernährungstyp nur wenig Fleisch und Fisch gehören, wird diese Garmethode für Sie die Ausnahme bleiben. Am liebsten essen Sie Geflügel vom Grill, das auch in Miniportionen gut gelingt.

## WAS SIE LIEBER SELTEN WÄHLEN

- **Dünsten:** Zwar ideal für Gemüse, weil es Biss und Saft erhält, doch eine kühle Garmethode, die zu Ihnen nicht so gut passt. Viele von Ihnen vertragen auch das Löffelchen Butter zum Abrunden am Schluß nicht so gut.
- **Backen im Ofen:** Auflauf, Lasagne, Moussaka sind für Ihren Ernährungstyp zu üppig. Doch wenn Sie Gäste haben, können Sie diese allseits beliebten Gerichte ruhig auftischen. Essen Sie eben ganz wenig davon und ergänzen Sie mit einer großen Portion Salat.
- **Braten im Ofen:** Hier gilt dasselbe wie für Auflauf & Co.: Vor allem Schwein, Lamm und Geflügel eignen sich für die Gästebewirtung und in einer Miniportion mit vegetarischen Beilagen auch für Sie.

## DARAUF SOLLTEN SIE ERST EINMAL VERZICHTEN

- **Schmoren von Fleisch und Geflügel:** Viel Fett zum Schmoren vertragen Sie nicht, für kräftige Saucen schwärmen Sie nicht. Also spielt diese Garmethode vermutlich gar keine Rolle für Sie.

# 6. Der Start in Ihre Diät

Beginnen Sie Ihre persönlichen Diättage im Urlaub. Denn Sie brauchen jetzt viel Zeit für sich, damit Sie Ihren Typ kennen lernen und erfahren können, was Ihnen wohl tut. Dazu müssen Sie sich wirklich entspannen können.

## Vorbereitung

Eine klassische Diät wird von so genannten Vorbereitungstagen eingeleitet. Das stammt aus der Zeit des Fastens, das man mit ethischen und religiösen Motiven genauso verbunden hat wie mit physiologischen und psychologischen. Es ging und geht den Menschen darum, sich zu sammeln, bevor sie so intensiv mit ihrer ganzen Persönlichkeit in Kontakt treten, wie das beim Fasten der Fall ist.

Für die Augenfarben-Diät brauchen Sie diese Vorbereitung nicht unbedingt. Sie wollen ja nicht fasten, vielleicht nicht einmal abnehmen. Manche von Ihnen sollten eher zunehmen, zumindest nicht an Gewicht verlieren. Ziel unserer Diät ist die sanfte Umstellung der Ernährung auf ein gesundes, modernes und genussvolles Maß. Trotzdem nützen diese Karenztage, wie man sie auch nennt: Der Verzicht auf alle Mahlzeiten an dem einen, die superleichte Kost am nächsten Tag, die Enthaltsamkeit hinsichtlich aller Genussmittel wie Tee, Kaffee, Alkohol, Nikotin und Süßigkeiten holen Sie aus dem Alltagstrott, der auch unsere Essgewohnheiten bestimmt. Sie werden eine angenehme Müdigkeit spüren, die Ihnen zur nötigen Entspannung verhilft. Ihre Gedanken klären sich, Sie merken plötzlich, dass Frühstück, Mittagessen und Abendessen nicht die Garanten für Ihr Wohlbefinden sind, dass ein Langeweile-Sandwich zwischendurch und der Frust-Schokoriegel Ihre Stimmung keineswegs heben – im Gegenteil. Und Sie werden sich leichter, freier – das dürfen Sie ganz wörtlich verstehen – fühlen, weil Sie mit dem Wasserverlust auch Schadstoffe loswerden, die Ihre Organe belasten. Das ist sehr wichtig für Sie: Wenn Sie sich während des ersten Tages sehr schwach fühlen, unter Schwindel, Hitzewallungen und/oder Heißhungerattacken leiden, müssen Sie den Karenztag sofort abbrechen und gleich mit dem ersten Diättag beginnen. Essen Sie dann zunächst das leichte Frühstück, und zwar unabhängig von der Tageszeit.

## Der Entlastungstag

Nutzen Sie ihn zum Schlafen, Faulenzen, Entspannen, Lesen und Musikhören. Selbstverständlich können Sie auch spazieren gehen, gemächlich Rad fahren oder ein paar Runden schwimmen – ganz wie Ihnen zumute ist. Doch achten Sie auf die Signale Ihres Körpers – er sagt Ihnen genau, wann Sie Ihre Aktivitäten beenden und sich in Ihrem Lieblingssessel entspannen sollten. Joggen oder Freizeitsport ist am Entlastungstag für gewöhnlich zu anstrengend für Herz und Kreislauf.

Zu essen gibt es an diesem Tag nämlich nichts, dafür reichlich zu trinken: drei Liter Flüssigkeit über den ganzen Tag verteilt. Am besten wählen Sie je einen Liter Mineralwasser, Gemüsesaft – eventuell verdünnt mit Mineralwasser – und Früchtetee. Den können Sie ganz nach Wunsch trinken: schön heiß, wenn Sie frösteln, oder kühl, wenn Sie zu den „heißen" Typen mit hellblauen oder braunen Augen gehören. Am besten verträglich ist Tee übrigens lauwarm; Eistee erfreut nur Menschen mit robustem Magen. Zucker, Honig oder andere Süßmittel lassen Sie lieber weg. Und selbstverständlich sind Alkohol und Nikotin tabu.

## Der Aufbautag

Trinken müssen Sie so reichlich wie am Tag zuvor: Beginnen Sie mit ein oder zwei Tässchen Löwenzahntee – das beruhigt Magen und Darm. Dazu gibt es eine reife Banane – zerdrückt und mit ein paar Tropfen Zitronen- oder Orangensaft vermischt. Dieser Obstbrei sorgt ebenfalls für Ruhe im Bauch, denn Bananen spenden dem Körper Feuchtigkeit, wirken aber nicht abführend.

Mittags mischen Sie einen fein gewürfelten, nicht allzu großen Apfel mit zwei Löffeln Dickmilch. Wenn Ihre Verdauung eher träge ist, geben Sie einen Löffel Vollkornflocken über dieses Müsli, sonst nehmen Sie zarte Flocken. Süßen können Sie mit einem Teelöffel Honig, Sirup und selbstverständlich auch Zucker.

Abends essen Sie einen Kräutercocktail mit Kartoffeln: Drei kleine Kartoffeln als Pellkartoffeln weich, ein Ei hart kochen. Nach dem Abschrecken wird das Ei gepellt und fein zerkleinert. Zwei Esslöffel Dickmilch mit beliebigen fein zerkleinerten Kräutern und einer kleinen gewürfelten Tomate mischen. Mit Salz, Pfeffer und einem Teelöffel Olivenöl würzen. Zum Schluss das Ei locker unterheben. Den Cocktail zu den heißen Kartoffeln servieren. Dazu trinken Sie am besten Mineralwasser mit ein paar Tropfen Zitrussaft.

An diesem Aufbautag sollten Sie nicht nur faulenzen, sondern mindestens eine Stunde an die Luft gehen – zu Fuß oder mit dem Fahrrad. Sport treiben Sie auch heute lieber noch nicht.

## Die Frage der Waage

Bei den Tagesspeiseplänen müssen Sie genau abwiegen, damit Sie ein Gefühl für die Mengen einer Mahlzeit bekommen – am besten geht das mit einer Brief- oder Diätwaage. Sobald Sie nach den Einzelrezepten (ab Seite 232) essen, spielen exakte Gewichtsangaben keine so große Rolle mehr. Nur richtig mogeln dürfen Sie natürlich nicht – aus 80 Gramm Nudeln sollten nicht 100 werden.

Halten Sie sich während der sieben Diättage möglichst genau an die vorgeschlagenen Mahlzeiten: Auf einen anderen Tag ausweichen oder die Gerichte für Frühstück, Mittag- und Abendessen austauschen, sollten Sie in dieser ersten Woche nicht. Der Einstieg in die Augenfarben-Diät ist zwar nicht zum raschen Abnehmen gedacht. Doch diese Einstiegswoche soll Ihnen ein Gefühl für Ihre typgerechte Ernährung geben. Und dazu brauchen Sie erst einmal einen genauen Fahrplan.

Wenn Sie diesen Plan einhalten, zeigt Ihre Waage am Ende der Woche gewöhnlich zwischen ein und drei Kilo weniger an. Das ist Wasserverlust, kein Schwund an Fettpölsterchen. Wenn Sie schlanker werden wollen, schaffen Sie das mit den Rezepten ab Seite 232. Und zwar so langsam und schonend, wie Experten es seit Jahren empfehlen. Fürchten Sie dabei nicht den so genannten Jo-Jo-Effekt, der bei Hungerkuren und einseitigen Diäten auftreten kann. Dieses quälende Wechselspiel zwischen Abnehmen und Zunehmen zieht sich oft über Jahre hin und führt zu ernsthaften Essstörungen. Die Augenfarben-Diät birgt da keine Gefahr, denn Ihr Essen ist reichlich genug und vor allem viel ausgewogener als die meisten üblichen Mahlzeiten.

## Regelmäßig essen

Mit fünf Portionen pro Tag bleiben Sie satt und denken zwischendurch gar nicht ans Essen. Sie spüren weder Mattigkeit noch plötzlichen Heißhunger, Sie sind guter Laune, weil Sie sich einfach fit fühlen, weil Sie langsam den Erfolg genießen dürfen: Die Verdauung funktioniert, das Bäuchlein schwindet, der Atem reicht, wenn Sie die Treppe steigen. Das ist noch kein Gewichtsverlust, den Sie vielleicht ja auch gar nicht nötig haben. Es ist ein Einpendeln des Körpers auf das, was er wirklich braucht. Vorher haben Sie sich ja vermutlich zu viel abverlangt – an Hektik bei den Mahlzeiten, üppigem Essen und Stress durch zu viele Verpflichtungen. Jetzt kann Ihr Organismus auf „normal" zurückschalten, und das tut Ihnen richtig gut.

## Bewegung hält fit

Jeden Tag eine halbe Stunde an die frische Luft – das ist ideal für alle Augenfarben-Typen. Draußen können Sie joggen oder stramm gehen, Fahrrad fahren oder skaten, Tennis spielen oder schwimmen gehen. Wenn Sie dabei ordentlich ins Schwitzen kommen, umso besser: Bei körperlicher Aktivität braucht der Körper mehr Sauerstoff. Und das kurbelt den Stoffwechsel an. Übrigens hat man bei kräftiger Bewegung nicht mehr, sondern weniger Appetit – wichtig für alle, die bei ihrer Diät auch ein paar Pfund abnehmen wollen.

# Hellblaue Augen

Hübsche Portiönchen, eher Snacks als Hauptmahlzeiten, bekommen Sie in der ersten Woche Ihrer Augenfarben-Diät. Keine Sorge: Satt werden Sie allemal. Die notwendige Energie ist einfach auf fünfmal Essen pro Tag verteilt. Das macht Ihnen ja sowieso mehr Spaß, schließlich naschen Sie gern. Und die fettarmen Gerichte, die noch all die natürlichen Aromen der frischen Produkte enthalten, sorgen für Wohlgeschmack und Wohlbefinden.

## 1. TAG

### Frühstück

150 g Erdbeeren waschen, abzupfen und zerkleinern. Mit 150 g Magerjoghurt, eventuell flüssigem Süßstoff und 1 EL kernigen Haferflocken mischen.

---

### Vormittags

1/2 Glas Gemüsesaft mit 1/2 Glas naturtrübem Apfelsaft gemischt

---

### Mittags

**Schinkenbrot**

1 Scheibe Vollkornbrot (45 g) mit 1 TL Schmant und 1 TL Senf bestreichen. Mit 1 schönen, gewaschenen Salatblatt, 2 Scheibchen Lachsschinken ohne Fettrand und 1 gewürfelten Essiggurke belegen.

---

### Nachmittags

1 Apfel

---

### Abends

1/4 l Gemüsebrühe (Instant) erhitzen. 2 Radieschen waschen und in dünne Scheiben schneiden. 2 bis 3 zarte Radieschenblätter und 1/2 Bund Schnittlauch fein zerkleinern und in eine Suppentasse geben. Die heiße Brühe (bis auf 3 EL für die Salatsauce) darüber gießen und die Suppe heiß essen. Für den Salat die übrig behaltene Brühe mit 1 TL Balsamessig, 1 TL Senf, Salz, Pfeffer und 1 EL Öl verrühren. 3 weitere Radieschen, 1 Minigurke und 3 Eisbergsalatblätter waschen und klein schneiden. 1 kleine Möhre schälen und raspeln, 2 mittelgroße Champignons putzen und in dünne Scheiben schneiden. Alle diese Zutaten in eine Schüssel geben und mit der Salatsauce mischen. Dazu 1 Scheibe Vollkorntoast.

**Vor dem Schlafengehen**

1 Tasse Kräutertee

**2. TAG**

**Frühstück**

1 dünne Scheibe Vollkornbrot (ca. 30 g) mit 1 EL Schmant bestreichen und mit 1/2 EL Honig beträufeln.

**Vormittags**

1 Kiwi

**Mittags**

**Chinasuppe**

2 getrocknete Mu-Err-Pilze in warmem Wasser einweichen. Herausnehmen, kalt abspülen und in Streifen schneiden. 100 g Chinakohlblätter waschen, trockentupfen und ebenfalls in ganz feine Streifen schneiden. 1 rote Zwiebel abziehen und in Ringe, 1 kleines Stück Rinderfilet (ca. 50 g) in Streifen schneiden. Pilze, Kohl und Zwiebel in 1 EL Öl bei starker Hitze etwa 1 Minute braten. 200 ml Wasser und 1 TL Gemüsebrühe-Extrakt zugeben, aufkochen und etwa 1 Minute kochen lassen. Das Fleisch zugeben und einmal kurz aufkochen. Die Suppe mit Sojasauce und Cayennepfeffer abschmecken und mit 1 EL beliebigen zerkleinerten Kräutern bestreut servieren.

**Nachmittags**

100 g Magerjoghurt mit 1 TL beliebiger Konfitüre gemischt

**Abends**

**Nudelsalat**

50 g Hörnchennudeln nach Packungsanweisung bissfest kochen. Kurz vor Ende der Kochzeit 2 EL TK-Erbsen und -Karotten zugeben und mitgaren. Alles abgießen und kurz abtropfen lassen. In einer Schüssel mit 1 EL Zitronensaft und 1 TL Olivenöl mischen. 1 kleine Tomate waschen und würfeln. Einige Schnittlauchhalme in feine Röllchen schneiden. Beide Zutaten unter die Nudeln mischen. Salat mit Salz, Pfeffer und Zitronensaft abschmecken.

**! DIÄT-TIPP** Was tun, wenn Ihnen die gewohnten Chips beim Fernsehen oder Lesen fehlen? Schneiden Sie eine Möhre und einen Apfel in ganz kleine Stücke. Mit fünf oder sechs Haselnüssen als Knabberzeug in ein Schälchen geben.

---

**Vor dem Schlafengehen**

1 Tasse Kräutertee

## 3. TAG

**Frühstück**

1 Scheibe Vollkornbrot mit 1 EL Tomatenmark bestreichen und mit 1 Scheibe Schnittkäse (30 % Fett; ca. 15 g belegen). Den Käse mit grobem Pfeffer und reichlich zerkleinerter Petersilie bestreuen.

**! DIÄT-TIPP** Es müssen keine groben Kerne oder Körner im Vollkornbrot sein, damit es Ihren Darm pflegt: Dunkles Brot mit fein gemahlenem Vollkornmehl vertragen Sie viel besser.

---

**Vormittags**

1 Apfel

---

**Mittags**

**Gemüsepfanne**

Je 1 kleine Zucchini, 1 rote Paprikaschote, 1 kleine rote Zwiebel und 1 Möhre waschen oder schälen und fein zerkleinern. Alles in 1 EL Olivenöl bei schwacher Hitze halb weich schmoren. Mit Salz und Kräuterpfeffer würzen und auf einem Portionsteller mit reichlich beliebigen, zerkleinerten Kräutern bestreut anrichten. 1 TL Butter und 1 TL Olivenöl in der Pfanne erhitzen. 1 Ei darin als Spiegelei oder Rührei braten, mit Salz und Pfeffer würzen und neben dem Gemüse anrichten. Ebenfalls mit Kräutern bestreuen. Dazu 1 Scheibe Vollkornbrot.

**Nachmittags**

1 Tasse Kaffee mit 1/8 l fettarmer, heißer Milch – nach Wunsch mit einem Schneebesen schaumig geschlagen

**Abends**

1 Scheibe Vollkornbrot (ca. 45 g) mit 2 EL Schmant bestreichen. Dick mit Gurkenscheiben belegen, mit Salz und Pfeffer würzen und mit zerkleinertem Dill (frisch oder TK) bestreuen. 100 g Krabben kalt abspülen, trockentupfen und auf dem Brot anrichten. Mit Zitronensaft und grobem Pfeffer aus der Mühle würzen.

**! EINKAUFS-TIPP** Nordsee-Krabben sind zwar lange nicht so preiswert wie Shrimps aus Asien, dafür weit aromatischer. Und vermutlich auch gesünder, denn Shrimps kommen vorwiegend aus Zuchtfarmen und können mit Arzneimitteln belastet sein.

**Vor dem Schlafengehen**

1 Tasse heißer, naturtrüber Apfelsaft

## 4. TAG

**Frühstück**

100 g Erdbeeren waschen, abzupfen und halbieren. 1 kleinen Apfel gründlich waschen oder schälen und in kleine Stücke schneiden.

2 EL Cornflakes oder Branbuds in einen tiefen Teller geben und die Früchte darauf anrichten. 150 g Magermilchjoghurt und nach Wunsch flüssigen Süßstoff verrühren und über das Obst geben.

**Vormittags**

1 Glas Gemüsesaft, am besten mit 2 EL Buttermilch, Salz und Pfeffer gewürzt

**Mittags**

**Brokkolitopf mit Pesto und Bröseln**

2 Stauden Brokkoli (ca. 400 g) in Röschen und Stiele teilen. Die Röschen waschen, die Stiele schälen. 1 mittelgroße Kartoffel schälen, waschen und würfeln. 1 kleine Zwiebel abziehen und fein würfeln. 1 Scheibe Vollkornzwieback oder ballaststoffreiches Knäckebrot in einen Gefrierbeutel geben und mit der Nudelrolle fein zerkleinern. 1 TL Olivenöl in einer Pfanne erhitzen und die Zwiebel darin bei schwacher Hitze glasig braten. Brokkoli und Kartoffel zugeben und kurz mitbraten. 3 bis 4 EL Wasser oder Gemüsebrühe (Instant), Salz und eine kräftige Prise Pfeffer aus der Mühle zugeben. Den Brokkoli einmal aufkochen und zugedeckt bei mittlerer Hitze in knapp 10 Minuten bissfest garen. Inzwischen die Zwieback- oder Knäckebrösel in einem kleinen Pfännchen mit 1 EL Olivenöl leicht rösten. Brokkoli und Kartoffel in einem tiefen Teller mit 1 TL Pesto (aus dem Glas) mischen, mit den Bröseln und 1 EL fein zerkleinerten Kräutern (frisch oder TK) bestreuen.

**Nachmittags**

1 Glas naturtrüber Apfelsaft mit 1 Scheibe Vollkornzwieback

**Abends**

**Gefüllte Aubergine**

Den Backofen auf 200° (Umluft 180°, Gas Stufe 3) vorheizen. 2 Tomaten abziehen und fein würfeln. 1 kleine Aubergine (ca. 250 g) waschen und längs halbieren. Das Fruchtfleisch mit einem kleinen spitzen Messer so herausschneiden, dass die Hälften Schälchen bilden. Fruchtfleisch, je 1 abgezogene Zwiebel und Knoblauchzehe und 3 schöne große Shiitake-Pilze fein zerkleinern. In einer beschichteten Pfanne mit 50 g Beefsteakhack kräftig anbraten, mit Salz, Pfeffer und italienischer Kräutermischung (TK oder getrocknet) würzen. Die Tomaten untermischen und alles in die Aubergine füllen. Die Hälften nebeneinander in eine halbhohe ofenfeste Form setzen, mit insgesamt 1 gestrichenen EL Pizzakäse (fertig gerieben) bestreuen und in den heißen Ofen schieben. 30 bis 35 Minuten backen. Dazu: 1 dünne Scheibe Vollkornbrot (ca. 30 g).

**Vor dem Schlafengehen**

1 Tasse Kräuter- oder Früchtetee

**5. TAG**

**Frühstück**

1 Becher (200 g) kalorienreduzierten Milchreis mit 100 g frischen, entsteinten Kirschen mischen.

**Vormittags**

1 Glas Tomatensaft und 1 Scheibe ballaststoffreiches Knäckebrot

**Mittags**

**Hähnchen mit Rosmarin**

1 Hähnchenkeule (ca. 150 g) kalt abspülen, trockentupfen und mit Salz und Pfeffer einreiben. In einer beschichteten Pfanne mit 1 TL frischen Rosmarinblättchen und 1 TL Olivenöl kräftig anbraten. Zugedeckt bei schwacher Hitze in etwa 20 Minuten fertig garen. Inzwischen 200 g dünne grüne Bohnen waschen, putzen und in fingerbreite Stücke schneiden. 1 mittelgroße Kartoffel schälen, waschen und klein würfeln. Beide Zutaten mit 3 bis 4 EL Gemüsebrühe (Instant) aufkochen und zugedeckt bei schwacher Hitze in etwa 10 Minuten weich garen. Mit Salz und Pfeffer abschmecken und zum Hähnchen servieren.

### Nachmittags

1 Apfel

### Abends

**Kartoffeln mit Grüner Sauce**

250 g kleine neue Kartoffeln gut waschen und als Pellkartoffeln kochen; das dauert etwa 15 Minuten. 1 Ei hart kochen, kalt abschrecken, pellen und etwas abkühlen lassen. Inzwischen je 100 g Magerjoghurt und Magerquark mit 2 EL fettarmer Milch glatt rühren. 1 dünne Lauchzwiebel waschen, putzen und mit dem saftigen Grün in hauchfeine Ringe schneiden. Das Ei grob zerkleinern. Zwiebelringe, Ei, 1 bis 2 EL beliebige zerkleinerte Kräuter, Salz, Pfeffer aus der Mühle und 1 Messerspitze Senf unter die Quarkcreme rühren. Mit einigen Spritzern Zitronensaft abschmecken. Die Kartoffeln – am besten ungeschält – dazu servieren.

### Vor dem Schlafengehen

1 Glas Gemüsesaft

## 6. TAG

### Frühstück

100 g Beeren waschen und in ein Schälchen geben. 125 g Magerjoghurt mit 1 EL Branbuds oder Weizenkleie und 3 EL Orangensaft mischen. Über den Beeren verteilen. 1 Scheibe Knäckebrot mit 1 EL Schmant bestreichen und mit 1 kleinen, in Scheiben geschnittenen Tomate belegen. Mit Salz und Pfeffer, nach Wunsch auch mit Kräutern bestreuen.

### Vormittags

1/4 Honigmelone

**! EINKAUFS-TIPP** Achtung bei Melonenhälften: Sie liegen im Sommer oft zu lang im Laden, so dass sich unter der Folie Faul- und Schimmelstellen bilden und das Fruchtfleisch gärt. Kaufen Sie lieber eine ganze Melone und legen Sie die Hälfte in Ihren eigenen Kühlschrank.

### Mittags

**Gemüsereis**

1 kleine Zwiebel und 1 Knoblauchzehe abziehen und fein zerkleinern. In 1 TL Olivenöl glasig braten. 50 g Rundkornreis zugeben und kurz mitbraten. 100 ml Wasser und 1 TL Gemüsebrühe-Extrakt zugeben und den Reis zugedeckt bei schwacher Hitze in etwa 15 Minuten körnig weich garen. Inzwischen 1/2 Paket TK-Suppengemüse (ca. 225 g) in wenig Salzwasser garen. Mit 2 EL Pizzatomaten mischen, erneut erhitzen und mit dem gegarten Reis mischen. Mit Salz und Pfeffer kräftig würzen.

### Nachmittags

1/4 Honigmelone

### Abends

**Gemüsesuppe**

2 kleine Kartoffeln schälen, waschen und würfeln. 1 kleine Zwiebel abziehen, fein zerkleinern und in 1 TL Olivenöl goldbraun anbraten. Die Kartoffeln, 1/2 Paket TK-Suppengemüse (ca. 225 g), 200 ml Wasser und 1 TL Gemüsebrühe-Extrakt zugeben und aufkochen. Die Suppe zugedeckt bei mittlerer Hitze etwa 5 Minuten garen, bis Kartoffeln und Gemüse weich sind. Mit Salz, Pfeffer und geriebener Muskatnuss abschmecken, mit beliebigen Kräutern bestreut anrichten. Dazu 1 dünne Scheibe Vollkornbrot (ca. 20 g).

### Vor dem Schlafengehen

1 Vollkornkeks

## 7. TAG

### Frühstück

2 Scheiben ballaststoffreiches Knäckebrot mit 100 g körnigem Frischkäse bestreichen. 1 kleine Birne waschen oder schälen, halbieren, vom Kerngehäuse befreien und in Spalten schneiden. Auf den Broten verteilen. Mit einigen Spritzern Zitronensaft und grobem Pfeffer würzen.

### Vormittags

1/2 zerdrückte Banane mit 4 EL Orangensaft gemischt.

### Mittags

**Lengfisch mit Apfelsalat und Kräuterkartoffeln**

2 kleine Kartoffeln gut waschen und als Pellkartoffeln kochen; das dauert etwa 15 Minuten. Inzwischen 1 saftigen Apfel (ca. 150 g) schälen oder waschen, vom Kerngehäuse befreien und raspeln. Mit 1 EL Orangensaft, 1 EL beliebigen, zerkleinerten Kräutern und 1 EL Magerjoghurt mischen. Mit Pfeffer aus der Mühle und 1 Prise Zucker abschmecken. 1 Lengfischfilet (ca. 200 g) kalt abspülen, trockentupfen, mit Salz und Pfeffer würzen und mit Zitronensaft beträufeln. In einer beschichteten Pfanne 1 TL Olivenöl mit 2 EL Wasser erhitzen. Das Fischfilet darin bei schwacher bis mittlerer Hitze etwa 10 Minuten garen, dabei einmal wenden. Die gegarten Kartoffeln abgießen, etwas ausdämpfen lassen und pellen. Auf einen Portionsteller geben, halbieren, mit 1 EL beliebigen zerkleinerten Kräutern, Salz und Pfeffer bestreuen. Den Fisch daneben anrichten und mit Dünstflüssigkeit beträufeln. Den Apfelsalat dazu servieren.

### Nachmittags

1/2 Banane

### Abends

1/2 Honigmelone mit 4 hauchdünnen Scheiben Salami und 1 Scheibe Vollkorntoastbrot

**Vor dem Schlafengehen**

1 Tasse Kräutertee

## Dunkelblaue Augen

Zum gesunden Essen muss man Sie gar nicht überreden: Sie schätzen den knackigen Biss von kurz gegartem Gemüse, die Saftigkeit von Rohkost und Salat. Für viel Fleisch sind Sie nicht zu haben, Wurst und Schinken interessieren Sie nicht besonders; Handfestes holen Sie sich lieber mit Vollkornbrot und einem richtigen Getreidegericht. So ist auch Ihre erste Woche der Augenfarben-Diät aufgebaut.

### 1. TAG

**Frühstück**

50 g Magerquark mit 5 EL Milch mischen. Ein Stück Honigmelone (ca. 200 g) von Schale und Kernen befreien und zerkleinern. Mit 1 EL Hirseflocken und 1 EL Korinthen unter die Quarkmischung heben.

**! KOCH-TIPP** Für das Mittagessen gleich morgens den Weizen einweichen und zugedeckt in den Kühlschrank stellen.

---

**Vormittags**

1 großes Stück Honigmelone (ca. 500 g) schälen, von den Kernen befreien und zerkleinern. Mit etwas Zitronen- oder Limettensaft beträufeln.

---

**Mittags**

**Geschmorter Weizen mit Tomaten, Pilzsalat**

100 g Weizenkörner in 200 ml Wasser zugedeckt mindestens 2 Stunden einweichen. Mit dem Einweichwasser aufkochen und zugedeckt bei schwacher Hitze 1 Stunde garen. Die Menge halbieren und die eine Hälfte zugedeckt für morgen Abend in den Kühlschrank stellen.

2 mittelgroße Tomaten (ca. 200 g) abziehen und würfeln. Eine kleine Zwiebel abziehen, fein zerkleinern und in 1 TL Öl bei schwacher Hitze glasig braten. Die Weizenkörner und Tomatenwürfel zugeben. Einmal aufkochen und zugedeckt bei schwacher Hitze 20 Minuten garen. Inzwischen für den Salat 100 g Champignons putzen, gegebenenfalls kurz waschen und trockentupfen. Die Pilze in Scheiben schneiden und auf einem Teller anrichten. Mit Zitronensaft und 1 TL Öl beträufeln, mit Salz und Pfeffer würzen. Den gegarten Weizen mit 1 EL Sahne mischen, mit Salz und Pfeffer abschmecken. 1 kleines Bund Schnittlauch waschen, trockentupfen und in feine Röllchen schneiden. Weizen und Salat mit den Schnittlauchröllchen bestreuen.

**Nachmittags**

200 g Erdbeeren oder Kirschen

**Abends**

**„Grüner" Salat mit Aprikosen**

50 g Mangold, Paksoi oder Spinat putzen, waschen, trocknen und zerkleinern. 1/2 Bund Koriandergrün waschen, trockentupfen und fein schneiden. 2 kleine reife Aprikosen waschen und in kleine Stücke schneiden. Die Steine dabei entfernen. Mit den zerkleinerten Gemüseblättern und Koriandergrün mischen. 2 EL Gemüsebrühe (Instant), 1 TL milden Essig, 1 große Messerspitze Senf, 1 TL Honig, 1 Prise Salz, frisch gemahlenen Pfeffer und 1 TL Distel- oder Sonnenblumenöl verrühren und über den Salat geben. Alles mischen und mit 1 Scheibe Vollkorntoast anrichten.

**Vor dem Schlafengehen**

1 Stück Honigmelone

## 2. TAG

### Frühstück

3 EL körnigen Frischkäse auf 2 Scheiben Knäckebrot verteilen. Ein Brot mit 1/2 EL Honig beträufeln. Das andere mit Kresse belegen und mit Salz und Pfeffer würzen.

### Vormittags

75 g Joghurt und 1 TL beliebige Konfitüre mischen. 1 TL Hirseflocken darüber streuen.

### Mittags

**Selleriestangen mit Käsecreme**

20 g Edelpilzkäse (45 %) mit einer Gabel zerkleinern. Mit 50 g Magerquark und 2 EL Milch verrühren. Mit reichlich Pfeffer würzen und mit Kresse bestreuen. 3 Stangen Sellerie waschen, trocknen und mit 1 großen Scheibe Vollkornbrot (ca. 45 g) zur Käsecreme servieren.

### Nachmittags

1 kleiner Apfel und 2 Vollkornkekse

### Abends

**Weizenfrikadellen mit Gemüsesalat**

Für die Frikadellen die gegarten Weizenkörner von gestern gut abtropfen lassen. 1 kleine Zwiebel abziehen und fein würfeln. 1/2 Bund Petersilie waschen, trockentupfen, die Blättchen abzupfen und fein zerkleinern. Alles mit 1 knappen EL Sonnenblumenkerne, 1 Ei und 1/2 EL geriebenem Käse verrühren. Mit Salz und Pfeffer abschmecken. Die Mischung mit einem Esslöffel zu Frikadellen formen und in einer beschichteten Pfanne mit 1 TL heißem Olivenöl bei schwacher bis mittlerer Hitze auf der Unterseite braten, bis sie sich leicht vom Pfannenboden lösen. Wenden und auf der zweiten Seite braun braten. Für den Salat etwa 200 g gemischtes Gemüse wie Möhren, Salatgurke, Radieschen und Stangensellerie putzen, schälen oder waschen, trockentupfen und zerkleinern. Mit 75 g Joghurt und 1 bis 2 EL beliebigen zerkleinerten Kräutern mischen. Mit Zucker, Zitronensaft, Salz und Pfeffer abschmecken und zu den heißen Frikadellen servieren.

**Vor dem Schlafengehen**

1 Tasse Kräutertee

## 3. TAG

**Frühstück**

1 kleine Banane schälen und mit einer Gabel zerdrücken. 2 getrocknete Pflaumen zerkleinern, mit der Banane und 200 g Dickmilch mischen. 1 EL Müsli darüber streuen.

**Vormittags**

100 g frische Ananasstückchen

**! EINKAUFS-TIPP** Ananas aus Flugware sind am besten, weil die Früchte nur einige Tage unterwegs sind. Man kann sie reif ernten und Sorten exportieren, die auf Geschmack und nicht vorwiegend auf Haltbarkeit gezüchtet werden. Die Reife erkennen Sie am intensiven Duft, nicht an der Farbe: Grünschalige Ananas aus Thailand zum Beispiel sind aufgrund der Harmonie von Süße und Fruchtsäure besonders aromatisch.

**Mittags**

**Hähnchenbrust mit Gemüse**

1/8 l Wasser mit 1 großen Messerspitze Gemüsebrühe-Extrakt und einem Lorbeerblatt aufkochen. 1 Hühnerbrust (ohne Haut, aber mit Knochen etwa 200 g) zugeben, langsam zum Kochen bringen und zugedeckt bei mittlerer bis schwacher Hitze 15 Minuten garen; dabei ein- oder zweimal wenden. 1 Zwiebel abziehen und vierteln, 1 Knoblauchzehe schälen und halbieren. 1 Möhre schälen, waschen und längs vierteln. 100 g Porree putzen, waschen, trockentupfen und mit den saftigen grünen Blättern in daumenlange Stücke schneiden. Diese Zutaten zum Fleisch geben und in weiteren 5 bis 10 Minuten bissfest garen. Das Fleisch vom Knochen lösen und in mundgerechte Stücke schneiden. In einem tiefen Teller mit dem Gemüse anrichten. Die Brühe darüber gießen. Nach Wunsch 1 Teelöffel Meerrettich aus dem Glas, 1 TL Kapern oder 1 gewürfelte Essiggurke darüber verteilen. Dazu 1 Scheibe Vollkornbrot.

**! KOCH-TIPP** Während Sie Ihr Mittagessen zubereiten, könnten Sie gleich die Linsen für den Salat am Abend kochen: 50 g Linsen in 1/8 l Wasser mit 1/2 TL Gemüsebrühe-Extrakt einmal aufkochen und zugedeckt bei kleiner Hitze in etwa 45 Minuten weich garen. Linsen abkühlen lassen und zugedeckt in den Kühlschrank stellen.

---

**Nachmittags**

1 kleine Scheibe Vollkornbrot mit 1 knappen EL Nussmus bestrichen

---

**Abends**

**Linsensalat**

1 Tomate abziehen und würfeln. 1 Zucchini waschen, trockentupfen und raspeln. 50 g Champignons putzen, gegebenenfalls kurz waschen, mit Küchenpapier trockentupfen und zerkleinern. 1/2 Bund Petersilie waschen, trockentupfen und fein zerkleinern. Alles mit den gegarten Linsen und 1 EL Olivenöl mischen, mit Salz, Pfeffer und eventuell auch frischem, gehacktem Bohnenkraut abschmecken. Dazu 1 Scheibe Vollkorntoastbrot.

**! EINKAUFS-TIPP** Rotbraune Champagnerlinsen und dunkelgrüne Puylinsen kommen vorwiegend aus Frankreich, schwarze Beluga-Linsen aus Kanada: Alle gehören zu den feinsten Sorten und eignen sich als Salat und Gemüse. Zu kaufen gibt es sie in Mittelmeerläden, Reformhäusern und Naturkostläden.

---

**Vor dem Schlafengehen**

1 Apfel

## 4. TAG

### Frühstück

1 EL Getreideflocken ohne Fett bei mittlerer Hitze unter Rühren rösten, bis sie zart duften. In einen Suppenteller geben und mit 2 TL Honig beträufeln. 1 Apfel schälen, vierteln, das Kerngehäuse entfernen, raspeln und zugeben. 150 ml fettarme Milch (1,5 %) darüber gießen.

### Vormittags

200 g frische Ananasstückchen

### Mittags

**Ratatouille**

Je 1 kleine Zucchini und Aubergine waschen, abtrocknen, putzen und würfeln. 1 mittelgroße Tomate abziehen und vierteln. 1 kleine Spitzpaprikaschote waschen und der Länge nach vierteln. 1 kleine Zwiebel abziehen und in Scheiben schneiden. 1 Knoblauchzehe abziehen und zerdrücken. 2 Zweige Thymian oder 1 großen Salbeizweig waschen und die Blättchen abzupfen. 1 EL Olivenöl in einer beschichteten Pfanne erhitzen. Kräuterblättchen, Knoblauch, Zucchini, Aubergine, Paprika und Zwiebel darin anbraten. Zugedeckt bei schwacher bis mittlerer Hitze in etwa 15 Minuten weich braten. Mit Salz, Pfeffer und 1 bis 2 EL Zitronensaft beträufeln und lauwarm abkühlen lassen. Nach Wunsch mit frisch zerkleinerter Petersilie bestreuen. Mit 1 dicken Scheibe Baguette anrichten.

### Nachmittags

75 g Joghurt und 1 Orange

### Abends

**Neue Kartoffeln mit Gemüsesalat**

3 kleine, neue Kartoffeln waschen und als Pellkartoffeln kochen; das dauert etwa 15 Minuten. Inzwischen 1 Möhre, 1 Stück Salatgurke (ca. 150 g), 1 Paprikaschote, 1 Tomate und 4 Radieschen schälen bzw. waschen und trockentupfen. Alles zerkleinern. 1 Minimozzarella wür-

feln. Mit dem Gemüse mischen, mit 1 TL mildem Essig, Salz, Pfeffer und 1 Esslöffel Öl abschmecken. Dazu die heißen Pellkartoffeln.

**Vor dem Schlafengehen**

100 g frische Ananasstückchen

## 5. TAG

**Frühstück**

200 g Erdbeeren waschen, abzupfen und zerkleinern. Mit 1 TL Zucker, 1/8 l Milch und 2 EL Knusperflocken in einen Teller geben.

**Vormittags**

1 Möhre schälen, waschen und raspeln. 1 kleinen Apfel schälen, vierteln, das Kerngehäuse entfernen und ebenfalls raspeln. Mit zerkleinerter Petersilie, Zitronensaft und einem Tropfen Öl mischen.

**Mittags**

1 große Artischocke (ca. 400 g) putzen, waschen und in Salzwasser etwa 20 Minuten garen, bis sich ein Blatt leicht herausziehen lässt. Inzwischen für den Dip 50 g Magerquark mit 2 EL saurer Sahne, Salz, Pfeffer und 2 EL gemischten zerkleinerten Kräutern (Dill, Kresse und/oder Schnittlauch) vermischen. Die abgetropfte Artischocke mit dem Dip und 1 dicken Scheibe Baguette anrichten.

**Nachmittags**

100 g frische Ananasstückchen und 2 Vollkornkekse

**Abends**

**Gemüsesuppe**

2 EL Hörnchen-Vollkornnudeln und 200 g beliebiges zerkleinertes Gemüse (Brokkoli, Porree, Fenchel, Möhren) in 1/4 l Brühe (Instant) garen. 1 EL geriebenen Käse untermischen. Dazu 1 Vollkornbrötchen.

### Vor dem Schlafengehen

2 getrocknete Aprikosen

## 6. TAG

### Frühstück

150 g Heidelbeeren waschen, trockentupfen, in einen Teller geben und mit 1 TL Zucker bestreuen. 100 g Dickmilch, 1 EL Sahne und 1 EL gehackte Nusskerne darüber geben. Nach Wunsch mit flüssigem Süßstoff würzen.

### Vormittags

1 Kiwi

### Mittags

**Überbackene Bohnen mit Kartoffeln und Salat**

Den Backofen auf 200° (Umluft 180°, Gas Stufe 3) vorheizen. 1 kleine Zwiebel abziehen und fein zerkleinern. 2 Tomaten abziehen und würfeln. 1 kleine Dose weiße Riesenbohnen in einem Sieb abgießen und kalt abspülen. Die Hälfte der Bohnen zugedeckt für das Mittagessen am nächsten Tag in den Kühlschrank stellen. Den Rest der Bohnen schichtweise mit Zwiebel und Tomaten in eine ofenfeste Form füllen. Jede Schicht mit Salz und Pfeffer würzen, mit einigen Blättchen frischem Bohnenkraut oder Rosmarin bestreuen. 1 TL Butter und 1 Scheibe fein zerkrümeltes Knäckebrot mit einer Gabel verkneten und über den Bohnen verteilen. Die Form in den heißen Backofen auf die mittlere Schiene stellen. Eine gewaschene Kartoffel (etwa 100 g) neben die Form legen. Bohnen und Kartoffel etwa 50 Minuten backen. Inzwischen 80 g Blattsalat putzen, waschen, trockentupfen und in mundgerechte Stücke zupfen. 75 g Magerjoghurt mit Salz, Pfeffer, einigen Tropfen Zitronensaft oder Essig und 1 TL Rapsöl verrühren. Salat damit mischen. Bohnen und Kartoffel dazu servieren.

**! KOCH-TIPP** Für die Bohnen brauchen Sie eine Portionsform von etwa 15 cm Durchmesser.

**Nachmittags**

1 Tasse Löwenzahntee und 1 Vollkornkeks

**Abends**

**Eiersalat**

1 Ei in 8 bis 10 Minuten hart kochen. Abgießen, kalt abschrecken und abkühlen lassen. Inzwischen 1 Tomate waschen und würfeln. 2 Radieschen waschen, trockentupfen und klein schneiden. 1 Lauchzwiebel putzen, waschen und mit den zarten grünen Blättern fein hacken. Das Ei pellen und zerkleinern. Mit dem Gemüse und 1 EL saurer Sahne mischen. Mit Salz und Pfeffer würzen. Dazu 1 Vollkornbrötchen.

**Vor dem Schlafengehen**

1 Tasse Früchtetee

## 7. TAG

**Frühstück**

1 Scheibe Knäckebrot mit 1 EL körnigem Frischkäse und reichlich Salatgurkenscheiben belegen. Mit Salz und Pfeffer würzen. 1 weitere Scheibe Knäckebrot mit etwa 1 TL Joghurtbutter bestreichen und mit 1 bis 2 TL Honig beträufeln.

**Vormittags**

1 Nektarine und 1 Vollkornkeks

**Mittags**

**Bohnensuppe**

1 kleine Zwiebel abziehen und fein zerkleinern. In 1 TL Öl glasig braten. Die restlichen Bohnen vom Tag zuvor, 1 TL getrocknete

Kräuter der Provence und 200 ml Gemüsebrühe (Instant) zugeben. Einmal aufkochen und zugedeckt bei schwacher Hitze etwa 2 Minuten garen. Mit 1 EL Schmant verrühren, mit Salz und Cayennepfeffer abschmecken und zugedeckt warm halten. 2 Scheiben Vollkorntoastbrot würfeln und mit 1 zerdrückten Knoblauchzehe in 1 EL Öl knusprig braun braten. Die Suppe in einen Teller geben, mit 1 EL fein zerkleinertem Basilikum bestreuen und die Brotwürfel darauf anrichten.

**Nachmittags**

1 Banane und 5 Haselnusskerne

**Abends**

**Fisch in der Folie**

2 kleine Kartoffeln gut waschen und als Pellkartoffeln kochen; das dauert etwa 15 Minuten. Inzwischen 1 Möhre schälen und waschen. 50 g Champignons putzen, gegebenenfalls kurz waschen und mit Küchenpapier trockentupfen. 1 Zwiebel abziehen. Möhre in feine Stifte, Champignons und Zwiebel in Scheiben schneiden. 1 Hand voll Spinat verlesen, waschen und trocknen. 200 g Seelachs- oder Seehechtfilet auf ein Stück Alufolie legen, mit Zitronensaft beträufeln, mit Salz und Pfeffer würzen. Gemüse und Spinat darauf verteilen, mit 1 EL Crème fraîche beträufeln. Folie so zusammenfalten, dass nichts auslaufen kann, und in einen Topf legen, dessen Boden mit Wasser bedeckt ist. Topf schließen. Fisch bei mittlerer bis schwacher Hitze etwa 15 Minuten garen. Auf einem Teller anrichten und mit gehackter Petersilie oder Dill bestreuen. Die Kartoffeln dazu servieren.

**Vor dem Schlafengehen**

1 Glas heißer, naturtrüber Apfelsaft mit etwas Honig gewürzt

# Graue Augen

Sie dürfen mit buntem, saftigem und fröhlichem Essen schlemmen. Der Diätplan für diese erste Woche Ihrer Augenfarben-Diät strotzt geradezu von Obst und Salat, Kräutern und Zitrussäften, frischem, weichem Käse und Gemüse – teils roh, teils kurz gegart. Dazu kommen zwei leichte Fleischgerichte und je eine Mahlzeit mit Geflügel und mit Fisch.

## 1. TAG

### Frühstück

200 g fettarme Dickmilch mit 1 TL Honig, nach Wunsch auch mit flüssigem Süßstoff und etwas abgeriebener Zitronenschale verrühren. 1 kleinen Apfel gründlich waschen oder schälen und raspeln. Mit 1 EL Flockenmüsli unter die Dickmilch rühren.

**! EINKAUFS-TIPP** Nehmen Sie grundsätzlich nur Müsli ohne Zucker oder andere Süßmittel wie Honig, Malzextrakt, Glukosesirup usw. Die Zusammensetzung der Müslimischung steht auf der Packung. Ebenfalls ungeeignet für die Diät: Crunchymüsli – diese Knuspermüsli mit Röststoffen enthalten zu viel Süßes und oft noch eine Menge überflüssiges Fett.

---

### Vormittags

2 EL Apfelmus und 1 Scheibe Zwieback

---

### Mittags

**Kartoffelpuffer mit buntem Gemüse**

4 mittelgroße Kartoffeln als Pellkartoffeln kochen. Inzwischen 1 Hand voll Brunnenkresse oder Feldsalat verlesen, waschen, abtropfen lassen und grob zerkleinern. Kartoffeln abgießen, kalt abschrecken und 2 davon für den nächsten Tag aufheben. Die beiden anderen pellen und grob raspeln. Mit Salz, einer kräftigen Prise Pfeffer aus der Mühle, 1 TL Meerrettich (aus dem Glas) und 2 EL beliebigen zerkleinerten Kräutern mischen und als flachen Kuchen in eine mit Öl ausgepinselte, beschichtete Pfanne geben. 1 Ei verquirlen und darüber gießen.

Den Puffer zugedeckt bei schwacher Hitze garen, bis das Ei gestockt ist. Inzwischen 5 EL Gemüsebrühe (Instant) in einem Topf aufkochen. 1/2 Päckchen TK-Erbsen und -Karotten zugeben und gerade eben weich garen. Mit Salz, Pfeffer und 1 TL Olivenöl würzen. Mit dem Kartoffelpuffer auf einem vorgewärmten Teller anrichten. Den Puffer nach Wunsch noch mit beliebigen zerkleinerten Kräutern bestreuen.

**Nachmittags**

200 g fettarme Dickmilch, 1 EL Cornflakes und eventuell flüssiger Süßstoff

**Abends**

**Sauerkrautsalat**

1 Stück frische Ananas (ca. 200 g) schälen und in kleine Stücke schneiden. 125 g frisches Sauerkraut zerkleinern. Mit Ananas, 1 EL Schnittlauchröllchen (frisch oder TK), 2 EL naturtrübem Apfelsaft und 1 TL Sonnenblumenöl mischen. 1 Scheibe Vollkornbrot (ca. 45 g) mit 1 EL Schmant bestreichen und mit grobem Pfeffer, eventuell auch Salz würzen.

**Vor dem Schlafengehen**

1 Tasse Brennnesseltee

**!** **DIÄT-TIPP** In den Rezepten finden Sie reichlich Kräuter: Falls ein bestimmtes Kraut für Ihren Typ wichtig ist, finden Sie den entsprechenden Vermerk, sonst wählen Sie, was Ihnen am besten schmeckt oder was gerade frisch verfügbar ist. Auch ob Sie frische oder TK-Kräuter wählen, spielt keine Rolle. Wie bei Gemüse gilt: Tiefkühlware schmeckt besser und ist wertvoller für die Ernährung als ein lasches Bund aus dem Supermarkt.

**2. TAG**

**Frühstück**

2 EL Magerquark mit 1 EL beliebiger Konfitüre verrühren und auf 1 dünne Scheibe Vollkornbrot (ca. 30 g) streichen. Mit 1/2 TL Sesamsamen bestreuen.

**Vormittags**

1 Glas naturtrüber Apfelsaft und 1 Scheibe Zwieback

**Mittags**

**Geflügelcurry mit Reis**

50 g Reis in 100 ml Wasser mit Salz körnig weich kochen. 1 Scheibe Putenbrustfilet (ca. 80 g) in Streifen schneiden. Je 1 kleine Zwiebel und Knoblauchzehe abziehen und fein würfeln. Mit einem TL Öl in einer beschichteten Pfanne glasig braten. Das Fleisch zugeben und alles bei starker Hitze rundherum leicht bräunen. Mit 1 TL mildem Currypulver bestreuen. 4 EL Gemüse- oder Hühnerbrühe (Instant), 3 EL Orangensaft und 1 TL Zitronensaft zugeben. Mit Salz und eventuell Cayennepfeffer abschmecken und mit fein geschnittenem Koriandergrün oder Petersilie bestreut zum Reis servieren.

**Nachmittags**

1 Apfel

**Abends**

1/2 Becher körniger Frischkäse mit 2 EL beliebigen zerkleinerten Kräutern (frisch oder TK), Salz und einer kräftigen Prise grobem Pfeffer vermischt. Dazu 1 Vollkornbrötchen.

**Vor dem Schlafengehen**

1 Stück frische Ananas (ca. 200 g) mit etwas Zimtpulver bestreut

## 3. TAG

**Frühstück**

200 g fettarme Dickmilch mit 2 EL Apfelmus, 1 TL Sesamsamen und nach Wunsch mit flüssigem Süßstoff mischen.

**Vormittags**

1 kleine Banane

**Mittags**

**Nudelsalat mit gebratenem Gemüse**

50 g beliebige Vollkornnudeln nach Packungsaufschrift garen. Inzwischen 1 kleine Zucchini und 1 Lauchzwiebel waschen, putzen und zerkleinern. Dabei das saftige Zwiebelgrün mitverwenden. Beide Zutaten in 1 EL Olivenöl gerade eben weich braten und leicht bräunen. Mit den abgetropften Nudeln mischen, mit Salz, reichlich Pfeffer aus der Mühle und 1 EL beliebigen zerkleinerten Kräutern mischen. Dazu 1 Tomate in Achteln mit Pfeffer und Salz.

**Nachmittags**

1 Apfel

**Abends**

**Salat mit Käsebrot**

2 Hand voll Feldsalat waschen und trockenschwenken. 1 Möhre schälen und raspeln. Beide Zutaten mit je 1 EL naturtrübem Apfelsaft, Zitronensaft, Salz, Pfeffer und 1 TL Olivenöl mischen. 1 Scheibe Vollkornbrot mit 1/2 Becher körnigem Frischkäse belegen, mit Salz und grobem Pfeffer würzen.

**Vor dem Schlafengehen**

1/2 Glas Karottensaft mit 1/2 Glas naturtrübem Apfelsaft gemischt, eventuell erhitzt

## 4. TAG

### Frühstück

100 g Himbeeren (frisch oder TK) verlesen und waschen beziehungsweise auftauen lassen. Mit 150 g Magermilchjoghurt und 1 TL beliebiger Konfitüre mischen. Mit 1 EL kernige Haferflocken bestreuen.

### Vormittags

1 kleine Grapefruit oder Orange

### Mittags

**Rindfleischsülze mit Salat und Kartoffeln**

4 mittelgroße Kartoffeln gut waschen und als Pellkartoffeln kochen; das dauert etwa 15 Minuten. Etwa 1/4 Kopfsalat putzen, in die einzelnen Blätter teilen, waschen, trockenschwenken und mundgerecht zerkleinern. Mit Salz, Pfeffer, Zitronensaft und 1 TL Olivenöl mischen und auf einem Portionsteller anrichten. 2 Scheiben Rindfleischsülze (fertig gekauft; ca. 50 g) neben den Salat legen und mit reichlich beliebigen zerkleinerten Kräutern und 1 TL Zitronensaft würzen. Die heißen Kartoffeln pellen, mit Salz und grobem Pfeffer bestreuen und dazu servieren.

### Nachmittags

1 kleine Birne

### Abends

**Gemüsesuppe mit Brezel**

2 EL getrocknetes Suppengemüse in ein Portionsschälchen geben. 200 ml Gemüsebrühe (Instant) aufkochen, mit 1 Messerspitze Harissa würzen und kochend heiß über das Gemüse gießen. Mit beliebigen zerkleinerten Kräutern bestreuen und zu einer Brezel mit 1 TL Joghurtbutter servieren.

### Vor dem Schlafengehen

1 Scheibe Vollkornzwieback

## 5. TAG

### Frühstück

**Traubenquark**

125 g blaue oder weiße Weintrauben waschen, abzupfen und halbieren. 1 EL Magerquark mit 1 TL Honig oder Ahornsirup und 1 EL Sahne glatt rühren und über den Trauben verteilen. 1 TL Cornflakes darüber streuen.

**!** KOCH-TIPP Halbiert schmecken Weintrauben im Quark viel besser als ganz, weil sie ihn schön saftig machen.

### Vormittags

1 kleine, saftige Birne

### Mittags

**Ratatouille mit Kartoffeln**

2 kleine Kartoffeln gut waschen und als Pellkartoffeln kochen; das dauert etwa 15 Minuten. Inzwischen 1 rote Paprikaschote, 1 Zucchini und 1 dünne Stange Porree waschen, putzen und grob zerkleinern. Dabei das saftige Porreegrün mit verwenden. 1 kleine Zwiebel und 2 reife Tomaten abziehen. Die Zwiebel in feine Ringe, die Tomaten in Achtel schneiden. 1 EL Olivenöl in einer beschichteten Pfanne mit 1 TL getrockneten Kräutern der Provence erhitzen. Die Gemüse darin kräftig anbraten und zugedeckt bei schwacher Hitze 10 bis 15 Minuten garen. Mit Salz und Pfeffer würzen und zu den Kartoffeln servieren.

### Nachmittags

1 große Möhre schälen und fein raspeln. Mit Zitronensaft, je 1 Prise Zucker und Salz, mit grobem Pfeffer und 1/2 TL Olivenöl mischen.

### Abends

**Artischockenböden in Vinaigrette**

4 bis 5 Artischockenböden (Dose oder Glas) abgießen und abtropfen

lassen; die Flüssigkeit dabei auffangen. Halbieren und auf einem Portionsteller anrichten. 3 bis 4 EL Artischockenwasser mit 1 EL Zitronensaft, 1/2 TL scharfem Senf, Salz, 1 Prise Zucker, Pfeffer aus der Mühle und 1 EL Olivenöl verrühren. 2 EL beliebige, zerkleinerte Kräuter und nach Wunsch auch 1 zerdrückte Knoblauchzehe untermischen. Die Artischocken mit der Vinaigrette übergießen und 10 Minuten ziehen lassen. Mit 1 Scheibe Vollkorntoast anrichten.

**Vor dem Schlafengehen**

1 Vollkornkeks und 1 Glas naturtrüber Apfelsaft

## 6. TAG

**Frühstück**

**Pfirsichbrot mit Grün**

1 Scheibe kerniges oder feines Vollkornbrot mit 1 TL Joghurtbutter bestreichen. 1 reifen Pfirsich waschen oder abziehen, in Spalten vom Stein schneiden und auf dem Brot verteilen. Mit grobem Pfeffer und fein zerkleinerter Petersilie, Minze oder Zitronenmelisse bestreuen.

**! EINKAUFS-TIPP** Früchte müssen genau wie Gemüse und Salat wirklich frisch sein, sonst ist der Vitamin-Effekt gleich null. Richten Sie sich also nach dem Marktangebot und nehmen Sie grundsätzlich Obst der Saison. Für die Zusammensetzung der Tagespläne und/oder die Kalorienanzahl spielt die Obstsorte keine wesentliche Rolle.

**Vormittags**

1 Stück Wassermelone (ca. 300 g mit Schale)

**Mittags**

**Schweinefilet mit Gurkengemüse**

1 Minigurke schälen, halbieren und in feine Scheiben schneiden. 1 Knoblauchzehe abziehen und zerdrücken. 1 Stück Schweinefilet (ca. 80 g) trockentupfen und in einer beschichteten Pfanne mit 1 TL

heißem Olivenöl bei starker bis mittlerer Hitze pro Seite etwa 2 Minuten braten. Mit Salz und Pfeffer würzen, herausnehmen und zugedeckt warm halten.

Gurke und Knoblauch ins Bratfett geben und unter ständigem Wenden bei mittlerer Hitze etwa 1 Minute schmoren. 1 TL Schmant und 1 EL fein zerkleinerten Dill (frisch oder TK) untermischen. Mit Salz und Cayennepfeffer kräftig abschmecken und neben dem Filet anrichten. Dazu: 1 Scheibe Brot (ca. 30 g).

**Nachmittags**

4 Cocktailtomaten halbieren, mit Salz und Pfeffer würzen, mit beliebigen Kräutern bestreuen und mit 1 Scheibe Sesamknäcke essen.

**Abends**

**Herzhaftes Bananenbrötchen**

1 Vollkornbrötchen (ca. 50 g) halbieren. Die untere Hälfte zuerst mit 1 TL Joghurtbutter, dann mit 1 gehäuften TL süßem oder scharfem Senf bestreichen. Mit 1 gewaschenen, schön knackigen Salatblatt, 1 hauchdünnen Scheibe Emmentaler und 1 kleinen, in Scheiben geschnittenen Banane belegen. Nach Wunsch mit Zitronensaft und grobem Pfeffer würzen. Die obere Hälfte wieder auflegen.

**Vor dem Schlafengehen**

1 Tasse Gemüsebrühe (Instant)

**! EINKAUFS-TIPP** Scheuen Sie sich nicht, Minimengen an Käse, Wurst und Schinken zu verlangen – beim Metzger und an der Frischetheke im Supermarkt. In Zeiten des Überflusses hat jeder Verständnis fürs Diäthalten, und oft ergeben sich gerade beim Einkauf interessante Gespräche über Diätformen. Tauschen Sie also ruhig Ihre Erfahrungen aus.

## 7. TAG

### Frühstück

3 EL Magermilchjoghurt mit 1 TL Honig und eventuell flüssigem Süßstoff verrühren. 1 zerkleinerte Orange und 2 EL Müsli untermischen.

### Vormittags

1/2 Glas Möhrensaft mit 1/2 Glas naturtrübem Apfelsaft gemischt

### Mittags

**Fischfilet mit Kartoffeln und Tomatensalat**

2 mittelgroße Kartoffeln als Pellkartoffeln kochen; das dauert etwa 15 Minuten. Inzwischen 150 g Seelachsfilet kalt abspülen, trockentupfen und mit Zitronensaft beträufeln. 1 EL Tomatenmark mit 1 TL getrocknetem Oregano, Salz, Cayennepfeffer und 1 abgezogenen, zerdrückten Knoblauchzehe verrühren. Fisch mit dieser Mischung bestreichen und locker in Alufolie packen. In einem Topf etwa fingerhoch Wasser aufkochen. Den Fisch darin fest zugedeckt bei mittlerer Hitze etwa 6 Minuten garen. 1 große Tomate waschen, abtrocknen und in Scheiben schneiden. Auf einem Teller anrichten, mit Salz, Pfeffer, je 1 TL Balsamessig und Olivenöl würzen, mit Schnittlauchröllchen bestreuen. Die Kartoffeln abgießen, pellen und auf einem Portionsteller halbieren. Mit 1 TL Butter, reichlich Pfeffer aus der Mühle und Salz würzen. Den Fisch aus der Folie nehmen, neben den Kartoffeln anrichten und alles mit der Dünstflüssigkeit aus der Folie übergießen.

### Nachmittags

1 Scheibe Vollkornzwieback mit 1 EL Schmant bestreichen. 1/2 EL beliebige Konfitüre darauf verteilen.

### Abends

**Roastbeefbrot mit Rohkost**

1 mittelgroßen Kohlrabi schälen und grob raspeln. Mit 1 bis 2 EL

Zitronensaft, Salz, Kräuterpfeffer und 1 Prise Zucker würzen. 2 Scheiben ballaststoffreiches Knäckebrot mit jeweils 1 TL Schmant bestreichen und je 1 hauchdünnen Scheibe Roastbeef (fertig gekauft) belegen. 1 kleine Essiggurke in Scheiben schneiden und die Brote damit garnieren.

### Vor dem Schlafengehen

1 Tasse Gemüsebrühe mit 1 EL zerkleinerten Kräutern

# Braune Augen

Leichte Kost, die nicht bläht, Frisches, das fit hält und die Müdigkeit vertreibt, Saftiges, das fröhlich macht und Stress gar nicht erst aufkommen lässt – so sieht die erste Woche Ihrer Augenfarben-Diät aus. Mit der Kombination von Sauermilchprodukten und ballaststoffreichen Lebensmitteln werden Ihre Schwachstellen gepflegt: Leber und Galle entlastet, der Darm und damit auch das Immunsystem gestärkt.

## 1. TAG

### Frühstück

1 Vollkornbrötchen halbieren, jede Hälfte mit 1 TL Crème fraîche bestreichen und mit zerkleinertem Dill bestreuen. 1 Tomate waschen, abtrocknen, in dünne Scheiben schneiden und auf die Brötchenhälften legen. Mit Salz und Pfeffer würzen.

**! DIÄT-TIPP** Crème fraîche oder Schmant als Brotaufstrich enthält viel weniger Fett als Butter und schmeckt genauso gut.

### Vormittags

100 g Kirschen und 1 Scheibe Vollkornzwieback

### Mittags

**Gebratene Pilze**

1 kleine Zwiebel abziehen und in feine Ringe schneiden. 300 g Champignons oder Egerlinge putzen, eventuell waschen und in Scheiben schneiden. Die Zwiebel mit 1/2 TL getrocknetem Oregano in 1 EL Olivenöl bei schwacher Hitze glasig braten. Die Pilze zugeben und zugedeckt bei mittlerer Hitze etwa 3 Minuten schmoren. In der offenen Pfanne unter Wenden bräunen. Mit Salz, Pfeffer und Zitronensaft abschmecken. 1 EL fein zerkleinertes Basilikum und 1 TL Crème fraîche untermischen. Dazu 1 Vollkornbrötchen.

**! EINKAUFS-TIPP** Weiße Champignons und braune Egerlinge unterscheiden sich weder in Nährwert noch Geschmack. Wichtig ist nur, dass die Pilze frisch sind: Kleine Exemplare mit fest geschlossenen Hüten schmecken am besten. Sieht man die schokoladenbraunen Lamellen an der Hutunterseite, liegen die Pilze schon zu lange.

**Nachmittags**

1 Tasse Löwenzahntee und 1 Vollkornkeks

**Abends**

**Fenchelsalat**

1 kleine Fenchelknolle halbieren, waschen, vom Strunk befreien und zweimal längs teilen. Dann quer in dünne Scheiben schneiden. 1 große Möhre schälen und fein raspeln. 1 kleinen Apfel waschen oder schälen und raspeln. Alle diese Zutaten mit 1 EL fein zerkleinertem Kerbel oder glatter Petersilie, 2 EL Zitronensaft, wenig Salz, 1 kräftigen Prise Pfeffer und 1/4 TL flüssigem Honig mischen. Dazu 1 Vollkornbrötchen mit 1 TL Joghurtbutter.

**Vor dem Schlafengehen**

1 bis 2 Trockenpflaumen

## 2. TAG

**Frühstück**

150 g Magerjoghurt mit 100 g gewaschenen halbierten Weintrauben mischen. 1 Scheibe Vollkornzwieback fein zerbröseln und darüber streuen.

**Vormittags**

100 g Weintrauben

**Mittags**

**Käsekartoffeln mit Feldsalat**

2 mittelgroße Kartoffeln gut waschen und als Pellkartoffeln kochen; das dauert etwa 15 Minuten. Inzwischen 2 Hand voll Feldsalat waschen, trockenschwenken und in einer Schüssel mit 1 knappen EL Balsamessig, Salz, Pfeffer und 1/2 EL Olivenöl vermischen. Mit 1 EL Schnittlauchröllchen (frisch oder TK) bestreuen. 1 dünne Scheibe Emmentaler Käse (ca. 20 g) in kleine Würfel schneiden. Die Kartoffeln pellen und möglichst heiß in Stücke schneiden. Mit dem Käse, Salz, Pfeffer und 1 EL fein zerkleinerten beliebigen Kräutern mischen.

**Nachmittags**

1 Glas naturtrüber Apfelsaft und 1 Scheibe Zwieback

**Abends**

**Glasnudelsalat mit Sellerie**

2 Stangen Sellerie mit Grün putzen, waschen und in hauchfeine Scheibchen schneiden. Das Selleriegrün und 2 bis 3 Zweige frischen Koriander oder glatte Petersilie fein zerkleinern. 1 kleine Möhre schälen und in feine Stifte schneiden. In 1 EL Erdnussöl etwa 2 Minuten unter Rühren braten und dabei leicht bräunen. Mit 3 EL Gemüse- oder Geflügelbrühe (Instant), 1 EL Sojasauce und 1 EL Balsamessig mischen. Etwa 10 g Glasnudeln mit kochendem Wasser übergießen. Im Wasser mit einer Küchenschere in mundgerechte Stücke schneiden, abgießen und mit den Möhren und dem Sellerie mischen. Salat auf einen Portionsteller geben, mit grobem Pfeffer, dem Selleriegrün und dem Koriander bestreuen.

**!** **EINKAUFS-TIPP** Glasnudeln gibt es in den meisten Supermärkten. Die dünnen Nudeln aus Pflanzenstärke und Wasser muss man nicht kochen. Sie werden nur wie Teeblätter mit kochendem Wasser übergossen und dadurch schön weich, ohne den angenehmen „Biss“ zu verlieren.

**Vor dem Schlafengehen**

1 Tasse Fencheltee

## 3. TAG

### Frühstück

1 Nektarine waschen und in Stückchen vom Stein schneiden. Mit 100 ml Buttermilch und 1 TL Honig vermischen. 1 EL Müsli darüber streuen.

### Vormittags

100 g Magermilchjoghurt mit 1 TL beliebiger Konfitüre

### Mittags

**Sommersalat**

1/4 Kopf Blattsalat putzen, waschen und trockenschwenken. Die Blätter in mundgerechte Stücke zupfen und auf einem Portionsteller ausbreiten. Mit 2 EL beliebigen, fein zerkleinerten Kräutern bestreuen. 1/4 Honigmelone schälen, von den Kernen befreien und klein würfeln. Den Saft dabei auffangen. Melone auf den Salat geben. Den Saft mit 2 EL beliebigem Fruchtsaft (aus der Flasche), 1 bis 2 EL Zitronensaft, 1 TL scharfem Senf, wenig Salz, einer kräftigen Prise Pfeffer und 1 EL Olivenöl verrühren und über dem Salat verteilen. Dazu 1 Scheibe Vollkorntoast.

### Nachmittags

1/4 Honigmelone

### Abends

1 Ei mit 1 TL Olivenöl in einer beschichteten Pfanne als Spiegelei braten. Mit Salz und Pfeffer würzen. 1 Scheibe Vollkornbrot (ca. 45 g) mit 1 TL Joghurtbutter bestreichen. Das Spiegelei darauf anrichten. Dazu 1 große Gewürzgurke.

**! EINKAUFS-TIPP** Streichzarte Joghurtbutter aus dem Supermarkt enthält fast 16 % weniger Fett als normale Butter und schmeckt genauso gut: fein säuerlich mit dem vollen Aroma.

**Vor dem Schlafengehen**

2 Trockenpflaumen

**4. TAG**

**Frühstück**

1 Vollkornbrötchen halbieren. Eine Hälfte mit 2 EL körnigem Frischkäse belegen, mit Salz, Paprikapulver und Schnittlauchröllchen bestreuen. Die andere Hälfte mit 1 EL körnigem Frischkäse und 1 EL beliebiger Konfitüre belegen.

**Vormittags**

1/4 Honigmelone

**Mittags**

**Schweinefilet mit Chinakohlgemüse**

4 kleine Kartoffeln gut waschen und als Pellkartoffeln kochen; das dauert etwa 15 Minuten. Inzwischen 5 Chinakohlblätter waschen, trockentupfen und quer in ganz feine Streifen schneiden. 1 Knoblauchzehe abziehen und zerdrücken.

1 Stück Schweinefilet (ca. 80 g) trockentupfen, in kleine Stücke schneiden und in einer beschichteten Pfanne mit 1 TL heißem Olivenöl bei starker bis mittlerer Hitze unter Rühren knapp 2 Minuten braten. Mit Salz und Pfeffer würzen, herausnehmen und zugedeckt warm halten.

Chinakohl und Knoblauch ins Bratfett geben und unter ständigem Wenden bei mittlerer Hitze etwa 1 Minute schmoren. 1 EL Sojasauce und 1 EL fein zerkleinerte Petersilie untermischen.

Das Filet mit dem Gemüse mischen, mit Cayennepfeffer und eventuell auch mit Salz würzen. Zwei gepellte, heiße Kartoffeln dazu servieren. Die beiden restlichen Kartoffeln für abends aufheben.

**Nachmittags**

4 Cocktailtomaten halbieren, mit Salz und einigen Tropfen Olivenöl

würzen, mit beliebigen Kräutern bestreuen und mit 1 Scheibe ballaststoffreichem Knäckebrot essen.

**Abends**

**Bratkartoffeln mit Gurkenjoghurt**

Die Kartoffeln von mittags pellen, in Scheiben schneiden und mit 1 zerdrückten Knoblauchzehe und 1 EL Olivenöl in einer beschichteten Pfanne braun braten. Inzwischen 1 Minigurke waschen oder schälen und grob raspeln. Mit 1 EL zerkleinertem Basilikum, 2 EL Magermilchjoghurt und 1 TL Crème fraîche mischen. Mit Salz und Pfeffer kräftig würzen und zu den Kartoffeln servieren.

**Vor dem Schlafengehen**

1 Tasse heißer, naturtrüber Apfelsaft

## 5. TAG

**Frühstück**

**Erdbeermüsli**

100 g Erdbeeren waschen, abzupfen und halbieren. Mit 2 EL Cornflakes oder Branbuds in einen tiefen Teller geben. 150 g Magermilchjoghurt mit 1 TL Honig verrühren und über das Obst geben.

**! DIÄT-TIPP** Cornflakes enthalten mehr Malzsüße und liefern so schnelle Energie. Ballaststoffreiche Branbuds sorgen für eine reibungslose Verdauung. Entscheiden Sie von Fall zu Fall, was Sie nötiger brauchen.

**Vormittags**

1 Glas Tomatensaft und 1 Scheibe ballaststoffreiches Knäckebrot

**Mittags**

**Gemüsenudeln**

50 g beliebige Vollkornnudeln nach Packungsaufschrift garen. Inzwischen 1 mittelgroße Möhre schälen, 1 Lauchzwiebel waschen und

putzen. Beide Gemüse zerkleinern, dabei das saftige Zwiebelgrün mit verwenden. Beide Zutaten in 1 TL Olivenöl gerade eben weich braten und leicht bräunen. Mit den abgetropften Nudeln und 1 EL Schmant mischen, mit Salz, reichlich Pfeffer aus der Mühle und 1 EL beliebigen zerkleinerten Kräutern mischen. Dazu 2 Stangen Sellerie in kleinen Stücken, gewürzt mit Zitronensaft, Pfeffer und Salz.

**Nachmittags**

1/2 Tasse leichter Kaffee, gemischt mit 1/2 Tasse fettarmer Milch, nach Wunsch erhitzt und schaumig geschlagen

**Abends**

**Frischkäse mit Zucchinifladen**

1 mittelgroße Zucchini waschen, abtrocknen und fein raspeln. Mit 2 EL beliebigen fein zerkleinerten Kräutern und 1 kleinen Ei verrühren, mit Salz und Paprikapulver kräftig würzen. In einer beschichteten Pfanne 1 TL Öl erhitzen. Die Zucchinimischung mit einem Esslöffel als flache Fladen hineingeben und bei schwacher bis mittlerer Hitze etwa 3 Minuten braten, bis sie sich gut wenden lassen. Auf der zweiten Seite noch 2 Minuten braten. Den restlichen Frischkäse vom 4. Tag mit Salz und Pfeffer mischen und zu den Fladen servieren. Dazu 2 Scheiben ballaststoffreiches Knäckebrot.

**Vor dem Schlafengehen**

1 Tasse Kräutertee

## 6. TAG

**Frühstück**

1 kleine reife Banane zerdrücken, mit 100 ml Orangensaft, 1 TL Crème fraîche und 1 EL kernigen Haferflocken mischen.

**Vormittags**

1 Apfel

**Mittags**

**Hähnchen mit Rucola**

1 Hähnchenkeule (ca. 150 g) kalt abspülen, trockentupfen und mit Salz und Pfeffer einreiben. In einer Pfanne mit 1 TL Olivenöl kräftig anbraten. Zugedeckt bei schwacher Hitze in etwa 20 Minuten fertig garen. Inzwischen 1/2 Bund Rucola waschen, trockentupfen und grob zerkleinern. 1 mittelgroße Tomate abziehen und klein würfeln. Beide Zutaten mit zum Hähnchen geben, 3 bis 4 EL Gemüsebrühe (Instant) zufügen und einmal kräftig aufkochen. Mit 1 Prise Zucker, Salz und Pfeffer abschmecken. Dazu 1 Scheibe Weizenvollkornbrot (ca. 45 g).

**Nachmittags**

1 Vollkornkeks und 1 Tasse leichter schwarzer Tee mit Milch oder Zitrone

**Abends**

**Salamibrot**

1 Scheibe Vollkornbrot (45 g) mit 1 TL Schmant und 1 TL Senf bestreichen. Mit 1 schönen, gewaschenen Salatblatt, 5 hauchdünnen Scheibchen Salami und 1 EL Kapern belegen.

**Vor dem Schlafengehen**

1 Glas naturtrüber Apfelsaft, eventuell erhitzt

## 7. TAG

**Frühstück**

2 Trockenpflaumen sehr fein zerkleinern. 1 kleinen Apfel schälen und raspeln. Mit Pflaumen und 150 g fettarmer Dickmilch mischen. Mit flüssigem Süßstoff süßen und mit 1 EL Branbuds bestreuen.

**Vormittags**

1 Birne

**Mittags**

**Fischcurry mit Reis**

50 g Reis in 100 ml Wasser mit Salz körnig weich kochen. 1 Scheibe Seelachsfilet (ca. 80 g) in 3 Stücke schneiden. Je 1 kleine Zwiebel und Knoblauchzehe abziehen und fein würfeln. In einem TL Öl in einer beschichteten Pfanne glasig braten. Den Fisch zugeben und bei mittlerer Hitze pro Seite 1 bis 2 Minuten braten, bis die Stücke gerade eben durchgegart sind. 1 TL mildes Currypulver mit 4 EL Gemüse- oder Geflügelbrühe (Instant), 1 EL Zitronensaft und 2 gestrichene EL Schmant verrühren und über den Fisch geben. Erhitzen, mit Salz und eventuell Cayennepfeffer abschmecken und mit fein geschnittenem Koriandergrün oder Petersilie bestreut zum Reis servieren.

**Nachmittags**

1 Scheibe Vollkornzwieback mit 1 TL Crème fraîche und 1 TL beliebiger Konfitüre

**Abends**

**Gemüsesuppe**

1 kleine Zwiebel abziehen, fein zerkleinern und in 1 TL Olivenöl goldbraun anbraten. 1/2 Paket TK-Suppengemüse (ca. 225 g), 200 ml Wasser und 1 TL Gemüsebrühe-Extrakt zugeben und aufkochen. Die Suppe zugedeckt bei mittlerer Hitze etwa 2 Minuten garen, bis das Gemüse weich ist. Mit Salz, Pfeffer und geriebener Muskatnuss abschmecken, mit je 1 EL beliebigen Kräutern und geriebenem Parmesankäse bestreut anrichten. Dazu 1 dünne Scheibe Vollkornbrot (ca. 20 g).

**Vor dem Schlafengehen**

1 Vollkornkeks und 1 kleines Glas naturtrüber Apfelsaft

# Grüne Augen

Grünes ist immer die Hauptsache auf Ihrem Teller: Sie lieben Salat, Gemüse, Kräuter. Zu diesen Leichtgewichten gehören Brot und Kartoffeln, ab und zu auch Getreide, sonst werden Sie nicht satt. Die Würze von Chili und Pfeffer, Knoblauch und Petersilie wärmt Sie von innen. Und Ihre Zwischenmahlzeiten sind meist sehr flüssig – schließlich braucht Ihr Körper genügend Feuchtigkeit.

## 1. TAG

### Frühstück

150 g Magerjoghurt mit 1 gewürfelten Tomate und 1 EL beliebigen zerkleinerten Kräutern verrühren. Mit Salz, Pfeffer und einigen Spritzern Zitronen- oder Orangensaft abschmecken. Dazu 1 Vollkornbrötchen.

### Vormittags

1/2 Glas Gemüsesaft mit 1/2 Glas Orangensaft vermischt

### Mittags

**Kartoffelsalat mit Ei**

2 mittelgroße Kartoffeln waschen und als Pellkartoffeln kochen; das dauert etwa 15 Minuten. Inzwischen 1 Ei hart kochen. 1 kleinen Apfel gründlich waschen oder schälen und in kleine Stücke schneiden. 1 kleine Essiggurke würfeln. Beide Zutaten mit 100 g Dickmilch verrühren. Zum Schluß 1 EL Schnittlauchröllchen, 1 TL Kapern, Salz und Pfeffer untermischen.

Die Kartoffeln abgießen, abschrecken und pellen. Heiß in Scheiben schneiden, auf einem Portionsteller anrichten und mit 2 bis 3 EL Flüssigkeit der Essiggurken beträufeln. Den Joghurt darüber verteilen. Das Ei pellen, halbieren und daneben anrichten. Mit Salz und Pfeffer, am besten auch mit Kräutern bestreuen.

### Nachmittags

1 Kiwi

**Abends**

**Möhrensuppe**

1 kleine Zwiebel abziehen, würfeln und 1 TL Olivenöl glasig braten. 2 mittelgroße Möhren schälen und grob zerkleinern. Zur Zwiebel geben und kräftig anrösten. 200 ml Gemüsebrühe (Instant) zugießen. Suppe mit Pfeffer und 1 Prise Zucker würzen, aufkochen und zugedeckt bei mittlerer Hitze etwa 5 Minuten garen, bis die Möhren bissfest sind. 1 TL Schmant, reichlich zerkleinerte Petersilie und 1 EL Orangensaft unterrühren. Dazu 1 Scheibe Vollkornbrot.

---

**Vor dem Schlafengehen**

2 Trockenpflaumen

**2. TAG**

**Frühstück**

1 Pfirsich abziehen und in Stückchen vom Stein schneiden. Mit 200 g fettarmer Dickmilch und 1 TL Honig vermischen. 1 EL kernige Haferflocken darüber streuen.

---

**Vormittags**

1 Tasse Kaffee mit 1/8 l fettarmer, heißer Milch – nach Wunsch mit einem Schneebesen schaumig geschlagen

---

**Mittags**

**Filetpfannchen mit Salat**

4 bis 5 Blätter beliebigen Salat waschen, trockenschwenken und mundgerecht zerkleinern. Die Blättchen von 2 Zweigen glatter Petersilie abzupfen. Beide Zutaten mit etwas Balsamessig, Salz, Pfeffer und 1 TL Olivenöl mischen und auf einem Teller anrichten. 2 EL fettarme Dickmilch mit Salz und je 1 Messerspitze Harissa und getrockneten Salatkräutern vermischen. 1 Stück Rinderfilet (ca. 80 g) in Streifen schneiden. 1 dünne Selleriestange waschen, eventuell harte Fäden abziehen und die Stange in feine Scheibchen schneiden. 1 Knoblauchzehe abziehen und zerdrücken. 1 TL Öl in einer be-

schichteten Pfanne erhitzen. Knoblauch, Sellerie und Filet darin unter ständigem Rühren bei mittlerer bis starker Hitze rundherum etwa 1 Minute braten. Neben dem Salat anrichten und die Dickmilchsauce dazu servieren. Dazu außerdem 1 Scheibe Vollkorntoast.

**Nachmittags**

1 kleiner Apfel

**! DIÄT-TIPP** Vielleicht verspüren Sie plötzlich mal Heißhunger – auch wenn Sie alle Mahlzeiten eingehalten haben. Dann kochen Sie sich eine Tasse Instant-Gemüsebrühe und trinken Sie heiß. Dazu gibt es eine dünne Scheibe Vollkornbrot. Beides nützt, denn die Brühe liefert Ihnen genügend Flüssigkeit, das Brot versorgt Sie mit Kohlenhydraten, die der Körper langsam abbaut.

**Abends**

**Gebackenes Käsebrot**

1/2 Ecke Schmelzkäse (30 % Fett) mit Cayennepfeffer, 1 TL Tomatenmark und 1/4 TL getrocknetem Oregano vermischen. Auf zwei Scheiben Vollkorntoast streichen. Die Brote ohne Fettzugabe nebeneinander in eine beschichtete Pfanne legen und zugedeckt bei schwacher bis mittlerer Hitze etwa 6 Minuten braten, bis der Käse geschmolzen ist. Dazu 1 gewürfelte Tomate oder Minigurke.

**Vor dem Schlafengehen**

1 Tasse Kräutertee

## 3. TAG

**Frühstück**

1 kleinen Apfel schälen und raspeln. Mit 1/4 l Möhrensaft mischen. Dazu 1 Scheibe Vollkorntoast – nach Wunsch geröstet – mit 1 TL Joghurtbutter.

**Vormittags**

1 Tasse Gemüsebrühe (Instant)

**Mittags**

**Tomatennudeln mit Gurkensalat**

1 Minigurke waschen und in Scheiben schneiden. Mit 1 EL zerkleinertem Dill (frisch oder TK), Salz, Pfeffer und etwas Zitronensaft mischen. Zum Schluß 1 EL fettarme Dickmilch unterrühren. 1 vollreife Tomate abziehen und sehr klein würfeln. 50 g Spaghetti oder andere Nudeln (ohne Ei) nach Packungsaufschrift garen. Abgießen, gut abtropfen lassen und mit der Tomate und 1 EL Olivenöl mit Chili mischen. Mit dem Gurkensalat servieren.

**! EINKAUFS-TIPP** In Feinkostläden und Weinhandlungen gibt es Olivenöl auch gewürzt: zum Beispiel mit Kräutern, Zitrusaroma oder Chili. Diese Öle nimmt man nur zum Abschmecken, nicht zum Braten oder Schmoren.

**Nachmittags**

150 g Erdbeeren

**Abends**

**Schmelzende Käsecreme**

1/2 Ecke Schmelzkäse (30 % Fett) mit 2 EL fettarmer Milch glatt rühren. 1 abgezogene, gewürfelte Tomate und reichlich Schnittlauchröllchen untermischen. Dazu 1 Vollkornbrötchen.

**! KOCH-TIPP** Wenn Sie Schmelzkäse nicht mögen, nehmen Sie 1 EL Rahmfrischkäse. Gewürzt wird noch mit frisch gemahlenem Pfeffer und nach Wunsch etwas Salz.

**Vor dem Schlafengehen**

1 Glas naturtrüber Apfelsaft mit etwas Honig

## 4. TAG

### Frühstück

200 g Dickmilch mit 1 geschälten, fein zerkleinerten Birne und eventuell etwas Honig mischen. Mit 1 EL Müsli bestreuen.

### Vormittags

1/2 Glas Möhrensaft mit 1/2 Glas naturtrübem Apfelsaft gemischt

### Mittags

**Spargel mit Kräutersauce**

250 g kleine neue Kartoffeln gut waschen und als Pellkartoffeln kochen; das dauert etwa 15 Minuten. 300 g grünen oder weißen Spargel schälen und eventuell holzige Enden abschneiden. In 1/2 l Wasser mit 1/4 TL Salz und 1 Prise Zucker in 10 bis 15 Minuten bissfest garen. Inzwischen 2 EL fettarme Dickmilch mit 1 EL saurer Sahne, 2 EL beliebigen zerkleinerten Kräutern, Salz und Pfeffer verrühren. Die Kartoffeln abgießen, etwas ausdämpfen lassen und mit dem abgetropften Spargel auf einem Portionsteller anrichten. Die Sauce dazu servieren.

### Nachmittags

Spargelsud und 1 Scheibe ballaststoffreiches Knäckebrot

**! KOCH-TIPP** Außerhalb der Spargelzeit nehmen Sie die gleiche Menge dünne Lauchzwiebeln und garen sie wie beschrieben. Auch dieser Sud enthält reichlich Vitamine und Mineralstoffe und ist für den Nachmittagsimbiss bestimmt. Gewürzt wird mit etwas Zitronensaft.

### Abends

**Gefüllte Tomate**

1 große Tomate waschen, abtrocknen und quer halbieren. Das Innere mit einem Teelöffel herausholen und mit einer Gabel zerdrücken. 2 bis 3 beliebige Salatblätter waschen, trockenschwenken und fein zerkleinern. Mit dem Tomatenfleisch, 50 g Shrimps, Salz und grobem

Pfeffer mischen und wieder in die Tomatenhälften füllen. Auf jede Hälfte 1/2 TL saure Sahne setzen. Dazu 2 Scheiben Vollkorntoast.

**Vor dem Schlafengehen**

1 Tasse Früchtetee

## 5. TAG

**Frühstück**

100 g Erdbeeren waschen, abzupfen und zerkleinern. Mit 150 ml Buttermilch, eventuell flüssigem Süßstoff und 2 EL kernigen Haferflocken mischen.

**Vormittags**

1 kleine Banane

**Mittags**

**Hühnersuppe mit Gemüse**

1 Hühnerkeule in 1/4 l Wasser mit Salz und 1 EL getrocknetem Suppengemüse etwa 20 Minuten garen. Inzwischen 1 Hand voll Brunnenkresse waschen und trockenschwenken. 1 kleine Fenchelknolle halbieren, waschen, vom Strunk befreien und zweimal längs teilen. Dann quer in dünne Scheiben schneiden. Das Hühnerfleisch von der Haut befreien, von den Knochen lösen und in kleine Stücke schneiden. Die Brühe aufkochen, den Fenchel darin etwa 3 Minuten garen. Brunnenkresse und Fleisch zugeben. Die Suppe mit Salz, Pfeffer und Zitronensaft abschmecken. Dazu 1 Scheibe Vollkorntoast.

**!** KOCH-TIPP Die Stiele der Brunnenkresse mitverwenden; obwohl sie robust wirken, sind sie so zart wie die Blätter und schmecken genauso gut.

**Nachmittags**

1 Tasse Früchtetee mit 1 Vollkornkeks

**Abends**

**Buntes Knäcke**

2 Scheiben ballaststoffreiches Knäckebrot mit je 1 EL Schmant bestreichen. Auf ein Brot 4 Radieschen in Scheiben, auf das andere eine dünne Scheibe Käse (30 % Fett; ca. 10 g) legen. Beide Brote mit Pfeffer würzen und mit Schnittlauchröllchen bestreuen. Das Radieschenbrot zusätzlich salzen.

**Vor dem Schlafengehen**

1 Tasse Brennnesseltee

## 6. TAG

**Frühstück**

1 schöne vollreife Tomate abziehen und zerdrücken. Dabei den harten Stielansatz entfernen. Mit 1 EL fein zerkleinertem Dill, 3 EL fettarmer Dickmilch, Salz, Cayennepfeffer und 1 Prise Zucker vermischen. Dazu 2 Scheiben ballaststoffreiches Knäckebrot.

**Vormittags**

1 Pfirsich oder Nektarine

**Mittags**

**Gebratener Blumenkohl mit Reis**

50 g Reis mit 100 ml Gemüse- oder Geflügelbrühe (Instant) körnig weich kochen. Inzwischen 1 kleine Zwiebel abziehen und in feine Ringe schneiden. 300 g Blumenkohlröschen putzen, waschen und in kleine Stücke schneiden. Die Blättchen von 2 Zweigen frischem Thymian abstreifen.

Die Zwiebel mit dem Thymian (ersatzweise 1/2 TL getrocknetem) in 1 EL Olivenöl bei schwacher Hitze glasig braten. Blumenkohl zugeben und zugedeckt bei mittlerer Hitze etwa 5 Minuten schmoren. In der offenen Pfanne unter Wenden bräunen und bissfest garen. Mit Salz, Pfeffer und Zitronensaft abschmecken. Den Reis mit

1 EL fein zerkleinerter Petersilie und 1 TL Schmant mischen und mit dem Blumenkohl auf einem gut vorgewärmten Teller anrichten.

**Nachmittags**

100 g Kirschen

**Abends**

**Couscoussalat**

100 ml Wasser mit 1/2 TL Gemüse- oder Hühnerbrühe-Extrakt aufkochen. 3 EL Instant-Couscous untermischen und erneut aufkochen. 1 EL Olivenöl untermischen und das Couscous zugedeckt neben der Kochstelle 10 Minuten quellen lassen.

Inzwischen 1 große Fleischtomate waschen und klein würfeln. 1/2 Bund glatte Petersilie waschen, trockentupfen und ganz fein zerkleinern. 1 dünne Lauchzwiebel waschen, putzen und mit den saftigen grünen Blättern in feine Ringe schneiden.

Couscous in eine Schüssel geben, Tomate, Petersilie, Zwiebelringe, 1 bis 2 EL Zitronensaft, Salz und Cayennepfeffer mit einer Gabel locker untermischen. Vor dem Servieren noch 5 Minuten ziehen lassen.

**Vor dem Schlafengehen**

1 Tasse Kräutertee

## 7. TAG

**Frühstück**

1 Vollkornbrötchen halbieren und jeweils mit 1 TL Joghurtbutter bestreichen. Die Brötchenhälften üppig mit dünnen Salatgurkenscheiben belegen. Mit Salz und Pfeffer aus der Mühle würzen.

**Vormittags**

2 getrocknete Aprikosen

### Mittags

**Fisch mit Spinat und Kartoffeln**

2 mittelgroße Kartoffeln gut waschen und als Pellkartoffeln kochen; das dauert etwa 15 Minuten. Inzwischen 150 g Seelachs- oder Lengfischfilet kalt abspülen, trockentupfen und in fingerdicke Streifen schneiden. Mit Salz und Pfeffer würzen und mit Zitronensaft beträufeln. 2 Hand voll frischen Spinat verlesen, waschen und in einem Topf mit reichlich sprudelnd kochendem Wasser einmal kräftig aufkochen. In ein Sieb abgießen und gut abtropfen lassen. 1 kleine rote Zwiebel abziehen und in Ringe schneiden. In 1 EL Olivenöl bei schwacher Hitze glasig braten. Den Spinat grob zerschneiden, mit dem Fisch in die Pfanne geben und zugedeckt bei mittlerer Hitze etwa 3 Minuten dünsten. Mit Salz und Pfeffer kräftig würzen. Mit den Kartoffeln auf einem vorgewärmten Teller anrichten und 1 EL saure Sahne darüber geben.

**! DIÄT-TIPP** Manchmal passiert das einfach: Man isst mehr, als man sollte. Oder man war zum Essen eingeladen und wollte nicht an die große Glocke hängen, dass man gerade Diät hält. Legen Sie nun keinen Hungertag ein. Wiederholen Sie auch nicht die beiden Vorbereitungstage. Bei den Tests der Augenfarben-Diät hat sich nämlich gezeigt, dass man da leicht einem Selbstbetrug erliegt: „Ich kann ruhig mal richtig essen, dann faste ich eben wieder." Das könnte zum Jo-Jo-Effekt führen. Oder man redet sich ein regelrechtes Schuldgefühl ein: Man hat gesündigt und bestraft sich nun mit Nahrungsentzug. Essen ist keine „Sünde", hin und wieder zu viel essen ist kein „Versagen"!

### Nachmittags

1 Vollkornzwieback und 1 Tasse Löwenzahntee mit 1 Messerspitze Honig

### Abends

**Blumenkohlsuppe mit Croûtons**

300 g Blumenkohlröschen putzen, waschen und in kleine Stücke

schneiden. In 200 ml Wasser mit 1 TL Gemüsebrühe-Extrakt aufkochen und zugedeckt bei schwacher Hitze gerade weich garen. Mit einem Kartoffelstampfer grob zerdrücken. 1 TL Crème fraîche untermischen. Die Suppe mit Salz, Cayennepfeffer, Zitronensaft und Muskat abschmecken, mit 1 EL Schnittlauchröllchen bestreut anrichten. 1 Scheibe Vollkornbrot im Toaster rösten, würfeln und auf die Suppe streuen.

**Vor dem Schlafengehen**

1 Apfel

# 7. Rezepte für jeden Tag

Die Gerichte sind nach kleinen und großen Energiemengen aufgeteilt. Wir zählen zwar keine Kalorien in der Augenfarben-Diät, aber Sie brauchen einen Anhaltspunkt für einen Snack oder ein Hauptgericht. Pro Tag essen Sie zwei leichte Snacks und eine Hauptmahlzeit. Dazu zweimal ein paar Häppchen, wie Sie es seit dem Start in Ihre Diät gewohnt sind.

Zu Beginn jedes Kapitels finden Sie Süßes, weil die meisten Menschen morgens lieber Müsli als Brot essen. Selbstverständlich können Sie auch ein belegtes Brot, einen Salat oder etwas anderes Herzhaftes aus dem anschließenden Snack-Kapitel wählen – richten Sie sich ganz nach Ihren Vorlieben.

Die Gerichte in dem Kapitel „Snacks und Suppen" sind für eine weitere Tagesmahlzeit mittags oder abends vorgesehen. Und jeden Tag gibt es natürlich auch noch eine Hauptmahlzeit – wann Sie die essen, bleibt Ihnen überlassen. Nur abends sollten Sie rechtzeitig, das heißt etwa zwei Stunden vor dem Schlafengehen gegessen haben. Dabei geht es nicht um die Kalorien, die abends angeblich so dick machen, sondern um Ihre Nachtruhe – man schläft besser, wenn der Bauch nicht mitten in der Verdauungsarbeit steckt.

# Rezepte für Menschen mit hellblauen Augen

## Frühstück und Süßes

### HIRSEMÜSLI

Kirschen senken den Blutdruck, Hirseflocken kühlen den Organismus. So fühlen Sie sich fit und fröhlich statt nervös und außer Puste.

Für 1 Portion

- 2 EL Hirseflocken
- 200 ml fettarme Milch
- 1 EL brauner Zucker
- 100 g Kirschen

1. Hirse in einem Schälchen mit der Milch und dem Zucker vermischen und zugedeckt 10 Minuten quellen lassen.
2. Inzwischen die Kirschen waschen, abzupfen und nach Wunsch entsteinen. Unter den Hirsebrei mischen

### KEKSMÜSLI

Cornflakes aus Mais gehören zu den Knusperflocken: Sie sind geröstet und gewöhnlich mit einem Süßmittel wie zum Beispiel Malzextrakt versehen. Deshalb brauchen Sie im Müsli keinen Extralöffel Honig oder Zucker mehr.

Für 1 Portion

- 2 Vollkorn-Butterkekse (ohne Schokolade)
- 1/8 l warme Milch
- 1 EL Magerjoghurt
- 1 kleiner Apfel
- 2 bis 3 EL Orangensaft

1 TL gehackte Nusskerne

1 EL Cornflakes

1. Die Kekse zerkrümeln und in einer Schüssel mit der warmen Milch vermischen. Zugedeckt 15 Minuten ziehen lassen, bis die Kekse weich sind.
2. Mit einer Gabel zerdrücken, mit dem Joghurt zu einem Brei verrühren und auf einen Portionsteller geben.
3. Den Apfel waschen oder schälen, vierteln, vom Kerngehäuse befreien und grob raspeln. Mit dem Orangensaft vermischen und mit den Nüssen auf den Keksbrei geben. Zum Schluß die Cornflakes darüber streuen.

! **DIÄT-TIPP** Von Äpfeln können Sie gar nicht genug bekommen: Nach der Traditionellen Chinesischen Medizin wirken sie beruhigend. Sie pflegen Leber und Darm, spenden reichlich Flüssigkeit und helfen bei Appetitlosigkeit – ein Problem, das Sie vermutlich plagt, wenn Sie besonders unter Stress stehen.

## PFLAUMENQUARK

Außerhalb der sommerlichen Pflaumen-Saison wählen Sie anderes saftiges und süßes Obst, das Spätsommer und Herbst im Überfluss bieten: Melonen, frische Feigen, reife Zwetschen, Weintrauben und Birnen. Alle diese Früchte schmecken roh am besten.

Für 1 Portion

3 große blaue oder gelbe Pflaumen

1 EL Vanillezucker

3 EL roter Fruchtsaft

100 g Magerquark

2 EL Sahne

1. Die Pflaumen waschen, halbieren und in einem kleinen Topf mit dem Vanillezucker und dem Fruchtsaft aufkochen. Zugedeckt bei schwacher Hitze dünsten, bis sich die Kerne gelöst haben.
2. Kerne entfernen, Pflaumen auf ein Dessertschälchen geben. Den Quark mit der Sahne mischen und darauf verteilen.

## KIRSCHEN MIT SIRUP

Statt eines süßen Müsliriegels mit viel Fett: saftige Kirschen als leichter Imbiss.

Für 1 Portion

- 200 g Süß- oder Sauerkirschen
- 1 bis 2 TL Ahornsirup

1. Die Früchte waschen, abzupfen und entsteinen. In einen Topf geben, einmal kräftig aufkochen und zugedeckt bei schwacher Hitze etwa 5 Minuten dünsten.
2. Den Sirup untermischen, die Früchte abkühlen lassen.

**! DIÄT-TIPP** Als Imbiss bleiben die Kirschen solo. Als leichte Hauptmahlzeit kombiniert man sie am besten mit einem frisch gebackenen Eierkuchen oder einem Becher Milchreis.

## Snacks und Suppen

### BIRNENBROT

Sie können noch mehr Fett sparen und Bioaktiv-Stoffe sammeln, wenn Sie statt Crème fraîche einen Löffel Hagebuttenmus aufs Brot streichen.

Für 1 Portion

- 1 Scheibe Vollkornbrot (ca. 40 g)
- 1 EL Crème fraîche
- 1 EL fein zerkleinerter Dill
- 1 reife Birne
- 1 EL Zitronensaft
- grober Pfeffer aus der Mühle

1. Das Brot mit der Crème fraîche bestreichen und mit Dill bestreuen.
2. Die Birne vierteln, schälen, vom Kerngehäuse befreien und in dünne Spalten schneiden. Auf dem Brot verteilen, mit Zitronensaft beträufeln, mit Pfeffer würzen.

### ROHKOSTBROT

Bunt, saftig und fettarm – Salat auf Brot ist genau der richtige Snack für Sie.

Für 1 Portion

- 200 g Tomate, Radieschen und Salatgurke gemischt
- 1 kleine Gewürzgurke
- 1 TL grüne Pfefferkörner (frisch oder eingelegt)
- 1 EL Schmant
- 1 TL Tomatenmark
- 1 Scheibe Vollkornbrot (ca. 45 g)
- 1 großes oder 2 kleine Salatblätter
- Salz, frisch gemahlener schwarzer Pfeffer

1. Das Gemüse putzen oder schälen und fein zerkleinern. Dann die

Gewürzgurke hacken und die Pfefferkörner mit einer Gabel zerdrücken.
2. Alle diese Zutaten mit Schmant, Tomatenmark und Salz mischen.
3. Das Brot mit dem gewaschenen, trockengetupften Salat belegen. Die Rohkostmischung darauf verteilen und mit grobem Pfeffer würzen.

### ARTISCHOCKENSUPPE

Wir alle sollten häufig Suppe essen, damit wir genügend Flüssigkeit bekommen. Und Ihnen tut diese Artischockensuppe besonders gut: Die edlen Disteln enthalten eine ganze Menge leberfreundliche Bitterstoffe.

Für 1 Portion

- 3 kleine, spitze Artischocken
- 1 Schalotte
- 1 EL Olivenöl
- 200 ml Gemüsebrühe (Instant)
- 1 EL Zitronensaft
- Salz, frisch gemahlener Pfeffer
- 1 EL gemischte, fein zerkleinerte Kräuter (frisch oder TK)

1. Die Artischocken waschen, die Stiele und die äußeren Blätter zu etwa 1/3 entfernen. Die harten Spitzen der verbliebenen Blätter abschneiden. Die Artischocken der Länge nach vierteln und die Viertel noch einmal quer teilen. Schalotte abziehen und fein zerkleinern.
2. Das Öl in einem Topf erhitzen. Artischocken und Schalotte darin bei mittlerer Hitze anbraten.
3. Brühe und Zitronensaft zugießen, aufkochen und die Suppe zugedeckt bei schwacher bis mittlerer Hitze 5 bis 10 Minuten garen, bis die Artischocken gerade eben weich sind. Mit Salz und Pfeffer kräftig abschmecken und mit den Kräutern bestreut anrichten.

**! KOCH-TIPP** Die Garzeit der Artischocken hängt von ihrer Frische ab: je frischer man sie bekommt, desto schneller sind sie weich.

## FISCHSUPPE MIT LIMETTEN UND GEMÜSE

Zu viel Hitze im Körper – das macht Ihnen oft zu schaffen. Probieren Sie diese Suppe als Gegenmittel: Limette, Stangensellerie und Petersilie wirken kühlend.

Für 1 Portion

- 100 g Seelachs- oder Lengfischfilet
- 2 bis 3 EL Limetten oder Zitronensaft
- 1 kleine rote Zwiebel
- 1 Knoblauchzehe
- 1 Stange Sellerie
- 2 Cocktailtomaten
- 1 TL Olivenöl
- 200 ml Gemüse- oder Fischfond (Glas)
- Salz
- 1 Prise Zucker
- 1 bis 2 EL frisch zerkleinerte Petersilie

1. Das Fischfilet kalt abspülen, in fingerbreite Stücke schneiden und mit 2 EL Limetten- oder Zitronensaft beträufeln. Ziehen lassen, bis alle anderen Zutaten vorbereitet sind.
2. Zwiebel und Knoblauch abziehen und fein zerkleinern. Den Sellerie waschen und in Scheiben schneiden. Das Selleriegrün zum Bestreuen der Suppe beiseite legen. Die Tomaten waschen und halbieren.
3. Das Öl erhitzen. Zwiebel, Knoblauch und Gemüse darin 5 Minuten bei schwacher Hitze andünsten.
4. Den Fond zugießen und aufkochen. Den Fisch zugeben und bei schwächster Hitze in etwa 2 Minuten gar ziehen lassen.
5. Die Suppe mit Salz, Limettensaft und Zucker abschmecken. Mit dem zerkleinerten Selleriegrün und der Petersilie bestreut anrichten.

! **KOCH-TIPP** Cocktailtomaten schmecken rund ums Jahr schön süß-aromatisch. Abziehen lohnt nicht: Die Schalen lösen sich beim Dünsten und man nimmt sie einfach aus dem Topf, bevor man den Fisch zugibt.

## PAKSOISALAT MIT SPECK

Paksoi gehört ebenfalls zu den kühlen Gemüsearten. Speck gibt dem Salat das gewisse Etwas, Salbei macht das Fett darin gut verträglich.

Für 1 Portion

- 4 Blätter Paksoi
- 1 kleine Zwiebel
- 1 Scheibe Frühstücksspeck (ca. 10 g)
- 3 Blätter frischer Salbei
- 1 TL Öl
- 1 Prise Zucker
- 1/4 TL Gemüsebrühe-Extrakt
- 1/2 EL Balsamessig
- schwarzer Pfeffer, Salz

1. Die Paksoiblätter waschen, trockenschwenken und in Streifen schneiden. Die Zwiebel abziehen und sehr fein zerkleinern. Den Speck in feine Streifen schneiden. Den Salbei waschen, trockentupfen und ebenfalls in Streifen schneiden.
2. Das Öl in einem kleinen Pfännchen erhitzen. Die Zwiebel und den Speck mit dem Salbei darin bei schwacher Hitze glasig braten und leicht bräunen.
3. Die Pfanne von der Kochstelle nehmen. Zucker, etwa 5 EL Wasser, den Brühe-Extrakt und den Essig zur Speckmischung geben. Den Bratensatz unter Rühren damit lösen.
4. Die Specksauce über den Paksoi geben, den Salat mischen und etwa 5 Minuten ziehen lassen. Mit Pfeffer und eventuell auch mit Salz abschmecken.

## GEFLÜGELSANDWICHES MIT TOMATE

Probieren Sie mal Sandwiches statt Kantine. Die „schlanken", leichten und dabei so feinen Brote schmecken als Hauptmahlzeit im Büro. Und sie bekommen Ihnen garantiert viel besser als ein üppig gefüllter Teller, den Sie in 20 Minuten leer essen sollen. Denn nur so lange haben die meisten Menschen in der Mittagspause zum Essen Zeit. Den Rest verbringt man mit dem Marsch in die Kantine, Warten in der Schlange und dem Rückweg zum Arbeitsplatz.

Für 1 Portion

- 100 g Hühnerbrustfilet
- Salz
- weißer Pfeffer
- 1 TL Öl
- 1 mittelgroße Tomate
- 2 Blätter Kopfsalat
- 1/2 EL Schmant
- 1 TL milder Kräutersenf
- 2 Scheiben Kastenweißbrot
- einige Basilikumblättchen

1. Das Fleisch kalt abspülen, trockentupfen und rundherum mit Salz und Pfeffer einreiben. Im heißen Öl bei mittlerer Hitze auf beiden Seiten braun anbraten und zugedeckt bei schwacher Hitze in etwa 3 Minuten ganz durchgaren. Herausnehmen, einige Minuten ruhen lassen und schräg in Scheiben schneiden.
2. Die Tomate waschen, abtrocknen und quer in Scheiben schneiden. Den Salat waschen und trockentupfen. Schmant und Senf mischen, beide Weißbrotscheiben damit bestreichen.
3. Eine Scheibe zuerst mit den Salatblättern, dann mit dem Fleisch und zum Schluß mit den Tomaten belegen. Mit Salz und Pfeffer würzen, mit den Basilikumblättchen garnieren. Die zweite Brotscheibe darauf legen und leicht andrücken.

**!** **KOCH-TIPP** Brote mit Fleisch müssen Sie kühl aufbewahren, während Sie die meisten vegetarischen Sandwiches bis zum Mittagessen auch bei Zimmertemperatur liegen lassen können. Nur gut einwickeln muss man sie, damit sie nicht austrocknen.

## KRÄUTERGURKEN

Kleine hübsche Portionen, fettarm und kühl für den Organismus – das tut Ihnen gut. Naschen Sie die köstlichen Gürkchen also zwischendurch – anstelle von Chips, Erdnüssen oder anderem Knabberzeug. Damit Sie öfter zulangen können, gibt es hier gleich das Rezept für ein großes Glas. Und: Das Gurkenwasser abgießen, aber nicht wegschütten – gekühlt ist es herrlich erfrischend.

Für 1 Glas von 1,5 l

- 750 g kleine Einlegegurken
- je 1/2 Bund Dill, Estragon und Ananasminze
- 2 Knoblauchzehen
- 1 TL Salz
- 1/2 Scheibe Mischbrot

1. Die Gurken waschen, Stiel- und Blütenansatz abschneiden. In jede Gurke der Länge nach vier etwa 1/2 cm tiefe Schnitte machen. Mit den gewaschenen Kräutern und dem abgezogenen Knoblauch in ein ganz sauber gespültes Einmachglas schichten.
2. Etwa 1 l Wasser mit Salz lauwarm erhitzen und über die Gurken gießen. Das Brot toasten, in ein Stück frisch gewaschenes Mulltuch wickeln und auf die Gurken legen. Eventuell so viel Wasser nachgießen, dass das Brot gerade eben davon bedeckt ist.
3. Die Gurken mit einem kleinen Teller abdecken und an einem warmen, sonnigen Platz 3 bis 4 Tage stehen lassen, bis das Wasser trüb ist und sich Bläschen bilden.
4. Sobald vom Brot nur noch die Rinde übrig ist, sind die Gurken fertig. Den Brotrest herausnehmen und die Gurken 2 Tage zugedeckt kühlen.
5. Das Wasser abgießen, die Gurken in ein frisches Glas umfüllen und im Kühlschrank aufbewahren. Sie halten sich etwa 3 Tage.

**! EINKAUFS-TIPP** Nur im Spätsommer gibt es die richtigen Gurken zum Einlegen. Dann scheint auch die Sonne noch so warm, dass sie ordentlich gären – das dauert etwa sechs Tage. Vorher kann man sie zwar essen, doch sie schmecken noch nicht so aromatisch.

## CHINAKOHLSALAT MIT WEINTRAUBEN

Trauben liefern den sanften Zucker, der sofort ins Blut wandert und für einen Energieschub sorgt. Deshalb glätten die süßen Herbstfrüchte ein angegriffenes Nervenkostüm. Anthozyane darin stärken Herz und Kreislauf.

Für 1 Portion

- 4 bis 5 Blätter Chinakohl
- 100 g kernlose, rote Weintrauben
- 2 EL Orangensaft
- 1 Prise Salz, Cayennepfeffer
- 1 EL Erdnussöl
- 1 EL Kürbiskerne

1. Die Chinakohlblätter waschen, trockenschwenken und in feine Streifen schneiden. Die Weintrauben waschen, abzupfen und halbieren.
2. Beide Zutaten in einer Schüssel mit Orangensaft, Salz, Cayennnepfeffer und Öl vermischen.
3. Die Kürbiskerne in einer Pfanne ohne Fettzugabe bei schwacher Hitze rösten, bis sie duften, und über den Salat streuen.

## GURKE UND WAKAME ALS SALAT

Die Japanküche mit ihren fettarmen, vegetarischen Gerichten ist besonders gut für Sie: Hier dürfen Sie ganz Ihrer Lust frönen, öfter zu essen, ohne dabei zuzunehmen.

Für 1 Portion

- 1 Stückchen getrocknete Wakame
- 1 Stück Salatgurke (ca. 100 g)
- 1 TL Sojasauce
- 1/4 TL Zucker
- 1 EL Reisessig
- 1/2 TL Salz
- 1 Stück frischer Ingwer (knapp 1 cm)

1. Wakame 5 Minuten in warmem Wasser einweichen, herausnehmen und gut ausdrücken. In möglichst feine Streifen schneiden.
2. Die Gurke schälen, längs halbieren und in sehr dünne Scheiben schneiden. In eine Schüssel geben, mit den Wakame mischen und 3 Minuten ziehen lassen.
3. Sojasauce, Zucker, Reisessig und Salz in einem Schälchen verrühren. Unter Gurke und Wakame mischen. In ein Portionsschälchen geben.
4. Den Ingwer schälen und zuerst in dünne Scheiben, dann in nadelfeine Streifen schneiden. Den Salat damit bestreuen. Dazu isst man frisch gekochten, heißen Reis.

**!** **EINKAUFS-TIPP** Wakame ist eine Algensorte, die man getrocknet in Naturkost- und Japanläden bekommt. Detailierte Informationen finden Sie auf Seite 123.

## Hauptgerichte

### GRÜNER FRÜHLINGSTOPF

Das brauchen Sie häufig: Lebensmittel, die Ihre Nieren unterstützen, die Blase gesund halten und Stoffwechselschlacken entfernen. Stangensellerie fördert alle diese Funktionen. Essen Sie am besten frisch gekochten Reis zum Frühlingstopf.

Für 1 Portion

- 1 dünne Stange Porree
- 1 Stange Sellerie
- 1 Hand voll Spinat
- 1 Hand voll Brunnenkresse
- 1/4 l Gemüsebrühe (Instant)
- 1 EL Crème fraîche
- Salz
- frisch gemahlener Pfeffer

1. Den Porree putzen, waschen und mit allen saftigen grünen Blättern in feine Ringe schneiden. Die Selleriestange putzen, waschen und ebenfalls sehr fein schneiden.
2. Den Spinat und die Brunnenkresse verlesen, gründlich waschen und grob hacken.
3. Die Brühe aufkochen, alle Gemüse zugeben, erneut aufkochen und im offenen Topf bei mittlerer Hitze etwa 1 Minute garen.
4. Die Crème fraîche unterrühren. Den Eintopf mit Salz und Pfeffer abschmecken und sofort servieren.

## AUBERGINEN IN WÜRZIGER KOKOSSAUCE

So „schlank" sind Auberginen, dass sie sich gut mit der würzigen und üppigen Kokosmilch vertragen.

Für 1 Portion

- 50 g Kokoscreme (Dose)
- 100 ml Gemüse- oder Fleischbrühe (Instant)
- 1 kleine Aubergine (ca. 150 g)
- 1 Stück frischer Ingwer (ca. 5 cm)
- etwas Öl
- 1 TL mildes Currypulver
- 1/2 TL unbehandelte Zitronenschale
- 1 bis 2 TL Zitronensaft
- Salz
- 1/4 Bund Petersilie

1. Die Kokoscreme mit der Brühe unter Rühren aufkochen. Im offenen Topf bei schwacher Hitze kochen, bis die anderen Zutaten vorbereitet ist.
2. Die Aubergine waschen, vom Stiel befreien und längs in fingerdicke Scheiben schneiden. Ingwer schälen und fein hacken.
3. Eine beschichtete Pfanne dünn mit Öl auspinseln. Die Auberginenscheiben nebeneinander hineinlegen, Ingwer zufügen und die Schei-

ben zugedeckt bei schwacher Hitze auf beiden Seiten braun und weich braten.

4. Kokosmilch mit Currypulver, Zitronenschale und Saft mischen und zur Aubergine geben. Einmal kräftig aufkochen, mit Salz abschmecken und mit den fein zerkleinerten Petersilienblättchen bestreut anrichten. Dazu passt arabisches Fladenbrot.

**! DIÄT-TIPP** Auberginen senken den Cholesterinspiegel. Damit er durch falsches Fett beim Braten nicht wieder ansteigt, nehmen Sie am besten nur Olivenöl, und zwar so wenig wie möglich.

## KRÄUTERSPARGEL MIT NUDELN

Weizennudeln wirken positiv auf die Stimmung. Wählen Sie Ihre Lieblingssorte für dieses schnelle Schlemmeressen: Unkomplizierte Instant-China-Nudeln aus dem Supermarkt oder besonders feine, dünne Asien-Nudeln aus dem Thai- oder Chinaladen. Ganz köstlich auch italienische Pasta: dünne Spaghetti oder Linguine.

Für 1 Portion

| |
|---|
| 150 g grüner oder weißer Spargel |
| 1 EL Olivenöl |
| 3 EL Gemüse- oder Hühnerbrühe (Instant) |
| 1 EL Crème fraîche |
| 1 TL Zitronensaft |
| Salz, weißer Pfeffer |
| 80 g Nudeln |
| 1 bis 2 EL gemischte, fein zerkleinerte Kräuter (frisch oder TK) |

1. Den Spargel waschen, die holzigen Enden abschneiden und die Stangen gegebenenfalls schälen. In etwa fingerbreite Stücke schneiden.
2. Das Öl in einer großen Pfanne erhitzen. Den Spargel darin bei mittlerer Hitze unter Rühren etwa 1 Minute anbraten.
3. Die Brühe unterrühren und den Spargel bei starker bis mittlerer

Hitze etwa 5 Minuten garen lassen, bis er bissfest ist. Mit der Crème fraîche mischen, mit Zitronensaft, Salz und Pfeffer abschmecken.

4. Während der Spargel gart, die Nudeln nach Packungsaufschrift garen. Abgießen und kurz abtropfen lassen. Mit dem Spargel und den Kräutern mischen.

**! EINKAUFS-TIPP** Statt grünem Spargel preiswerten Bruchspargel nehmen. Er besteht fast nur aus Spargelköpfen, die so schnell vorbereitet und gegart sind wie Grünspargel.

## GRAUPEN MIT GEBRATENEM GEMÜSE

Graupen sind geschliffene Gerstenkörner – leichter verdaulich und besonders fettarm. Gerade richtig also für Sie, weil Sie ja mehr snacken und weniger schlemmen sollten.

Für 1 Portion

- 1 Knoblauchzehe
- 1 gehäufter EL Gerstengraupen
- 1 TL getrockneter Oregano
- 1 EL Olivenöl
- 1/8 l Gemüse- oder Fleischbrühe (Instant)
- 1 kleine Kartoffel
- 2 Tomaten
- 1 Hand voll frischer Spinat
- 3 bis 4 Blättchen frischer Salbei
- Salz, frisch gemahlener schwarzer Pfeffer
- 1 EL geriebener Parmesankäse

1. Den Knoblauch abziehen und zerkleinern. Die Graupen auf ein Sieb geben und unter fließendem kaltem Wasser abspülen, bis das ablaufende Wasser klar bleibt.
2. Knoblauch, Graupen und Oregano in 1/2 EL heißem Öl bei mittlerer Hitze unter ständigem Rühren etwa 2 Minuten anbraten. Brühe zu-

gießen, die Graupen einmal aufkochen und zugedeckt bei schwacher Hitze 25 Minuten garen.

3. Inzwischen die Kartoffel schälen, die Tomaten abziehen. Beide Zutaten würfeln. Den Spinat verlesen und waschen. Den Salbei waschen, trockentupfen und in Streifen schneiden.
4. Das restliche Öl in einer beschichteten Pfanne erhitzen. Die Kartoffeln und den Salbei darin rundherum anbraten. 2 EL Wasser, Salz und Pfeffer zugeben und die Kartoffeln zugedeckt bei mittlerer bis schwacher Hitze in etwa 10 Minuten weich garen.
5. Tomaten und Spinat zugeben und bei starker bis mittlerer Hitze unter Rühren kräftig schmoren, bis der Spinat intensiv grün und die Tomaten gerade eben weich sind.
6. Graupen zugeben und mit einer Gabel locker vermischen. Mit Salz und Pfeffer abschmecken, mit dem Käse bestreuen.

## SCHARFES PAPRIKAGEMÜSE MIT RINDERLENDE

Gut, wenn Sie sich schlapp fühlen: Die Schärfe im Essen bringt angenehme Wärme in Ihren Körper, so dass der Energiestrom wieder fließt.

Für 1 Portion

- 100 g Rinderlende
- 1 mittelgroße rote Paprikaschote
- 1 bis 2 rote italienische Peperoni
- 1 EL Öl
- Salz
- 1 Messerspitze Zucker
- 1 TL Orangen-, Zitronen- oder Limettensaft

1. Das Fleisch trockentupfen und quer zur Faser in dünne Streifen schneiden. Die Paprikaschote und Peperoni waschen und trocknen. Die Stiele abschneiden, die Schoten der Länge nach aufschneiden, von Kernen und Trennwänden befreien und in Streifen schneiden.
2. Das Öl in einer beschichteten Pfanne oder im Wok stark erhitzen,

das Fleisch darin bei starker Hitze unter ständigem Wenden etwa 1 Minute anbraten. Herausnehmen und warm halten.

3. Paprika und Peperoni bei mittlerer Hitze etwa 1 Minute unter Rühren braten. Das Fleisch wieder zugeben und rasch untermischen. Mit Salz, Zucker und Zitrussaft abschmecken und sofort anrichten.
Dazu: Kartoffeln, Reis oder feines Vollkornbrot.

**! EINKAUFS-TIPP** Rote Peperoni aus Italien sind gewöhnlich schön scharf, aber nicht so feurig wie Asien-Chilis, die wir nur in kleinsten Dosierungen vertragen. Sie müssen auf milde Schärfe besonders achten.

## GEBRATENER CHICORÉE

Erfrischend und heilend durch seine Bitterstoffe: Chicorée ist gut für Leber, Galle und Herz. Und wenn diese Organe in Ruhe arbeiten, können Sie sich wunderbar entspannen.

Für 1 Portion

- 2 kleine Stauden Chicorée (ca. 200 g)
- 1 kleine Lauchzwiebel
- 1 TL Öl
- 1 bis 2 TL Orangensaft
- 1 bis 2 EL dunkle Sojasauce
- 1/2 TL dunkles Sesamöl
- eventuell Salz

1. Den Chicorée putzen, längs halbieren und in fingerbreite Streifen schneiden. Den bitteren Strunk dabei entfernen. Die Lauchzwiebel putzen, waschen und mit dem saftigen Grün in feine Ringe schneiden.
2. Das Öl in einer beschichteten Pfanne erhitzen. Chicorée und Lauchzwiebel darin bei mittlerer Hitze unter Rühren etwa 2 Minuten braten, bis sie gerade eben weich sind.
3. Mit Orangensaft, Sojasauce und Sesamöl, eventuell auch noch mit Salz abschmecken und sofort anrichten.

**GÄSTEREZEPT**

## RINDERRAGOUT MIT GEMÜSE

Schmortöpfe gehören zu Ihren Favoriten. Dieser – für Sie und Ihre Freunde – ist besonders leicht: mit viel Gemüse, feiner Sauce und einer kräftigen Portion gallefreundlichem Salbei.

Für 4 Portionen

- 600 g Rindfleisch zum Schmoren (Bug oder Beinfleisch; ohne Knochen)
- 2 große Zwiebeln
- 5 Zweige frischer Salbei
- 3 EL Öl
- Salz
- frisch gemahlener schwarzer Pfeffer
- 3 mittelgroße Kartoffeln
- 600 g Möhren, Stangensellerie und Zucchini gemischt
- 2 große Tomaten

1. Das Fleisch in gulaschgroße Würfel schneiden. Die Zwiebeln abziehen und würfeln. Den Salbei waschen und trockentupfen. 2 Zweige für das Gemüse beiseite legen.
2. In einem großen Schmortopf 2 EL Öl erhitzen. Das Fleisch darin in 2 bis 3 Portionen bei starker bis mittlerer Hitze rundherum kräftig braun anbraten. Jeweils herausnehmen und auf einen Teller geben.
3. Die Zwiebeln und 3 ganze Salbeizweige im Bratfett bei schwacher Hitze braten, bis die Zwiebel glasig ist.
4. Fleisch wieder untermischen, mit Salz und reichlich Pfeffer würzen. 200 ml Wasser zugießen und den Bratfond damit lösen. Das Fleisch zugedeckt bei schwacher Hitze 1 1/2 Stunden schmoren.

5. Die Kartoffeln schälen, waschen und längs halbieren. Zum Fleisch geben und in weiteren 20 bis 30 Minuten weich kochen.
6. Inzwischen die Möhren schälen, Sellerie und Zucchini waschen. Alle Gemüse in etwa fingerdicke Stücke schneiden. Die Tomaten abziehen. Die Blättchen der restlichen Salbeizweige abzupfen.
7. Den Rest des Öls in einer großen Pfanne erhitzen. Gemüse und Salbeiblättchen darin kräftig anbraten. Die Tomaten zugeben und alles gut zugedeckt bei mittlerer Hitze etwa 10 Minuten schmoren, bis das Gemüse bissfest ist. Dabei eventuell einige Löffel Gemüsebrühe zugeben, damit nichts anbrennt.
8. Das Gemüse unter das Ragout mischen. Ragout mit Salz und Pfeffer abschmecken. Mit kräftigem Bauernbrot servieren.

# Rezepte für Menschen mit dunkelblauen Augen

## Frühstück und Süßes

### COUSCOUSMÜSLI

Brombeeren gehören zu den Früchten mit relativ viel Eiweiß, Couscous und Buttermilch regen den Darm an.

Für 1 Portion

- 2 EL Vollkorncouscous
- 100 g Brombeeren
- 150 g Buttermilch
- 1 EL brauner Zucker

1. Couscous in einem Schälchen mit 5 EL kochend heißem Wasser vermischen und zugedeckt 10 Minuten quellen lassen.
2. Inzwischen die Brombeeren waschen und trockentupfen. Buttermilch und Zucker unter den Couscousbrei mischen. Die Brombeeren darauf anrichten.

### HAFER-KNUSPERMÜSLI MIT HIMBEEREN

Vollkornhaferflocken bestehen aus ganzen Haferkörnern. Sie enthalten Glucane, eine bestimmte Gruppe von Ballaststoffen, die viel für die Gesundheit tun: Zum Beispiel stärken sie das Immunsystem und senken den Cholesterinspiegel.

Für 1 Portion

- 100 g Himbeeren
- 1 bis 2 TL Zucker
- 1/2 EL Maiskeimöl

- 1 EL gehackte Walnusskerne
- 1 EL kernige Haferflocken
- 100 g Buttermilch

1. Die Beeren verlesen, eventuell waschen, trockentupfen und auf einen Portionsteller geben. Mit dem Zucker bestreuen.
2. Das Öl erhitzen, die Nüsse und die Flocken darin unter ständigem Rühren etwa 2 Minuten rösten. Etwas abgekühlt über die Beeren streuen und mit der Buttermilch übergießen.

## ZWETSCHENSUPPE MIT ZIMT

Vermutlich mögen Sie diese Suppe warm lieber als kalt – das entspricht Ihrer Lust an Kontrasten. So ergänzen sich die warmen, roten Zwetschen mit dem weißen, kühlen Apfel.

Für 1 Portion

- 150 g Zwetschen
- 1 EL Gelierzucker
- 1/2 Zimtstange
- 1/8 l Birnensaft
- 2 bis 3 EL Orangensaft
- 1 kleiner, säuerlicher Apfel
- 1 bis 2 TL Puderzucker

1. Die Zwetschen waschen, mit dem Gelierzucker mischen und 15 Minuten ziehen lassen.
2. Zimtstange, Birnen- und Orangensaft zufügen. Unter Rühren einmal kurz aufkochen, bei schwacher Hitze etwa 5 Minuen garen, bis die Zwetschen gerade eben weich sind.
3. Den Apfel waschen oder schälen, achteln, vom Kerngehäuse befreien und in kleine Stücke schneiden. Unter das Kompott mischen und alles mit dem Puderzucker bestreut anrichten.

**! KOCH-TIPP** Wenn Sie den intensiven Geschmack von Birne nicht so gerne mögen, nehmen Sie nur Orangensaft oder roten Traubensaft.

### APRIKOSENSCHAUM

Leicht und locker, fein süß und trotzdem reich an gesunden Fruchtsäuren – solche Desserts entsprechen Ihrem Ernährungstyp.

| Für 1 Portion |
| --- |
| 4 reife Aprikosen |
| 1 großes Eiweiß |
| 1 EL Orangensaft |
| 1 bis 2 EL Vanillezucker |

1. Die Aprikosen überbrühen, abziehen, halbieren und entsteinen. Mit dem Schneidestab des Handrührers oder im Mixer pürieren.
2. Das Eiweiß mit dem Orangensaft halb steif schlagen. Den Vanillezucker zugeben und ganz steif schlagen. Locker mit dem Aprikosenpüree vermischen und sofort servieren.

**! KOCH-TIPP** Für Ihr Sonntagsfrühstück: Das Eigelb mit 3 EL fettarmer Milch, Salz, Pfeffer und 1 Hand voll zerkleinerter Brunnenkresse verrühren und in 1 EL Olivenöl als Rührei braten. Dazu gibt es 2 Scheiben Vollkorntoastbrot und 1 Tomate.

## Snacks und Suppen

### HAFERCREME

Hafer gilt als Getreide, das den Körper wärmt. Die scharfe Chilisauce als Würze steuert noch zusätzlich Wärme bei, die Ihnen bei nasskaltem Wetter so wohl tut.

Für 4 Portionen

- 40 g Haferschrot
- 1 EL Erdnussöl
- 1/4 l extrastarke Gemüsebrühe (Instant)
- 2 EL gemischte, fein zerkleinerte Kräuter (frisch oder TK)
- 2 EL Tomatenmark
- 1/2 TL Chilisauce
- eventuell Salz

1. Das Schrot im heißen Öl bei mittlerer Hitze etwa 1 Minute unter Rühren rösten.
2. Brühe nach und nach zugießen und rühren, bis die Mischung ganz glatt ist. Unter Rühren aufkochen und zugedeckt bei schwächster Hitze 5 Minuten garen. Neben der Kochstelle 20 Minuten quellen lassen.
3. Mit Kräutern und Tomatenmark verrühren, mit Chilisauce und eventuell noch Salz abschmecken.

**! EINKAUFS-TIPP** Chilisauce gibt es in Asienläden. Vorsichtig dosieren: Die scharfe Mischung besteht aus Chilis, Tomatenmark, Ingwer, Zwiebeln, Zimt, Essig, Salz und Zucker.

## JOGHURTCOCKTAIL

Zum kühlen Joghurt für die gute Verdauung brauchen Sie ein bisschen Hitze – dafür sorgen Pfeffer und Petersilie.

Für 1 Portion

- 1 reife Tomate
- 100 g Sahnejoghurt
- 2 EL Mineralwasser
- Salz
- frisch gemahlener weißer Pfeffer
- einige frische Minze- oder Petersilienblätter

Die Tomate abziehen, mit Joghurt und Mineralwasser pürieren. Mit Salz und Pfeffer abschmecken und mit Kräuterblättchen garnieren.

## AVOCADOMUS

Der beste Aufstrich für Vollkornbrötchen: Das Mus ist saftig und liefert gesundes Fett, das Sie mit den vielen Brot-Kohlenhydraten satt und zufrieden macht.

Für 1 Portion

- 1 reife Avocado
- 2 EL Zitronensaft
- 2 EL gemischte, fein zerkleinerte Kräuter (frisch oder TK)
- Salz, grober Pfeffer aus der Mühle

1. Die Avocado halbieren, den Kern herauslösen. Die Hälften schälen und das Fruchtfleisch mit einer Gabel zerdrücken. In einer Schüssel mit dem Zitronensaft glatt rühren.
2. Die Kräuter untermischen, das Mus mit Salz und Pfeffer abschmecken.

## LACHSSALAT MIT WEINTRAUBEN UND SALBEI

Weintrauben fördern die Harnausscheidung, und wenn Ihre Nieren gut funktionieren, fühlen Sie sich frisch, fit und ausgeruht.

Für 1 Portion

- 1 dünne Scheibe Räucherlachs (ca. 30 g)
- 1 bis 2 EL Zitronensaft
- 200 g rote und weiße kernlose Weintrauben
- 1 kleine, feste Zucchini
- 1 Zweig frischer Salbei
- 1 EL Olivenöl
- Salz, frisch gemahlener weißer Pfeffer

1. Den Lachs in ganz kleine Stücke schneiden und mit 1 EL Zitronensaft vermischt 10 Minuten ziehen lassen.
2. Inzwischen die Trauben waschen, abzupfen und halbieren. Die Zucchini waschen, von Stiel- und Blütenansatz befreien und in hauchfeine Scheiben schneiden. Beide Zutaten in einer Schüssel mischen.
3. Das Öl in einer kleinen Pfanne erhitzen. Die Salbeiblättchen nebeneinander hineinlegen und bei schwacher Hitze etwa 2 Minuten braten. Mit dem Öl zu den Trauben und der Zucchini geben, alles mischen und dabei mit einer Prise Salz und reichlich grobem Pfeffer würzen.
4. Weintrauben und Zucchini locker mit dem Lachs mischen und den Salat eventuell noch mit Zitronensaft abschmecken.

**! DIÄT-TIPP** Die Salbeiblättchen werden gebraten, bis sie leicht knusprig sind und intensiv duften. Dann dienen ihre ätherischen Öle Genuss und Gesundheit.

## APRIKOSENSALAT MIT KORIANDER UND FENCHEL

Sie essen gerne fleischlos: Vitamin C in der Grapefruit hilft Ihrem Körper, das Eisen gut zu verwerten, das in Aprikose und Fenchel reichlich enthalten ist.

Für 1 Portion

- 2 bis 3 saftige, reife Aprikosen (je nach Größe)
- 1 kleine Fenchelknolle
- einige Zweige Koriandergrün
- 1 kleine rosa Grapefruit
- Salz, weißer Pfeffer
- 1 TL Erdnussöl
- 1 TL schwarze Sesamsamen

1. Die Aprikosen waschen, halbieren, entsteinen und in Stücke schneiden. Die Fenchelknolle halbieren, den Strunk herausschneiden. Die

Hälften waschen, zweimal längs teilen und quer zu den Fasern in sehr feine Scheibchen schneiden. Das Koriandergrün waschen, trockentupfen und fein schneiden. Alle diese Zutaten mischen.
2. Die Grapefruit quer halbieren und auspressen. Den Saft mit Salz, Pfeffer und Öl verrühren. Zum Salat geben und noch einmal vorsichtig mischen.
3. Mit dem Sesam und eventuell noch mit grobem Pfeffer aus der Mühle bestreuen.

## EISBERGSALAT MIT SHIITAKEPILZEN UND SOJASPROSSEN

Eine Salatschüssel für Sie zum Sattessen: Lauchzwiebel, Shiitake und Sojasprossen stärken die Energie, scharfer Ingwer, Tabasco und Koriander machen warm von innen.

Für 1 Portion

- 50 g Eisbergsalat
- 1 Hand voll frische Sojasprossen
- 1 Lauchzwiebel
- 4 kleine Shiitakepilze
- 1 Knoblauchzehe
- 1 kleines Stück frischer Ingwer (etwa 1 cm)
- 1 Stück frische Ananas (etwa 150 g)
- 1 EL Erdnussöl
- 1 TL Zucker
- 4 EL Sojasauce
- Saft von 1 kleinen Limette
- einige Spritzer Tabascosauce
- einige Zweige Koriandergrün

1. Den Eisbergsalat putzen, in Streifen schneiden, waschen und trocknen. Die Sojasprossen ebenfalls waschen und sehr gut abtropfen lassen.
2. Die Lauchzwiebel putzen, waschen und mit allen saftigen grünen Blättern in etwa fingerbreite Stücke schneiden. Die harten Stiele der

Shiitakepilze entfernen, die Hüte in feine Streifen schneiden. Den abgezogenen Knoblauch und den geschälten Ingwer sehr fein zerkleinern. Die Ananas in kleine Würfel schneiden.

3. Das Öl in einer Pfanne erhitzen. Die Shiitakepilze, Ingwer und Knoblauch darin unter ständigem Wenden bei schwacher Hitze etwa 5 Minuten braten. In eine Schüssel geben. Alle anderen zerkleinerten Zutaten zufügen.
4. Die Sojasauce mit dem Zucker, dem Limettensaft und Tabascosauce verrühren, über den Salat geben und gut mischen. Zugedeckt etwa 5 Minuten ziehen lassen. Unmittelbar vor dem Servieren das fein geschnittene Koriandergrün über den Salat streuen.

### KÜRBISSUPPE MIT MEERRETTICH

Dieses Herbstgemüse stärkt Ihren Magen und schenkt Ihnen Energie – wichtig in der kalten Jahreszeit, wenn Sie sich klamm und unwohl fühlen.

Für 1 Portion

- 1 Stück Kürbis (ca. 300 g)
- 1 kleine Zwiebel
- 1 TL Öl
- 200 ml Gemüsebrühe (Instant)
- 1 TL Schmant
- Salz
- Zitronensaft
- geriebene Muskatnuss
- 1 EL frisch geraspelter Meerrettich oder gemischte, fein zerkleinerte Kräuter (frisch oder TK)

1. Den Kürbis schälen, die Kerne mit dem watteartigen Gewebe entfernen. Das Kürbisfleisch in kleine Stücke schneiden. Die Zwiebel abziehen und fein würfeln.
2. Das Öl erhitzen. Die Zwiebel darin glasig braten. Den Kürbis zuge-

ben und leicht bräunen. Die Brühe zugießen, einmal aufkochen und den Kürbis in etwa 20 Minuten sehr weich garen.

3. Den Kürbis in der Suppe mit dem Schneidstab des Handrührers pürieren oder mit einer Gabel zerdrücken. Schmant untermischen, die Suppe mit Salz, Zitronensaft und Muskatnuss kräftig abschmecken. Mit Meerrettich oder Kräutern bestreuen.

## GURKENSUPPE

Viel Grünes, viel Flüssigkeit und dazu noch eine Portion Hitze – das entspricht Ihrem Ernährungstyp. Deshalb sind hier die grünen, kühlen und saftreichen Gurken mit kräftiger Fleischbrühe und dem Feuer aus dem heißen Afrika kombiniert: Harissa, typisch für die nordafrikanische Küche, ist eine scharfe Würzpaste aus Chilischoten, Öl und Gewürzen. Zu kaufen gibt es sie im türkischen Supermarkt.

Für 1 Portion

- 1 mittelgroße Schmorgurke
- 1 kleine Zwiebel
- 1 TL Öl
- 1 gestrichener TL Mehl
- 200 ml Fleischbrühe
- 1 EL Crème fraîche
- Salz
- 1 große Messerspitze Harissa
- einige Blättchen Petersilie

1. Die Gurken schälen, längs halbieren, die Kerne mit einem Löffel herauskratzen. Gurkenhälften in kleine Stücke schneiden. Die Zwiebel abziehen und fein zerkleinern.
2. Das Öl erhitzen. Gurke und Zwiebel darin bei schwacher Hitze glasig braten. Mehl darüber stäuben und etwas anrösten.
3. Die Brühe langsam zugießen und rühren, bis die Suppe glatt ist. Aufkochen und zugedeckt bei schwacher Hitze etwa 20 Minuten garen.

4. Die Suppe pürieren, mit der Crème fraîche mischen, mit Salz und Harissa abschmecken, mit fein zerkleinerter Petersilie bestreut servieren.

## SPINATSUPPE MIT MAIS

Die kühle feuchte Nahrung der vegetarischen Küche, kombiniert mit der Wärme von Ingwer.

Für 1 Portion

- 1 kleiner Zuckermaiskolben
- 1 Hand voll frischer Spinat
- 1 Schalotte
- 1 kleines Stück frischer Ingwer
- 200 ml Gemüsefond (Glas)
- Salz, Cayennepfeffer
- 1 TL Balsamessig

1. Den Maiskolben von Hüllblättern und Fäden befreien, waschen und die Körner mit einem scharfen Messer abschneiden. Den Spinat verlesen und waschen. Die Schalotte und den Ingwer schälen und fein zerkleinern.
2. Den Fond aufkochen, Mais, Schalotte und Ingwer zugeben und etwa 10 Minuten bei mittlerer Hitze garen.
3. Den Spinat zugeben und weitere 3 bis 4 Minuten bei mittlerer Hitze leicht sprudelnd kochen, bis er intensiv grün und gerade eben weich ist.
4. Die Suppe mit Salz, Cayennepfeffer und Balsamessig abschmecken.

## LINSENSUPPE MIT MINZE

Für wirklich aromatische Minze müssen Sie auf den Wochenmarkt oder zum Gärtner. Ananasminze schmeckt mild und erfrischend, aber nicht penetrant nach Menthol. Ersatz ist frisches Basilikum – es hilft fast so gut bei der Verdauung wie Minze.

Für 1 Portion

- 1 kleine Zwiebel
- 2 EL geschälte gelbe oder rote Linsen
- 1 TL Öl
- 200 ml Gemüsebrühe (Instant)
- 2 Zweige frische Minze
- 1 EL Schmant
- Salz, frisch gemahlener weißer Pfeffer
- Zitronensaft
- geriebene Muskatnuss

1. Die Zwiebel abziehen, fein würfeln und im heißen Öl glasig braten. Die Linsen zugeben und kurz mitschmoren. Die Brühe zugießen, einmal aufkochen und die Linsen in etwa 10 Minuten weich garen, bis sie zerfallen.
2. Inzwischen die Minze waschen, trockentupfen, die Blättchen abzupfen und fein zerkleinern.
3. Die Linsen mit einem Löffel kräftig durchrühren, bis sie musig sind. Den Schmant untermischen, die Suppe mit Salz, Pfeffer, Zitronensaft und Muskatnuss kräftig abschmecken. Zum Schluß die Minze unterrühren und die Suppe sofort anrichten.

## Hauptgerichte

### TOMATENGRATIN

Das richtige Essen in Stressphasen: Es erfreut Sie durch die Feuerfarbe Rot und schenkt Ihnen Wärme von innen.

Für 1 Portion

- 1 kleine Zwiebel
- 1 Knoblauchzehe
- 3 Zweige Thymian

2 EL Olivenöl
1 Scheibe Vollkorntoast
1 große Fleischtomate
Salz, frisch gemahlener Pfeffer
1 EL geriebener Käse

1. Den Backofen auf 220° (Umluft 200°, Gas Stufe 4) vorheizen. Die Zwiebel und den Knoblauch abziehen und fein zerkleinern. Den Thymian waschen, trocknen, die Blättchen abzupfen.
2. Das Öl in einer Pfanne erhitzen. Zwiebel, Knoblauch und Thymian darin bei schwacher Hitze braten, bis die Zwiebel glasig ist. In eine flache Gratinform geben.
3. Das Brot hellbraun toasten und darauf legen. Die Tomate abziehen und quer zu den Samenkammern in Scheiben schneiden. Schuppenförmig auf dem Brot verteilen, mit Salz und Pfeffer würzen. Den Käse darüber streuen.
4. Gratin in den heißen Backofen schieben und etwa 10 Minuten backen, bis die Oberfläche leicht gebräunt ist.

! **KOCH-TIPP** Für das Gratin brauchen Sie eine Portionsform von etwa 15 cm Durchmesser.

## ÜBERBACKENER SPARGEL

Ein eher kühles, weil vegetarisches Essen mit wenig Fett. Die energiereichen Zutaten, die Ihnen die nötige Hitze liefern, steuern Sahne und Käse bei. Als Beilage passen Kartoffeln.

Für 1 Portion
400 g weißer Spargel
1/8 l Spargel- oder Gemüsebrühe
Salz
frisch gemahlener Pfeffer
1 Messerspitze Zucker

- 2 EL Sahne
- 1 EL gemischte, fein zerkleinerte Kräuter (frisch oder TK)
- 1 EL frisch geriebener Parmesankäse

1. Den Backofen auf 200° (Umluft 180°, Gas Stufe 3) vorheizen. Die Spargelstangen dünn schälen, die holzigen Enden der Stangen abschneiden. Die Brühe mit Salz, Pfeffer und Zucker verrühren.
2. Die Spargelstangen nebeneinander in eine ofenfeste Gratinform legen, mit der Brühemischung übergießen und in den heißen Ofen schieben. 10 bis 20 Minuten backen, bis der Spargel noch richtig knackig oder schon weich und leicht gebräunt ist.
3. Die Kräuter mit der Sahne verrühren. Den Spargel aus dem Ofen nehmen und sofort mit der Kräutersahne übergießen, mit dem Parmesan bestreuen und anrichten.

**!** **EINKAUFS-TIPP** Frisch gestochener Spargel schmeckt am besten: Lange Transportwege und Lagerung tun dem Edelgemüse gar nicht gut. Es ist also verständlich, dass Spargelfans sich an die deutsche Saison halten und die Stangen möglichst frisch vom Markt oder gar vom Spargelbauern holen. Nur Grünspargel bieten deutsche Spargelbauern (noch) nicht an.

## APRIKOSENPILAW MIT LAMM

Aprikosen helfen bei der Verdauung, Zimt und Cayennepfeffer zählen zu den Gewürzen, die den Organismus von innen wärmen. Und Lamm gilt nach der alten chinesischen Medizin als besonders verträglich für Menschen, die auf die reibungslose Funktion ihrer Nieren achten müssen.

Für 1 Portion

- 3 bis 4 getrocknete Aprikosen
- 1 kleine Zwiebel
- 1 EL Öl
- 50 g Langkornreis
- Cayennepfeffer

Salz
1 Messerspitze Zimtpulver
1 Lammkotelett (ca. 90 g)
frisch gemahlener weißer Pfeffer
1 bis 2 TL beliebige, zerkleinerte Kräuter (frisch oder TK)

1. Die Aprikosen mit 1/4 l heißem Wasser übergießen und zugedeckt 20 Minuten einweichen. Herausnehmen und in Stücke schneiden. Vom Einweichwasser 1/8 l für den Reis abmessen, den Rest für die Sauce beiseite stellen.
2. Die Zwiebel abziehen und fein zerkleinern. In 1 Teelöffel heißem Öl bei schwacher Hitze glasig braten. Den Reis zugeben und kurz mitbraten.
3. Das abgemessene Aprikosenwasser, Cayennepfeffer, Salz und Zimt zugeben, aufkochen und den Reis zugedeckt bei schwacher Hitze in etwa 10 Minuten fast weich garen.
4. Die Aprikosen untermischen und alles noch etwa 5 Minuten garen, bis die Aprikosen heiß und der Reis körnig weich ist.
5. Inzwischen das Lammkotelett kalt abspülen, trockentupfen und auf beiden Seiten mit Salz und Pfeffer würzen. Im restlichen heißen Öl bei starker bis mittlerer Hitze auf beiden Seiten anbraten. Bei mittlerer Hitze pro Seite etwa 2 Minuten garen.
6. Mit dem Reis auf einem vorgewärmten Teller anrichten. Den Bratfond mit dem restlichen Aprikosenwasser lösen, die Sauce über den Reis gießen. Das Fleisch mit den Kräutern bestreuen.

**! KOCH-TIPP** Achtung beim Braten: Das Fleisch soll nur sanft bräunen, damit die Röststoffe nicht reizen.

## ÜBERBACKENER WEISSKOHL

Wenn die kühle Ratio überhand nimmt und der Kopf vor lauter Organisieren raucht, fühlt man sich oft wie aufgepumpt. Da helfen warme Lebensmittel, die aus dem Ofen kommen. Sie leiten die Hitze, unsere Emotion also, in den Bauch. Und damit auch der Kopf schön kühl wird, gibt es Rohkost mit Möhren zum Kraut.

Für 1 Portion

- 1 Scheibe feines Vollkornbrot
- 100 ml fettarme Milch
- 1 Stück Weißkohl (etwa 300 g)
- 1 kleine Zwiebel
- 1 Knoblauchzehe
- 1 TL Olivenöl
- Salz, frisch gemahlener Pfeffer
- eventuell gemahlener Kreuzkümmel
- 2 EL Crème fraîche
- 1 EL frisch geriebener Goudakäse

1. Das Brot würfeln, in einer Schüssel mit der heißen Milch übergießen und zugedeckt einweichen. Den Backofen auf 200° (Umluft 180°, Gas Stufe 3) vorheizen.
2. Den Weißkohl putzen, waschen und in Streifen hobeln. Zwiebel und Knoblauch abziehen und zerkleinern.
3. Kohl, Zwiebel und Knoblauch im heißen Olivenöl bei mittlerer Hitze anbraten; dabei ständig umrühren.
4. Mit dem Brot, Salz, Pfeffer, Kreuzkümmel, und Crème fraîche vermischen, in eine halbhohe Auflaufform füllen und mit dem Käse bestreuen.
5. Den Auflauf in den heißen Backofen (mittlere Schiene) stellen und etwa 20 Minuten backen.

**! KOCH-TIPP** Für den Auflauf brauchen Sie eine Portionsform von etwa 15 cm Durchmesser.

## GEBRATENES GEMÜSE MIT GLASNUDELN

In der Chinaküche gelten die dünnen Glasnudeln als kühle Lebensmittel, leberstärkend und leicht zu verdauen. Damit sind Sie gut bedient, denn die Nudeln machen satt, ohne zu belasten.

Für 1 Portion

- 2 große, getrocknete Mu-Err Pilze
- 100 g Brokkoli
- 1 kleine Möhre
- 1 Lauchzwiebel
- 1 Hand voll Zuckerschoten
- 10 g Glasnudeln
- 1 EL Öl
- 4 EL Gemüsebrühe (Instant)
- 2 EL Sojasauce
- schwarzer Pfeffer
- eventuell Salz
- einige Zweige Koriandergrün

1. Die Mu-Err Pilze mit kochendem Wasser übergießen und 30 Minuten einweichen. Abgießen, kalt abspülen und in kleine Stücke schneiden.
2. Während die Pilze quellen, den Brokkoli waschen, putzen und in Röschen teilen. Die Möhre und Lauchzwiebel waschen. Möhre schälen und in Scheiben, Lauchzwiebel schräg in Ringe schneiden, dabei das saftige Zwiebelgrün mit verwenden. Die Zuckerschoten waschen und putzen.
3. Die Glasnudeln in einer Schüssel mit heißem Wasser übergießen und 2 Minuten ziehen lassen. Abgießen, abtropfen lassen und mit einer Küchenschere in Stücke schneiden.
4. Das Öl im Wok oder einer beschichteten Pfanne erhitzen. Die Lauchzwiebeln und Pilze darin bei starker Hitze etwa 1 Minute unter Rühren anbraten. Brokkoli, Möhre und Zuckerschoten zugeben und unter Rühren etwa 2 Minuten braten.

5. Brühe, Sojasauce und Glasnudeln zugeben und unter Rühren erhitzen. Mit Pfeffer und eventuell noch mit Salz abschmecken. Das fein zerkleinerte Koriandergrün untermischen und das Gemüse sofort servieren.

**GÄSTEREZEPT**

## OFENKARTOFFELN MIT MEERRETTICH

Knusprig die Haube, würzig scharf und cremig das Innere:
Die Kartoffeln sind ein vegetarisches Feinschmeckeressen.
Dazu gibt es bunten Salat.

Für 4 Portionen

- 4 große mehlige Kartoffeln (je ca. 250 g)
- 1 kleine Zwiebel
- 1 Knoblauchzehe
- 4 Zweige Petersilie
- 2 mittelgroße Tomaten
- 1 EL Olivenöl
- 75 g Bergkäse
- 1 Stück frischer Meerrettich (ca. 5 cm lang)
- 1 Ei
- Salz, Cayennepfeffer
- 1 EL Zitronensaft

1. Die Kartoffeln gründlich waschen und bürsten. Mit einer Gabel mehrmals einstechen und auf den Bratrost legen. In den kalten Backofen schieben und bei 250° (Umluft 230°, Gas Stufe 5) etwa 1 Stunde backen, bis sie weich sind. Herausnehmen und etwa 15 Minuten auskühlen lassen.
2. Während die Kartoffeln backen, Zwiebel und Knoblauch abziehen, die Petersilie waschen und trockentupfen. Alle diese

Zutaten fein zerkleinern. Die Tomaten abziehen und würfeln.

3. Die Hälfte des Öls in einer Pfanne erhitzen. Zwiebel und Knoblauch darin glasig braten. Petersilie und Tomaten zugeben und bei starker Hitze unter Rühren dick einkochen. In eine Schüssel geben und abkühlen lassen.
4. Den Käse raspeln, den Meerrettich schälen und fein reiben. Die Kartoffeln einmal längs halbieren. Das Kartoffelfleisch bis auf einen etwa 2 Zentimeter breiten Rand mit einem Löffel herausholen, mit einer Gabel zerdrücken, heiß mit dem Schmant vermischen und dann zur Tomatenmischung geben. Meerettich, Käse und Ei zugeben, mit Salz und Zitronensaft kräftig würzen.
5. Die ausgehöhlten Kartoffeln mit dieser Mischung füllen, auf ein Backblech legen und wieder in den Ofen schieben. In etwa 15 Minuten überbacken.

**! KOCH-TIPP** Frischen Meerrettich gerieben nicht lange stehen lassen, sonst wird er unansehnlich grau und verliert an Schärfe.

# Rezepte für Menschen mit grauen Augen

## Frühstück und Süßes

### JOGHURT MIT MELONEN

Wenn die sommerliche Melonen-Saison vorbei ist, wählen Sie anderes saftiges und süßes Obst, das der Herbst im Überfluss bietet: reife Zwetschen, Weintrauben und Birnen.

Für 1 Portion

- 1/2 kleine Ogen-, Charentais- oder Honigmelone
- 1 TL brauner Zucker
- 3 EL weißer Fruchtsaft
- 150 g fettarmer Joghurt (1,5 %)
- 1 Vollkornbutterkeks (ohne Schokolade)

1. Die Melone schälen, die Kerne entfernen, das Fruchtfleisch würfeln. Mit Zucker und Fruchtsaft in einem Portionsteller mischen.
2. Den Joghurt mit einem Schneebesen schaumig schlagen und über die Melone gießen. Den Keks zerbröckeln und darüber streuen.

**! DIÄT-TIPP** Der Keks sollte „pur“ sein, da manche auf die Reizstoffe in Schokolade, auch in Kakao und Kaffee, mit Kopfschmerzen reagieren.

### DINKELMÜSLI MIT NÜSSEN

Frischkornmüsli enthält relativ wenig Kalorien, aber so viele wichtige Nährstoffe wie eine Hauptmahlzeit. Essen Sie frisches Obst dazu, dann kriegen Sie noch mehr Vitamine und Mineralstoffe.

Für 1 Portion

- 1 EL Dinkelkörner

100 g fettarme Dickmilch (1,5 %)
5 EL Milch
1 EL Nusskerne und Rosinen gemischt
1 bis 2 TL Honig

1. Den Dinkel in der Getreidemühle grob schroten und mit der Dickmilch verrühren. Zugedeckt im Kühlschrank 5 Stunden quellen lassen.
2. Die Milch erhitzen, aber nicht aufkochen. Nüsse und Rosinen mit dem Wiegemesser zerkleinern. Alles mit dem Honig unter den Schrotbrei mischen.

**! DIÄT-TIPP** Die Kombination von Dinkel und Dickmilch ist eine perfekte Eiweißversorgung, liefert wertvolles Fett, Kalzium und Milchsäurebakterien. Diese Bakterien pflegen mit den Ballaststoffen im Getreide unsere Darmflora, sorgen für unser Wohlbefinden und stärken das Immunsystem.

## BANANENQUARK

Süßer Quark eignet sich gut als Imbiss fürs Büro: Sie können ihn morgens rasch zubereiten. In einem verschlossenen Schraubglas hält er sich auch ohne Kühlung einige Stunden frisch.

Für 1 Portion
1 reife Banane
Saft von 1 kleinen Orange
1 TL Honig
150 g Quark (10 %)
1 EL Schmant

Die geschälte Banane mit Orangensaft und Honig zerdrücken. Quark und Schmant untermischen.

### BRATAPFEL MIT NÜSSEN

Essen Sie immer wieder auch „wilde“ Früchte wie zum Beispiel gedünstete Preiselbeeren, Sanddorn- oder Hagebuttenmus. Gerade die „Wilden“ enthalten nämlich noch viel mehr Vitamine und Mineralstoffe als Gartenobst.

Für 1 Portion

| |
|---|
| 1 Apfel (Glockenapfel oder Boskoop) |
| 1 bis 2 TL Zitronensaft |
| 1 TL Preiselbeerkompott oder Sanddornmus |
| 1/2 EL Orangensaft |
| 1 EL gehackte Walnusskerne |
| 1 TL Butter oder Pflanzenmargarine |
| 1 EL Sahne |

1. Den Backofen auf 180° (Umluft: 160°, Gas: Stufe 2) vorheizen. Den Apfel gut waschen, das Kerngehäuse mit einem Ausstecher entfernen und den Apfel innen mit Zitronensaft beträufeln. Aufrecht in eine kleine, ofenfeste Form setzen.
2. Preiselbeeren mit Orangensaft und Nüssen mischen und in den Apfel füllen. Bratapfel mit dem Fett belegen, in den heißen Ofen schieben und in 20 bis 30 Minuten bissfest oder weich backen. Mit der Sahne beträufelt anrichten.

## Snacks und Suppen

### KICHERERBSENAUFSTRICH

Die hier angegebenen Mengen sind für viermal essen berechnet: einmal aufs Brot, einmal zu Kartoffeln, einmal zum Füllen von Tortillas und einmal mit Tomaten und Salat als Belag für Pitabrot.

Für 4 Portionen

| |
|---|
| 1 kleine Dose Kichererbsen (Einwaage 400 g) |
| 3 EL Paprikamark (Glas) |
| 1 EL Orangensaft |
| 2 Zweige frischer Salbei |
| 2 EL Olivenöl |
| Salz, Cayennepfeffer |

1. Die Kichererbsen auf ein Sieb abgießen, kalt abspülen und abtropfen lassen. Mit Paprikamark und Orangensaft pürieren.
2. Die Salbeiblättchen abzupfen, waschen, trocknen und fein zerkleinern. Im heißen Öl bei schwacher Hitze etwa 1 Minute dünsten. Mit dem Öl unter das Kichererbsenpüree mischen. Aufstrich mit Salz und Cayennepfeffer abschmecken.

**! KOCH-TIPP** Vegetarische Aufstriche müssen Sie jeweils vor dem Essen noch einmal gut durchrühren. Denn sie enthalten weder Sahne noch Käse, die für Bindung sorgen.

## GURKENSALAT MIT MELONE

Süße, saftige Melonen sollten Sie im Juli und August so oft wie möglich essen. Die prallen Sommerfrüchte wirken gegen Reizbarkeit und pflegen die Leber.

Für 1 Portion

| |
|---|
| 1 Minigurke |
| 1/4 Honig- oder Ogenmelone |
| 2 EL Orangensaft |
| 1 EL saure Sahne |
| 1 große Messerspitze Honig |
| Salz, weißer Pfeffer aus der Mühle |

1. Die Gurke schälen und in dünne Scheiben hobeln. Die Melone schä-

len, die Kerne entfernen, das Fruchtfleisch mit einem Kugelausstecher oder einem Teelöffel herausstechen. Beide Zutaten in einer Schüssel mischen.

2. Für die Sauce Orangensaft mit saurer Sahne, Honig, einer Prise Salz und grobem Pfeffer verrühren und unter Gurke und Melone mischen.

## BUNTER KÜRBISSALAT

Gerade im Herbst brauchen die sensiblen Grauen buntes und fröhliches Essen.

Für 1 Portion

- 1 Stück gelber Kürbis (ca. 100 g)
- 2 Zwetschen
- 100 g kernlose weiße Weintrauben
- 1 mittelgroße Tomate
- 1 bis 2 TL Zitronensaft
- Salz
- 1/4 TL grüne Pfefferkörner (eingelegt oder frisch)
- 2 EL Sonnenblumenöl
- 1 EL gemischte, fein zerkleinerte Kräuter (frisch oder TK)

1. Den Kürbis schälen, von den Kernen befreien und grob raspeln. Die Zwetschen waschen und vierteln, dabei die Kerne entfernen. Die Weintrauben waschen und abzupfen, nach Wunsch ebenfalls halbieren. Die Tomate waschen und würfeln.
2. Alle diese Zutaten mit Zitronensaft nach Geschmack, Salz, Pfefferkörnern und Öl mischen. Mit den Kräutern bestreut anrichten.

## PFIRSICHSALAT MIT ENDIVIE

Ein köstlicher Sommersnack für Sie, der Saft und Farbe hat. Allerdings muss der Pfirsich wirklich reif sein. Sonst nehmen Sie lieber Nektarinen, Kirschen oder Erdbeeren – die schmecken genauso gut zur herben Endivie.

Für 1 Portion

- 3 bis 4 Blätter Endiviensalat
- 1 Orange
- 1 TL Sonnenblumenöl
- 1 Tropfen dunkles Sesamöl
- Salz, weißer Pfeffer
- 1 saftiger Pfirsich

1. Die Salatblätter waschen, trockentupfen und in hauchfeine Streifen schneiden. Die Orange auspressen, den Saft mit beiden Ölsorten, wenig Salz und einer kräftigen Prise Pfeffer verrühren. Mit den Salatstreifen in einer Schüssel mischen und etwa 5 Minuten ziehen lassen.
2. Inzwischen den Pfirsich waschen oder abziehen, halbieren, entsteinen und in kleine Stücke schneiden. Den Saft dabei auffangen.
3. Den Salat auf einem Portionsteller anrichten. Die Pfirsichstücke mit dem Saft darüber verteilen und alles nach Wunsch mit grobem Pfeffer bestreuen.

**! DIÄT-TIPP** Vitamin C in der Orange hilft dem Körper, das Eisen, das in Pfirsich und Endivie enthalten ist, besser zu verwerten.

## BRÖTCHEN MIT RADIESCHENSALAT

Senf und Radieschen passen gut zu Ihrem Ernährungstyp, der so sensibel auf Reize reagiert. Beide Lebensmittel enthalten aromatische Öle, die Bakterien im Körper bekämpfen.

Für 1 Portion

- 1 Ei
- 2 Radieschen
- 1 EL gemischte, fein zerkleinerte Kräuter (frisch oder TK)
- je 1 EL saure Sahne und körniger Frischkäse
- 1 TL scharfer Kräutersenf
- Salz, frisch gemahlener Pfeffer
- 1 längliches Vollkornbrötchen

1. Das Ei hart kochen, kalt abschrecken, schälen und fein hacken. Die Radieschen waschen, trocknen und sehr fein zerkleinern.
2. Beide Zutaten mit Kräutern, saurer Sahne, Frischkäse und Senf mischen. Mit Salz und Pfeffer abschmecken.
3. Das Brötchen halbieren (eventuell etwas Krume herausholen), mit dem Radieschensalat füllen und wieder zusammensetzen.

## KICHERERBSENSALAT MIT BROT UND TOMATEN

Weg vom Alltagstrott: Kichererbsen führen Sie in den Orient, wo diese Hülsenfrüchte mit dem zarten Nussgeschmack zu Hause sind. Getrocknete Tomaten erinnern an Urlaub im Süden, Bohnenkraut und Dinkel sind traditionelle Lebensmittel, die heute wieder hoch im Kurs stehen. Lauchzwiebeln und Möhren zählen zu den besten Bioaktiven, die unser Immunsystem stärken.

Für 1 Portion

- 1/2 Dose Kichererbsen (ca. 100 g)
- 1 EL milder Kräuteressig
- 1 TL scharfer Senf
- Salz
- frisch gemahlener Pfeffer
- 2 getrocknete, in Öl eingelegte Tomatenstücke
- 1 Möhre
- 1 Lauchzwiebel
- 2 bis 3 Zweige frischer Oregano (oder 1/2 TL getrockneter)
- 1 Scheibe Dinkeltoastbrot

1. Die Kichererbsen auf ein Sieb abgießen, kurz kalt abspülen und abtropfen lassen. In einer Schüssel mit Essig, Senf, Salz und Pfeffer mischen.
2. Die Tomaten zerkleinern, das Öl dabei auffangen. Die Möhre schälen, die Lauchzwiebel putzen und waschen. Beide Zutaten sehr fein zerkleinern, dabei das saftige Zwiebelgrün mit verwenden. Den Ore-

gano waschen und trockentupfen. Die Blättchen abzupfen. Alles mit den Kichererbsen mischen.

3. Das Brot toasten und würfeln. Etwas abkühlen lassen und unmittelbar vor dem Anrichten locker mit dem Salat vermischen.

## BLUMENKOHLSUPPE MIT NÜSSEN

Ein leicht verdaulicher Kohl, vor allem, wenn Sie ihn pürieren oder fein zerdrücken.

Für 1 Portion

- 200 g Blumenkohl
- 1 kleine Zwiebel
- 1 TL Öl
- 200 ml Gemüsebrühe (Instant)
- 1 EL gehackte Cashewkerne
- 1 TL Schmant
- Salz
- frisch gemahlener weißer Pfeffer
- Zitronensaft
- geriebene Muskatnuss
- 1 EL gemischte, fein zerkleinerte Kräuter (frisch oder TK)

1. Den Blumenkohl waschen, putzen und zerkleinern. Die Zwiebel abziehen und fein würfeln.
2. Das Öl erhitzen. Die Zwiebel darin glasig braten. Den Blumenkohl zugeben und leicht bräunen. Die Brühe zugießen, einmal aufkochen und den Blumenkohl in etwa 15 Minuten weich garen.
3. Inzwischen die Nüsse in einem kleinen Pfännchen ohne Fettzugabe bei schwacher Hitze unter ständigem Wenden goldgelb braten.
4. Den Blumenkohl in der Suppe mit dem Schneidstab des Handrührers pürieren oder mit einer Gabel zerdrücken. Schmant untermischen, die Suppe mit Salz, Pfeffer, Zitronensaft und Muskatnuss kräftig abschmecken. Mit den Nüssen und den Kräutern bestreuen.

## Hauptgerichte

### GRATIN MIT ZUCCHINI

Weizen ist genau wie Kartoffeln ein Lebensmittel mit wenigen Reizstoffen, das Sie gut vertragen. Frische Gnocchi aus diesen Produkten bekommen Sie in Italienläden und den Lebensmittelabteilungen großer Warenhäuser.

Für 1 Portion

| |
|---|
| 2 kleine Zucchini |
| 1 Knoblauchzehe |
| 2 bis 3 Zweige frischer Oregano (oder 1/2 TL getrockneter) |
| 1 TL Olivenöl |
| 100 g frische Weizen- oder Kartoffelgnocchi |
| Salz |
| Cayennepfeffer |
| 2 hauchdünne Scheiben Fontina oder Emmentaler Käse (je ca. 5 g) |

1. Den Backofen auf 200° (Umluft 180°, Gas Stufe 3) vorheizen. Die Zucchini waschen, putzen und grob raspeln. Den Knoblauch abziehen und fein hacken. Den Oregano waschen und trockentupfen. Die Blättchen abzupfen.
2. Das Öl in einer Pfanne erhitzen. Die Zucchini, den Knoblauch und den Oregano darin bei starker bis mittlerer Hitze unter Rühren etwa 3 Minuten schmoren.
3. Die Gnocchi nach Packungsaufschrift in Wasser garen; dabei die angegebene Kochzeit um 2 Minuten verkürzen.
4. Mit dem geschmorten Gemüse mischen, mit Salz und Cayennepfeffer würzen und in eine gefettete Gratinform geben. Mit dem Käse belegen und in den heißen Ofen schieben. Gratin in etwa 15 Minuten goldbraun backen.

**! KOCH-TIPP** In den Kühltheken vieler Supermärkte gibt es Kartoffel- und Weizengnocchi auch als 250- und 500-Gramm-Packungen. Diese

Menge dann auf zwei- oder dreimal zubereiten:

1. wie im Rezept auf Seite 277
2. mit Pizzatomaten aus der Dose und 2 gewürfelten Minimozzarellas belegt und ebenfalls gebacken,
3. in Salzwasser gegart und abgetropft mit würziger Sauce gemischt: Dazu 1 zerdrückte Knoblauchzehe in 1 EL Olivenöl anschwitzen, mit reichlich zerkleinerten Kräutern, etwas Brühe, einem Löffel Schmant, Salz und frisch gemahlenem weißem Pfeffer erhitzen.

## GRÜNE SOJASPROSSEN MIT TOFU

Diese Sprossen sind eigentlich Mungobohnen, und man muss sie selbst ziehen oder im Asienladen kaufen. Sie sind hervorragend geeignet für sensible Menschen mit grauen Augen, denn sie mindern die Reizbarkeit. Essen Sie frisch gekochten Reis dazu – am besten Naturreis, der die Verdauung unterstützt.

Für 1 Portion

- 1/2 Bund Lauchzwiebeln
- 200 g Sojasprossen
- 1 Knoblauchzehe
- 100 g Tofu
- 1 EL Erdnussöl
- 1/2 TL Zucker
- 1 1/2 EL Sojasauce

1. Die Lauchzwiebeln waschen, putzen und mit dem saftigen Grün in 4 bis 5 cm lange Stücke schneiden. Die Sojasprossen waschen und trockenschwenken. Den Knoblauch abziehen und zerdrücken.
2. Tofu trockentupfen und in etwa 2 cm breite Streifen schneiden.
3. Das Öl in einer Pfanne erhitzen. Tofu darin unter ständigem Wenden etwa 5 Minuten braten und an den Rand der Pfanne schieben. Den Knoblauch in der Pfannenmitte kurz anbraten.

4. Die Sojasprossen, Lauchzwiebeln, Zucker und Sojasauce zugeben. Alles gut vermischen und zugedeckt bei schwacher bis mittlerer Hitze 3 bis 5 Minuten garen.

**! KOCH-TIPP** Informationen über Tofu finden Sie auf Seite 52 ff

## GEMÜSEBROT AUS DER PFANNE

Zum bunten Brot gehört ein bunter Salat – zum Beispiel Gurken, Erdbeeren und Salatherzen im Frühling, Tomaten, Pfirsiche und Basilikum im Sommer, Möhren und Äpfel mit TK-Kräutern im Herbst und Chicorée mit Orangen im Winter.

Für 1 Portion

- 3 EL gemischtes TK-Gemüse (Suppen-, Butter- oder Balkangemüse)
- 2 Scheiben Weizen-Vollkorntoastbrot
- 1 EL Olivenöl
- Salz
- frisch gemahlener Pfeffer
- 2 EL geriebener Pizzakäse

1. Das Gemüse in einer Schüssel auftauen lassen. Die Brotscheiben in einer beschichteten Pfanne im heißen Öl auf beiden Seiten leicht braun braten.
2. Das Gemüse auf den Broten verteilen, mit Salz und Pfeffer würzen und mit dem Käse bestreuen. Die Brote in der geschlossenen Pfanne bei schwacher Hitze etwa 5 Minuten braten, bis der Käse geschmolzen ist.

## RETTICH MIT SESAM AUS DEM WOK

Zählen Sie sich zu den kopfbetonten Frauen? Dann tut der Wok-Rettich Ihnen sicher gut. Denn er wächst als Wurzel fest in der Erde und bringt die Energie in den Bauch.

Für 1 Portion

- 1 kleiner weißer Rettich
- 2 Lauchzwiebeln
- 1 EL Öl
- 1 TL weiße oder braune Sesamsamen
- 3 EL Gemüsebrühe
- 2 EL helle Sojasauce
- schwarzer Pfeffer
- 1/2 TL Zucker
- 1 TL Sesamöl

1. Den Rettich schälen und zuerst in fingerdicke Scheiben, dann in dünne Stifte schneiden. Die Lauchzwiebeln putzen, waschen und mit dem zarten Grün in dünne Ringe schneiden.
2. Das Öl in einer großen Pfanne oder im Wok erhitzen. Den Sesam darin bei mittlerer Hitze goldbraun braten. Den Rettich zugeben und bei starker Hitze unter Rühren 10 Minuten braten.
3. Die Lauchzwiebeln, Brühe, Sojasauce, Pfeffer, Zucker und Sesamöl zugeben und unter Rühren erhitzen. Weitere 2 bis 3 Minuten garen, bis die Zwiebelstücke gerade eben weich sind.
4. Auf einem vorgewärmten Teller anrichten und sofort servieren.

**! KOCH-TIPP** Mit dünnen Reisnudeln oder Chinanudeln anrichten: Nach Packungsaufschrift quellen lassen oder garen, mit einer Küchenschere klein schneiden und abgetropft mit dem Rettich mischen.

## SPARGEL MIT DILLSAUCE

Natürlich tut das Frühjahrsgemüse allen Augenfarben gut, doch grauäugige Menschen essen es am besten mit Dillsauce. Denn Dill beruhigt – bereits Hildegard von Bingen hat ihn gegen Reizbarkeit empfohlen. Der Name des Krautes kommt übrigens von seiner Wirkung: altsächsisch „dilla“ bedeutet „einlullen“.

Für 1 Portion

| |
|---|
| 400 weißer Spargel |
| Salz |
| 1 Prise Zucker |
| 1 gestrichener TL Butter |
| 1 gestrichener TL Mehl |
| 1 Bund Dill |
| 2 EL Sahne |
| 1 bis 2 TL Zitronensaft |
| weißer Pfeffer |
| 1 Prise gemahlene Muskatblüte (Macis) |

1. Den Spargel waschen, schälen und putzen. Etwa 1 l Wasser mit 1/2 TL Salz und Zucker zum Kochen bringen. Spargel darin aufkochen und zugedeckt bei mittlerer Hitze in etwa 15 Minuten gerade eben bissfest garen.
2. Den Spargel mit einem Schaumlöffel herausnehmen, auf einer Platte anrichten und zugedeckt warm halten, bis die Sauce fertig ist. Von der Spargelbrühe 1/8 l für die Sauce abmessen, den Rest über den Tag verteilt trinken.
3. Die Butter zerlassen. Mehl darin unter Rühren goldgelb anrösten. Die abgemessene Spargelbrühe dazugießen und dabei ständig rühren. Die Sauce aufkochen und weiterrühren, bis sie glatt ist. Zugedeckt bei schwacher Hitze etwa 5 Minuten kochen lassen.
4. Den Dill waschen, trockentupfen und fein zerkleinern. Mit der Sahne in die Sauce mischen. Mit Zitronensaft, Salz, Pfeffer und Muskatblüte abschmecken und über den Spargel gießen. Dazu: Pellkartoffeln.

## HÄHNCHENRAGOUT MIT KARTOFFELN

Wenn Seele und Körper schwächeln, hilft Ihnen ein Schuss Exotik: Bei diesem eigentlich ganz normalen Essen kommt sie durch Sojasauce statt Salz, Ingwer statt Pfeffer und mildwürziges Thai-Zitronengras statt der üblichen Zitronenschale.

Für 1 Portion

- 1 mittelgroße vorwiegend fest kochende Kartoffel
- 1 kleines Stück frischer Ingwer
- 1 Stück Zitronengras (etwa 1 cm vom weißen Teil)
- 100 g Hähnchenbrustfilet
- 1 EL Öl
- 4 bis 5 EL Gemüse- oder Geflügelbrühe
- 1 EL Sojasauce

1 Die Kartoffel schälen, waschen, trocknen und sehr klein würfeln. Den Ingwer schälen und in Scheiben schneiden. Das Zitronengras waschen und in hauchfeine Ringe schneiden. Das Fleisch kalt abspülen, trockentupfen und quer zur Faser in Streifen schneiden.

2. Die halbe Menge Öl in einem Topf erhitzen. Kartoffeln, Ingwer und Zitronengras darin bei schwacher Hitze unter Rühren etwa 1 Minute braten. Die Brühe zugießen, aufkochen und alles zugedeckt etwa 5 Minuten garen, bis die Kartoffeln gerade eben weich sind.

3. Inzwischen das restliche Öl in einer beschichteten Pfanne erhitzen und das Fleisch darin bei mittlerer Hitze rundherum anbraten.

4. Die Pfanne von der Kochstelle nehmen. Zuerst die Sojasauce unter das Fleisch mischen, dann die Kartoffeln zugeben und erneut kurz durchmischen. Sofort anrichten.

**! KOCH-TIPP** Daumennagelgroß sollte das Ingwerstück mindestens sein, und wenn Sie den scharfen, süßen Geschmack mögen, dürfen Sie ruhig mehr nehmen. Ingwer gehört zu den gesündesten Gewürzen überhaupt.

### ANANAS MIT SPINAT

Bunt und saftig – ganz wie Ihr Essen sein soll. Wenn Sie es vegetarisch lieber mögen, nehmen Sie als Beilagen nur Reis und geschlagenen Joghurt mit zerkleinerten Kräutern vermischt. Sonst passt ein Stückchen Entenbrust zu Ihrem Ernährungstyp – in feine Streifen geschnitten und gebraten.

Für 1 Portion

- 1 Hand voll frischer Spinat
- 1 Stück frische Ananas (ca. 200 g)
- 1 Schalotte
- 2 EL Olivenöl
- 1 EL Pinienkerne
- Salz, Cayennepfeffer

1. Den Spinat verlesen, waschen und die harten Stiele entfernen. Die Blätter grob hacken. Die Ananas schälen und würfeln. Die Schalotte abziehen und fein zerkleinern.
2. Das Öl bei mittlerer Hitze heiß werden lassen und die Schalotte mit den Pinienkernen darin goldbraun anbraten.
3. Spinat und Ananas, Salz und Cayennepfeffer zufügen und bei mittlerer Hitze unter Rühren knapp 5 Minuten schmoren.

## BULGUR MIT PILZEN UND ZUCCHINI

Kombinieren Sie das handfeste Getreidegericht mit einer schönen Portion Grünes: Kopfsalat, Feldsalat oder Chinakohl. Das Dressing darf nicht zu sauer sein: Nehmen Sie Balsamico, milden Apfel- oder Himbeeressig.

Für 1 Portion

- 3 EL Bulgur
- 1/8 l Gemüsebrühe
- 1 kleine Zwiebel
- 1 mittelgroßer Zucchini
- 2 bis 3 Austernpilze
- 1 große Fleischtomate
- 1 EL Olivenöl
- Kräutersalz
- Cayennepfeffer

1. Bulgur und Brühe aufkochen und zugedeckt bei schwacher Hitze

2 Minuten garen. Auf der abgeschalteten Kochstelle 20 Minuten ausquellen lassen.
2. Inzwischen Zwiebel abziehen und fein hacken. Zucchini waschen, abtrocknen und klein würfeln. Die Pilze putzen und in Streifen schneiden. Die Tomate abziehen und klein würfeln.
3. Das Öl erhitzen und die Zwiebeln darin glasig dünsten. Pilze und Zucchinistücke zugeben und weitere 10 Minuten schmoren. Tomate und Bulgur zugeben und unter Rühren erhitzen. Mit Kräutersalz und Cayennepfeffer kräftig würzen.

**! EINKAUFS-TIPP** Bulgur bekommen Sie in türkischen Supermärkten.

**GÄSTEREZEPT**

## HUHN MIT ANANAS

Das Hauptgericht für Sie und Ihre Freunde:
Zum würzigen Huhn mit frischer Ananas schmecken Reis und Eisbergsalat mit Kräutern am besten.

Für 4 Portionen

- 1 großes Huhn (ca. 1,9 kg)
- Salz
- frisch gemahlener weißer Pfeffer
- 1 reife Ananas (1,6 bis 2 kg)
- 2 kleine unbehandelte Saftorangen
- 2 rote Pfefferschoten
- 400 ml Geflügelfond (Glas)
- 1 bis 2 EL weißer Balsamessig

1. Das Huhn innen und außen kalt abspülen, trockentupfen und der Länge nach halbieren. Die dicken Fettschichten abschneiden, ohne dabei die Haut zu verletzen. Die Hühnerhälften mit Salz und Pfeffer würzen.
2. Den Backofen auf 200° (Umluft 180°, Gas Stufe 3) vorheizen. Die Ananas zuerst in etwa fingerdicke Scheiben, dann in Würfel schneiden, dabei die Schale und den inneren faserigen Kern entfernen. Die Orangen waschen, abtrocken und mit der Schale in große Stücke schneiden. Die Pfefferschoten halbieren, Trennwände und Kerne entfernen, Schoten kalt abspülen.
3. Die Ananaswürfel, Orangen und Pfefferschoten in der Fettpfanne des Backofens verteilen. Die Hühnerhälften mit den Schnittflächen nach unten darauf legen. Huhn in den heißen Backofen schieben und 30 Minuten braten. Nach 15 Minuten etwa $1/3$ des Geflügelfonds dazugießen.
4. Den Backofen auf 180° (Umluft 160°, Gas Stufe 2) schalten, das zweite Drittel des Geflügelfonds in die Fettpfanne gießen und das Huhn weitere 15 bis 20 Minuten braten.
5. Das Huhn herausnehmen, in Stücke schneiden und mit der gebratenen Ananasmischung auf einer vorgewärmten Platte warm halten.
6. Den Fond in der Fettpfanne mit dem restlichen Geflügelfond mischen und mit einem Holzschaber lösen. In einen Topf gießen und kräftig aufkochen, nach Wunsch auch einkochen las sen. Mit dem Essig abschmecken und zum Huhn servieren.

**!** **EINKAUFS-TIPP** Zum Huhn passt die grünschalige, säuerlich-aromatische Thai-Ananas. Die Frucht gibt es bei Fachhändlern für Exotenfrüchte; sie werden auch als „Wildwuchs“ angeboten, d.h. dass sie nicht aus Plantagen kommen.

# Rezepte für Menschen mit braunen Augen

## Frühstück und Süßes

### JOGHURT-HEIDELBEERMÜSLI

Heidelbeeren sind die beste Darmpflege für Sie. Das liegt an den Gerbstoffen, die sogar bestehende Entzündungen lindern können.

Für 1 Portion

- 100 g Heidelbeeren
- 150 g Vollmilchjoghurt
- 2 EL Müslimischung (fertig gekauft)

1. Die Heidelbeeren waschen, trockentupfen und in ein Schälchen geben.
2. Zuerst den Joghurt, dann das Müsli darüber verteilen und locker mischen.

### HAFERMÜSLI MIT WEINTRAUBEN

Hinter Ihrer scheinbar grundlosen Nervosität steckt häufig Konzentrationsschwäche. Da hilft ein Energieschub. Probieren Sie es einmal mit diesem Traubenmüsli – egal, ob zum Frühstück oder als zweiten Tagessnack.

Für 1 Portion

- 1 EL Vollkornhaferflocken
- 1/8 l fettarme Milch
- 100 g Joghurt (3,5 %)
- 1 bis 2 TL Honig
- 200 g kernlose blaue und weiße Weintrauben
- 1 TL gehackte Walnusskerne

1. Die Flocken mit der Milch, dem Joghurt und dem Honig verrühren und zugedeckt 10 Minuten quellen lassen.
2. Inzwischen die Weintrauben waschen, abzupfen und nach Wunsch halbieren. Mit den Walnüssen unter die Flockenmischung rühren.

## BANANENCREME

Immer und zu jeder Jahreszeit ein feines Dessert für Sie: Vitamin-C-reiche Orangen machen fit, kaliumreiche Bananen halten Ihren Blutdruck ruhig und bringen Sie ins Gleichgewicht.

Für 1 Portion

- 1 reife Banane
- 2 EL Orangensaft
- 2 EL Joghurt
- 1 EL Sahne
- 1 EL gehackte Nusskerne

Die Banane mit dem Orangensaft zerdrücken. Joghurt und Sahne unterrühren. Creme mit den Nüssen bestreut anrichten.

## BEERENSUPPE MIT VANILLE

Spielen Sie im Sommer so oft es geht mit Aromen, Farben und Düften – das weckt Ihre Lebensgeister, weil Sie Spaß an den neuen Geschmacksnuancen haben.

Für 1 Portion

- je 1 Hand voll Himbeeren und Johannisbeeren
- 1/2 Vanilleschote
- 1 EL Gelierzucker
- 1/8 l roter Traubensaft
- 1 TL Limetten- oder Zitronensaft
- eventuell einige Tropfen Marsala oder Portwein zum Abschmecken

| | |
|---|---|
| | 5 bis 6 schöne frische Erdbeeeren |
| | 2 bis 3 Blätter frische Minze |
| | 1 bis 2 TL Puderzucker |

1. Die Himbeeren und Johannisbeeren verlesen, waschen, mit dem ausgekratzten Mark der Vanilleschote und dem Gelierzucker mischen und 15 Minuten ziehen lassen.
2. Traubensaft und Limettensaft zufügen. Unter Rühren einmal kurz aufkochen und wieder abkühlen lassen. Nach Geschmack mit Marsala oder Portwein würzen und zugedeckt etwa 4 Stunden kühlen.
4. Erdbeeren waschen, trockentupfen, abzupfen und nach Wunsch halbieren oder vierteln. Ein Minzeblättchen sehr fein zerkleinern und unter die Beerensuppe mischen.
5. Die Beerensuppe in einen tiefen Teller geben, die Erdbeeren darauf legen und mit dem Puderzucker bestreuen. Das Dessert mit den restlichen Minzeblättchen garnieren.

**!** **KOCH-TIPP** Die Vanilleschote der Länge nach mit einem kleinen spitzen Messer aufschneiden und das Mark mit der Messerspitze herausholen. Machen Sie das direkt über den Beeren; teils löst sich das Mark schon vom Messer, teils bleibt es noch daran haften. Diesen Rest streifen Sie auf den Beeren ab.

## Snacks und Suppen

### BROT MIT MORTADELLA UND KAPERN

Bitterstoffe für die Leber sind im Radicchio enthalten, Ballaststoffe für den Darm im Vollkorn – dieses belegte Brot ist also genau der Snack, den Sie brauchen.

Für 1 Portion

- 2 kleine Radicchioblätter
- 1 EL Joghurt (3,5 %)
- Salz
- weißer Pfeffer aus der Mühle
- 1 Scheibe feines Vollkornbrot (ca. 30 g)
- 1 hauchdünne Scheibe italienische Mortadella
- 1 kleine Gewürzgurke
- 1 TL kleine Kapern

1. Den Radicchio waschen, trockentupfen und fein zerkleinern. Mit dem Joghurt, Salz und Pfeffer mischen und auf das Brot geben.
2. Die Mortadella darauf legen. Die Gewürzgurke fein würfeln und mit den Kapern auf die Wurst streuen.

### KÄSEBROT MIT RADIESCHEN

Nehmen Sie kein deftiges Körnerbrot, sondern feines Vollkornbrot. Mit seiner zarten Krume vertragen Sie es einfach besser als kernige Schnitten.

Für 1 Portion

- 100 g körniger Frischkäse
- 1 große Scheibe Vollkornbrot (ca. 50 g)
- 1 bis 2 TL Zitronensaft
- Salz
- frisch gemahlener Pfeffer
- 4 große Radieschen
- 1 EL beliebige zerkleinerte Kräuter

1. Den Frischkäse auf dem Brot verteilen, mit dem Zitronensaft, Salz und Pfeffer kräftig würzen.
2. Die Radieschen waschen, in Scheiben schneiden und auf das Brot legen. Mit den Kräutern, eventuell auch Salz und Pfeffer bestreuen.

## GELBES LINSENMUS

Wenn Sie weniger Wurst und Schinken essen wollen, streichen Sie Vegetarisches aufs Brot.

Für 4 Portionen

- 100 g geschälte gelbe Linsen
- 1 Knoblauchzehe
- 1 TL getrocknetes Bohnenkraut
- 1/4 l Gemüsebrühe (Instant)
- 1 TL grüne Pfefferkörner (frisch oder eingelegt)
- Salz
- 2 EL Himbeeressig
- 1 EL Maiskeim- oder Sonnenblumenöl

1. Die Linsen mit dem abgezogenen Knoblauch, Bohnenkraut und der Gemüsebrühe aufkochen und zugedeckt bei schwacher Hitze in etwa 20 Minuten ganz weich garen.
2. Mit den Pfefferkörnern pürieren oder mit einer Gabel ganz fein zerdrücken. Mit Salz, Himbeeressig und Öl abschmecken.

## FELDSALAT MIT GÄNSEBLÜMCHEN

Sie haben richtig gelesen: Die kleinen Blütenkränzchen von der Frühjahrswiese schmücken Ihren Salat. Was sie für Ihre Gesundheit tun, steht auf Seite 161.

Für 1 Portion

- 1/2 Hand voll Feldsalat
- 1/2 Hand voll Gänseblümchenblätter
- 5 bis 6 Blüten von Gänseblümchen
- 2 EL Orangensaft
- 1/2 TL körniger Senf
- 1 Prise Salz
- Cayennepfeffer

- 1 EL Erdnussöl
- 1 EL Kürbiskerne

1. Feldsalat und Gänseblümchen waschen und trockenschwenken. In einer Schüssel mischen.
2. Orangensaft, Senf, Salz, Cayennnepfeffer und Öl vermischen. Über die Salatzutaten geben und noch einmal durchmischen.
3. Die Kürbiskerne in einer Pfanne ohne Fettzugabe bei schwacher Hitze rösten, bis sie duften, und über den Salat streuen.

## LINSENSALAT MIT MAIS

Der Salat schmeckt lauwarm am besten. Wichtig: Essig und Öl, Tomate und Schnittlauch erst untermischen, wenn die Linsen schon abgekühlt sind.

Für 1 Portion

- 50 g kleine Linsen
- 1 TL Gemüsebrühe-Extrakt
- 1 frischer Zuckermaiskolben
- 2 bis 3 EL Himbeer- oder Apfelessig
- 1 EL Olivenöl
- 1 Tomate
- Salz, Cayennepfeffer
- 2 EL Schnittlauchröllchen (frisch oder TK)

1. Die Linsen mit 1/8 Liter Wasser und dem Brühe-Extrakt aufkochen und zugedeckt bei schwacher Hitze in 20 Minuten garen.
2. Den Maiskolben von Hüllblättern und Fäden befreien, waschen und die Körner mit einem scharfen Messer abschneiden. Zu den Linsen geben und alles weitere 10 Minuten kochen, bis die Linsen weich sind.
3. Linsen und Mais mit der verbliebenen Kochbrühe in eine Schüssel geben und lauwarm abkühlen lassen. Essig und Öl untermischen.

4. Die Tomate waschen, abtrocknen und würfeln. Mit einer Gabel unterziehen. Den Salat mit Salz und Pfeffer kräftig abschmecken und mit dem Schnittlauch bestreuen.

**KOCH-TIPP** Die Garzeit hängt von Größe und Frische der Hülsenfrüchte ab: Kleine Linsen aus neuer Ernte werden am schnellsten weich und schmecken selbstverständlich auch am besten.

## KRABBEN MIT SALAT UND KRÄUTERN

Dazu passt weiches, helles Brot, am besten sanft geröstet und mit ein paar Tropfen Olivenöl aromatisiert. Denn Sie brauchen leichtes Brot, das nicht bläht, und Fett, das Leber und Galle schont.

Für 1 Portion

- 50 g Nordseekrabben (frisch oder TK)
- 1 EL Zitronensaft
- 1 kleine rote Zwiebel
- 4 Blätter Romanasalat
- 2 getrocknete, in Öl eingelegte Tomatenstücke
- 1 bis 2 EL gemischte, fein zerkleinerte Kräuter (frisch oder TK)
- Salz, weißer Pfeffer aus der Mühle

1. Die Krabben kalt abspülen, abtropfen lassen und mit dem Zitronensaft vermischt 10 Minuten ziehen lassen.
2. Inzwischen die Zwiebel abziehen und in hauchfeine Ringe schneiden. Den Salat waschen und in fingerbreite Streifen schneiden. Die Tomaten auf einem tiefen Teller in kleine Stücke schneiden, damit das Öl aufgefangen wird.
3. Die Tomaten mit dem Öl und der Zwiebel in einer kleinen Pfanne unter Rühren etwa 2 Minuten braten.
4. In einer Schüssel etwas abkühlen lassen. Salat, Krabben und Kräuter zugeben und alles mischen. Mit Salz und Pfeffer abschmecken.

## BUNTE BROTSUPPE

Ein Anti-Stress-Süppchen: Der Estragon darin regt Ihren Appetit an, wenn Sie sich vor lauter Nervosität wie zugeschnürt fühlen.

Für 1 Portion

- 1 Scheibe altbackenes Vollkornbrot (ca. 30 g)
- 1 Zwiebel
- 1 Knoblauchzehe
- 3 vollreife Tomaten
- 2 Zweige Estragon
- 1 TL Öl
- 1 TL Gemüsebrühe-Extrakt
- 1 EL Schmant oder Crème fraîche
- Salz, weißer Pfeffer
- eventuell 1 EL Schnittlauchröllchen (frisch oder TK)

1. Das Brot würfeln. Die Zwiebel und den Knoblauch abziehen und fein hacken. Die Tomaten ebenfalls abziehen und in kleine Würfel schneiden. Estragonblättchen abzupfen, eventuell zerkleinern.
2. Zwiebel und Knoblauch im heißen Öl braten. Brot zugeben und etwa 2 Minuten rösten. Tomaten, 1/4 Liter Wasser, Brühe-Extrakt und Estragon zugeben. Die Suppe aufkochen und zugedeckt bei schwacher Hitze etwa 5 Minuten garen, bis die Zwiebel weich ist.
3. Schmant oder Crème fraîche untermischen, die Suppe mit Salz und Pfeffer abschmecken und nach Wunsch mit Schnittlauch bestreuen.

## GERSTENSUPPE MIT SCHNITTLAUCH

Die beiden Lebensmittel brauchen Sie häufig: Gerste stärkt den Magen, Schnittlauch reinigt den Darm. Und wenn diese beiden Organe gut arbeiten, fühlen Sie sich fit und fröhlich.

Für 1 Portion

- 1 TL Butter

- 1 EL frisch geschrotete Gerste
- 200 ml Gemüsebrühe (Instant)
- Salz, Cayennepfeffer
- 1/4 Bund Schnittlauch
- 1 EL Olivenöl

1. Die Butter in einem Topf zerlassen und die Gerste darin bei mittlerer Hitze etwa 1 Minute unter Rühren rösten.
2. Die Brühe nach und nach zugießen und dabei weiterrühren, bis die Suppe glatt ist. Mit Salz und Cayennepfeffer würzen, aufkochen und zugedeckt bei schwacher Hitze 15 Minuten garen.
3. Inzwischen den Schnittlauch waschen, trockentupfen und in feine Röllchen schneiden.
4. Die Suppe in einen Portionsteller geben, das Olivenöl zugeben und mit einer Gabel locker unterrühren. Den Schnittlauch auf die Suppe streuen.

## Hauptgerichte

### KARTOFFELGEMÜSE

Zwei Aspekte berücksichtigt dieses Gericht und bringt traurige „Braune“ wieder ins Lot: die erdverbundenen Kartoffeln einerseits und das feurige Japan-Gewürz Yagenbori Tougarashi andererseits sorgen für Harmonie.

Für 1 Portion

- 300 g vorwiegend fest kochende Kartoffeln
- Salz
- 2 EL fein zerkleinerter Dill (frisch oder TK)
- 1 EL Schmant
- Yagenbori Tougarashi oder weißer Pfeffer

1. Die Kartoffeln schälen, waschen, in etwa 1/2 cm dicke Scheiben schneiden, mit 5 EL kaltem Wasser und Salz aufkochen und zugedeckt in etwa 10 Minuten weich garen.
2. Den Dill waschen, trockentupfen und fein zerkleinern. Mit dem Schmant unter die Kartoffeln mischen. Gemüse noch einmal mit Salz und mit Yagenbori Tougarashi oder Pfeffer abschmecken.

**! EINKAUFS-TIPP** Yagenbori Tougarashi ist eine Mischung aus getrockneten, fein zerkleinerten Chilischoten, schwarzem Sesam, Algen und Orangenschale. Zu kaufen gibt es die Streuwürze nur in Japan-Läden.

## FENCHELGEMÜSE

Wenn es im Bauch grummelt und rumort, brauchen Sie Fenchel. Hier ist er auf süditalienische Art zubereitet mit reichlich getrockneten Tomaten und mit Korinthen – die Süße zum Herzhaften stammt noch aus der alten arabischen Küche der Region.

Für 1 Portion

- 1 mittelgroße Fenchelknolle
- 4 bis 5 getrocknete, in Öl eingelegte Tomatenstücke
- eventuell 1 Knoblauchzehe
- 1 EL Korinthen
- 3 bis 4 EL Gemüsebrühe (Instant)
- Salz, Cayenne- oder Zitronenpfeffer
- 1 EL frisch zerkleinerte Petersilie

1. Die Fenchelknolle putzen, das zarte Fenchelgrün abschneiden und zum Bestreuen beiseite legen. Die Knolle halbieren, waschen und vom Strunk befreien. Quer in dünne Streifen schneiden. Die Tomatenstücke abtropfen lassen, das Öl zum Anbraten auffangen. Den Knoblauch abziehen und hacken.
2. Das Tomatenöl in einer Pfanne erhitzen, Fenchel, Tomaten und Knoblauch darin anrösten. Korinthen und Brühe untermischen und

das Gemüse zugedeckt etwa 5 Minuten garen, bis der Fenchel den gewünschten Biss hat.

3. Mit Salz und Pfeffer abschmecken, mit der Petersilie und dem zerkleinerten Fenchelgrün bestreut anrichten.

**! EINKAUFS-TIPP** In Naturkost- und Feinkostläden bekommen Sie auch getrocknete Tomaten, die nicht in Öl eingelegt sind. Man schneidet sie ebenfalls in kleine Stücke und nimmt zum Anbraten 2 TL Olivenöl, nach Wunsch mit Chili, Kräutern oder Limetten gewürzt.

## GEDÄMPFTE FORELLE

Zum Fisch aus dem Dampf auf asiatische Art schmeckt Reis am besten.

Für 1 Portion

- 1 daumengroßes Stück frische Ingwerwurzel
- 2 Lauchzwiebeln
- 1 kleine Knoblauchzehe
- 4 EL Gemüsebrühe (Instant)
- 2 EL Sojasauce
- Salz, 1 große Messerspitze Zucker
- 1 TL Erdnussöl
- 1 küchenfertige Forelle (ca. 350 g)

1. Den Ingwer schälen und fein hacken. Die Lauchzwiebeln putzen, waschen und mit allen saftigen grünen Blättern in feine Ringe schneiden. Den Knoblauch abziehen und zerdrücken.
2. Die Brühe mit Sojasauce, Zucker, Öl, Ingwer und Knoblauch mischen.
3. Die Forelle an der Oberseite mit einem scharfen Messer jeweils dreimal schräg einschneiden. Innen und außen mit wenig Salz würzen.
4. Einen Kochtopf zwei Finger hoch mit heißem Wasser füllen, Bambuskörbchen oder Dämpfeinsatz hineingeben. Den Fisch darauf legen, die Brühemischung mit einem Teelöffel in die Einschnitte der Forelle geben. Die Lauchzwiebelringe darauf verteilen.

5. Das Wasser im Topf kräftig aufkochen und weiter sprudelnd kochen lassen. Den Fisch sehr gut zugedeckt 10 bis 15 Minuten bei mittlerer Hitze garen.

**! KOCH-TIPP** Dämpfen finden Sie auf Seite 87 genau beschrieben.

## ARTISCHOCKEN AUS DEM OFEN

Für dieses typische Essen aus dem sonnigen Süden Italiens holen Sie beim Gemüsehändler junge Artischocken mit grün-violetten Blättern. Sie werden mit Olivenöl im Ofen geschmort und heiß mit einem Löffelchen Käse bestreut serviert. Wer keine Figurprobleme hat, kann sich auch mehr Käse gönnen.

Für 1 Portion

- 3 junge violette Artischocken
- Salz, Pfeffer aus der Mühle
- je 2 EL Zitronensaft und Gemüsebrühe (Instant)
- 2 EL Olivenöl
- 1 TL geriebener Parmesankäse

1. Den Backofen auf 220° (Umluft 200°, Gas Stufe 4 vorheizen). Die Stiele und die äußeren harten Blätter der Artischocken abbrechen, die harten Blattspitzen abschneiden. Artischocken waschen und der Länge nach in knapp fingerdicke Scheiben schneiden.
2. Scheiben nebeneinander in eine Gratinform legen, mit Salz und Pfeffer bestreuen, mit dem Zitronensaft, Brühe und Öl beträufeln. In den heißen Ofen schieben und in etwa 30 Minuten bissfest schmoren.
3. Herausnehmen, ganz heiß mit dem Käse bestreuen und sofort servieren. Beilage: lockeres Landbrot.

**! DIÄT-TIPP** Artischocken fördern die Bildung von Gallensäuren. Deshalb senken sie den Cholesterinspiegel und helfen bei der Verdauung von Fett.

## SPARGELGEMÜSE MIT WÜRZIGER SAUCE

Sud vom Spargel bleibt während der Saison eigentlich immer übrig. Sonst nehmen Sie leichte Gemüsebrühe oder Fond aus dem Glas.

Für 1 Portion

- 400 grüner Spargel
- 200 ml Spargelsud
- 1 gestrichener EL Butter
- 1 EL frisch zerkleinerte Petersilie
- frisch gemahlener Pfeffer
- 1 EL geriebener Parmesankäse

1. Den Spargel waschen, die holzigen Enden abschneiden und die Stangen gegebenenfalls am unteren Drittel dünn schälen. In Stücke schneiden.
2. Spargelsud in einen Kochtopf gießen, Bambuskörbchen oder Dämpfeinsatz hineinstellen und mit dem Spargel füllen. Die Butter in Flöckchen auf dem Spargel verteilen.
3. Den Sud kräftig aufkochen und weiter sprudelnd kochen lassen. Den Spargel sehr gut zugedeckt 15 bis 20 Minuten bei mittlerer Hitze garen.
4. Auf einem vorgewärmten Teller anrichten. Den Sud darüber verteilen. Spargel zuerst mit der Petersilie, dann mit dem Pfeffer und zum Schluß mit dem Käse bestreuen. Dazu: Pellkartoffeln.

## GRÜNE BOHNEN MIT HACKFLEISCH

Die grünen Gemüsebohnen beruhigen Ihre Nerven und vertreiben bleierne Müdigkeit, die Ihnen in Stressphasen oft so zu schaffen macht.

Für 1 Portion

- 200 g grüne Bohnen
- 1 kleine Zwiebel
- 1 Knoblauchzehe

1 EL Öl
1 TL getrocknete provenzalische Kräutermischung (oder Oregano)
100 g gemischtes Hackfleisch
3 EL Pizzatomaten (Dose)
1 TL Schmant
Salz
1 Messerspitze Harissa oder Sambal oelek

1. Die Bohnen waschen, putzen und in fingerbreite Stücke schneiden. Die Zwiebel und den Knoblauch abziehen, fein zerkleinern und im heißen Öl bei mittlerer Hitze unter Rühren glasig braten.
2. Die Bohnen, die Kräutermischung und das Hackfleisch zugeben und unter Rühren braten, bis das Fleisch krümelig ist.
3. Tomaten untermischen und einmal aufkochen. Zugedeckt bei schwacher Hitze etwa 10 Minuten garen, bis die Bohnen bissfest sind.
4. Mit Schmant, Salz und Harissa oder Sambal oelek abschmecken.

**! KOCH-TIPP** Am besten nehmen Sie dünne grüne Bohnen, die schnell gar sind. Breite Bohnen gehen auch, machen aber viel mehr Arbeit: Sie müssen die Schoten schräg in Streifen schneiden.

## KARTOFFELAUFLAUF MIT SAUERKRAUT UND ÄPFELN

Saftig und gut für den Darm: Das gilt gleichermaßen für Sauerkraut und Äpfel. Deshalb tun diese Lebensmittel Ihrem Ernährungstyp so wohl. Nehmen Sie jungen Goudakäse, der den Auflauf mit einer sanften Kruste bedeckt.

Für 1 Portion
1 kleine Zwiebel
1 Knoblauchzehe
200 g Sauerkraut
1 TL Öl
100 ml Gemüsebrühe

| |
|---|
| 1 große mehlig kochende Kartoffel |
| 1 EL Schmant |
| Salz |
| frisch gemahlener Pfeffer |
| 1 säuerlicher Apfel |
| Fett für die Form |
| 2 TL Apfelkraut |
| 1/2 TL getrockneter Thymian |
| 2 EL geraspelter Käse |

1. Die Zwiebel und den Knoblauch abziehen und fein zerkleinern. Das Sauerkraut zerschneiden. Das Öl in einem Topf erhitzen. Zwiebel und Knoblauch darin glasig braten. Sauerkraut und die Hälfte der Brühe zugeben und aufkochen. Zugedeckt bei mittlerer Hitze 20 Minuten garen.
2. Die Kartoffel waschen, schälen, klein würfeln, mit der restlichen Gemüsebrühe aufkochen und in etwa 10 Minuten weich kochen. Mit dem Kartoffelstampfer zerdrücken. Dabei mit dem Schmant mischen, mit Salz und Pfeffer würzen.
3. Den Backofen auf 200° (Umluft 180°, Gas Stufe 3) vorheizen. Den Apfel vierteln, schälen, vom Kerngehäuse befreien und in Spalten schneiden. Schuppenförmig in eine gefettete mittelhohe Gratinform geben.
4. Apfelkraut und getrockneten Thymian unter das gegarte Sauerkraut mischen. Über dem Apfel verteilen, Kartoffelmus darüber glatt streichen.
5. Den Auflauf mit dem Käse bestreuen, in den heißen Backofen schieben und in 15 bis 20 Minuten goldbraun backen.

**! KOCH-TIPP** Die richtigen Äpfel für den Auflauf: Boskop, Cox Orange oder Gloster. Alle sind leicht zu bekommen, säuerlich, gewinnen beim Backen noch an Aroma und behalten die Form.

## PORREE MIT JOGHURTSAUCE

Essen Sie Pellkartoffeln zum Gemüse, wenn Sie sich richtig schlapp fühlen: Kartoffeln wecken Ihre Lebensgeister. Vollkornbrot wählen Sie, wenn Ihre Verdauung nicht so richtig funktioniert – die Ballaststoffe darin bringen den Darm in Schwung.

Für 1 Portion

- 4 dünne Porreestangen
- 1 Knoblauchzehe
- 1 EL Öl
- 1 bis 2 EL Zitronensaft
- Salz
- frisch gemahlener weißer Pfeffer
- 1 Tomate
- einige Blättchen frisches Basilikum
- 150 g Magerjoghurt
- 1 TL Schmant

1. Den Porree putzen, waschen und mit den saftigen grünen Blättern in fingerbreite Stücke schneiden. Knoblauch abziehen und zerdrücken.
2. Das Öl erhitzen. Porree mit Knoblauch und Zitronensaft darin zugedeckt bei mittlerer Hitze etwa 5 Minuten garen. Mit Salz und Pfeffer würzen.
3. Die Tomate waschen und würfeln, das gewaschene Baslikum fein zerkleinern. Beide Zutaten mit Joghurt und Schmant mischen. Die Sauce mit Salz und Pfeffer abschmecken.

**!** **KOCH-TIPP** Porree braucht tüchtig Würze, sonst schmeckt er fade. Sparen Sie also nicht mit Zitronensaft und Basilikum.

## GEWÜRZTES HUHN MIT TOMATE

Das einfache Essen ist von der nordindischen Küche beeinflusst: mit reichlich Würze, der feinen Säure von Tomaten und aromatischem Öl.

Für 1 Portion

- 1 Hähnchenschenkel (ca. 170 g)
- 1 große Knoblauchzehe
- 1 großeTomate
- Salz
- je 1 Messerspitze Cayennepfeffer, gemahlener Koriander, Kreuzkümmel und Zimt
- 1 TL Erdnussöl
- 3 bis 4 EL Geflügel- oder Gemüsebrühe

1. Den Hähnchenschenkel waschen und trockentupfen. Salz, Cayennepfeffer, Koriander, Kreuzkümmel und Zimt in einem Schälchen mischen. Das Fleisch damit einreiben. Tomate und Knoblauch abziehen und getrennt fein zerkleinern.
2. Das Öl in einem Schmortopf erhitzen. Den Hähnchenschenkel darin rundherum bei mittlerer Hitze goldbraun anbraten. Knoblauch zugeben und kurz mitbraten.
3. Die Tomate um das Fleisch verteilen, die Brühe zugeben. Alles einmal aufkochen und den Hähnchenschenkel zugedeckt bei schwacher Hitze etwa 20 Minuten schmoren.

! **KOCH-TIPP** Geflügel ist gar, wenn beim Anstechen mit einer Messerspitze nur klarer Saft, aber kein Blut mehr austritt.

## REISNUDELN MIT RIND UND PILZEN

Asien-Pilze pflegen den Darm und stärken den Magen – sie bringen Ihre Mitte wieder ins Gleichgewicht. In Phasen voller Stress sind getrocknete Mu-Err und frische Shiitake also genau richtig.

Für 1 Portion

- 2 große getrocknete Mu-Err-Pilze
- 1 kleines Stück Rinderfilet (ca. 50 g)
- 1 Knoblauchzehe

1 EL Reisessig oder Apfelessig
weißer Pfeffer
3 frische Shiitake-Pilze
2 große braune Egerlinge
100 g dünne grüne Bohnen
10 g breite Reisnudeln
1 EL Erdnussöl
2 EL Sojasauce
1 Messerspitze flüssiger Honig
Salz, frisch gemahlener Pfeffer

1. Die Mu-Err-Pilze mit kochendem Wasser übergießen und 30 Minuten einweichen. Abgießen, kalt abspülen und in kleine Stücke schneiden.
2. Während die Trockenpilze quellen, das Fleisch in etwa daumennagelgroße Stücke schneiden. Knoblauch abziehen und zerdrücken. Beide Zutaten mit Essig und Pfeffer mischen und zugedeckt ziehen lassen, bis die restlichen Zutaten vorbereitet sind.
3. Die Shiitakepilze putzen und in kleine Stücke schneiden, die Egerlinge putzen oder waschen und in dicke Scheiben teilen. Die Bohnen waschen, putzen und in fingerbreite Stücke schneiden.
4. Die Reisnudeln in einer Schüssel mit heißem Wasser übergießen und 5 Minuten ziehen lassen. Abgießen, abtropfen lassen und mit einer Küchenschere in Stücke schneiden.
5. Das Öl im Wok oder in einer beschichteten Pfanne erhitzen. Die Bohnen, die Mu-Err und die Shiitakepilze darin bei starker Hitze unter Rühren kräftig anbraten. Zugedeckt bei mittlerer bis schwacher Hitze etwa 5 Minuten garen.
6. Die braunen Egerlinge und die Reisnudeln zugeben und bei mittlerer Hitze unter Rühren etwa 2 Minuten braten.
7. Das Fleisch zugeben und unter Rühren mitbraten. Mit Sojasauce, Honig, Pfeffer und eventuell Salz abschmecken und sofort servieren.

**! EINKAUFS-TIPP** Reisnudeln gibt es in Naturkost- und Asienläden. Wer die breiten nicht bekommt, kann auch dünne nehmen, die wie Glasnudeln aussehen und nach dem Überbrühen nur einige Sekunden ziehen müssen. Ersatz sind Glasnudeln aus dem Supermarkt.

## NUDELN MIT KÜRBISSAUCE

Eines der originellsten Pastagerichte Italiens. Nehmen Sie ruhig ordentlich Brühe und gießen Sie nach dem Zerdrücken eventuell noch nach – je nach Sorte saugt der Kürbis sie auf. Und die Nudeln sollen für Ihren Ernährungstyp ja schön saftig sein.

Für 1 Portion

- 1 Stück Kürbis (ca. 200 g)
- 1 kleine Zwiebel
- 1 Knoblauchzehe
- 1 EL Öl
- 100 ml Hühner- oder Gemüsebrühe (Instant)
- 2 EL Sahne
- Zitronensaft
- Salz, weißer Pfeffer
- 80 g breite Nudeln
- 1 EL gemischte, fein zerkleinerte Kräuter (frisch oder TK)
- 1 TL geriebener Parmesan- oder Pecorinokäse

1. Den Kürbis schälen, die Kerne mit dem watteartigen Gewebe entfernen. Das Kürbisfleisch in kleine Stücke schneiden. Zwiebel und Knoblauch abziehen und hacken.
2. Das Öl in einer Pfanne erhitzen, Zwiebel, Knoblauch, Kürbis darin bei schwacher Hitze glasig braten. Brühe zugeben und den Kürbis zugedeckt bei schwacher Hitze weich garen. Nach Wunsch zerdrücken.
3. Die Sahne untermischen und die Sauce mit Zitronensaft, Salz und Pfeffer aus der Mühle kräftig würzen.
4. Während die Sauce gart, die Nudeln in reichlich Salzwasser bissfest kochen. Abgießen, gut abgetropft mit der Kürbissauce und den Kräutern mischen, mit dem Käse bestreut servieren.

GÄSTEREZEPT

## GEBRATENE ENTENBRUST MIT FRUCHTIGEM GEMÜSE

Das Hauptgericht für Sie und Ihre Freunde:
Zur normal gebratenen Entenbrust gibt es als Beilage ein süßsäuerliches Gemüse mit zwei Exoten aus Fernost: saftige Litschi und zarter Paksoi.

Für 4 Portionen

- 500 g Paksoi
- 2 Schalotten
- 12 Litschi-Früchte
- 1 Entenbrust (ohne Knochen; ca. 340 g)
- Salz
- Pfeffer aus der Mühle
- 2 EL Erdnussöl
- 6 EL japanischer Reiswein (Sake) oder trockener Sherry
- 2 EL helle Sojasauce
- je 2 EL Orangen- und Limetten- oder Zitronensaft
- 1 TL Zucker

1. Den Paksoi in die Blätter teilen und waschen. Die Stiele keilförmig herausschneiden und in sehr feine Streifen schneiden. Die Blätter grob hacken. Schalotten abziehen und in Ringe schneiden. Litschis schälen, halbieren und die Kerne herauslösen.
2. Die Entenbrust auf beiden Seiten mit Salz und Pfeffer würzen und im heißen Öl zuerst auf der Hautseite, dann auf der Fleischseite jeweils 2 Minuten kräftig anbraten. Zugedeckt bei mittlerer bis schwacher Hitze 25 Minuten garen.

3. Das Fleisch auf eine feuerfeste Platte legen, unter den Backofengrill schieben und 3 bis 5 Minuten grillen, bis die Haut braun und das Fett zum größten Teil ausgebraten ist. Mit Alufolie bedeckt warm halten, bis das Gemüse fertig ist.
4. Dafür eventuell etwas Bratfett aus der Pfanne gießen. Die Schalotten und die Paksoistiele im verbliebenen Fett bei schwacher bis mittlerer Hitze unter Rühren goldgelb braten.
5. Paksoiblätter und Litschis untermischen und einige Male durchrühren. Reiswein zugießen und den Bratfond unter Rühren lösen. Mit Sojasauce, Zitrussaft, Zucker und Pfeffer würzen.
6. Die Entenbrust schräg in etwa 1/2 Zentimeter dicke Scheiben schneiden und auf heiße Teller legen. Das Gemüse daneben anrichten. Dazu passen Reisnudeln oder Reis.

# Rezepte für Menschen mit grünen Augen

## Frühstück und Süßes

### GERSTENGRÜTZE MIT OBST

In der Naturheilkunde gilt Gerste als kühles Getreide; ein traditioneller Durstlöscher ist Gerstenwasser (siehe Kasten). Die Grütze versorgt Sie also gleich zum Frühstück mit Flüssigkeit, die Nieren und Darm nützt.

Für 1 Portion

- 1/8 l fettarme Milch (1,5 %)
- 1 TL Zucker
- je 1 große Messerspitze Zimtpulver und gemahlene Vanille
- 1 Prise Salz
- 1 gehäufter EL Gerstenflocken
- 1 kleine Orange
- 1 kleiner Apfel
- 1 EL Sahne
- 1 bis 2 TL Ahornsirup oder Honig

1. Die Milch mit Zucker und Gewürzen aufkochen. Die Gerstenflocken einrühren, erneut aufkochen und zugedeckt bei schwacher Hitze 5 Minuten garen. Neben der Kochstelle weitere 10 Minuten quellen lassen.
2. Inzwischen die Orange und den Apfel schälen und zerkleinern. Dabei den Orangensaft auffangen und das Kerngehäuse des Apfels entfernen. Obst auf einem Portionsteller anrichten.
3. Die Grütze mit Sahne und Sirup oder Honig mischen und über das Obst geben.

**GERSTENWASSER**

In Südfrankreich heißt es „Ogeat“, in England „Barley-Water“ – es ist der sommerliche Durstlöscher aus Gerste für alle Augenfarben. Das Rezept dafür habe ich bei Eliza Acton, Kochbuchautorin des 19. Jahrhunderts, gefunden:
Zwei Esslöffel Gerstengraupen, ein Stück Zucker, ein gute Prise Salz und fein geschnittene Zitronenschale in einen Topf geben, mit reichlich kochendem Wasser aufgießen und einige Minuten sanft rühren. Zugedeckt stehen lassen, bis das Gerstenwasser ganz abgekühlt ist.

## APFELGRATIN MIT HIRSEKRUSTE

Hirse stärkt Ihre Schwachstelle, die Nieren.

Für 1 Portion

- 1/8 l fettarme Milch (1,5 %)
- 1 TL abgeriebene Zitronenschale
- 1 EL Vanillezucker
- 1 EL Hirse
- 1 Apfel (Cox Orange oder Delbart)
- 1 EL Zitronensaft
- 1 EL beliebige, gehackte Nusskerne
- 1 TL Butter oder Pflanzenmargarine
- 1 EL Honig

1. Milch, Zitronenschale und Vanillezucker in einem Topf aufkochen. Die Hirse auf einem Sieb kalt abspülen, in die Milch rühren und zugedeckt bei schwacher Hitze in etwa 20 Minuten weich kochen.
2. Den Backofen auf 200° (Umluft 180°, Gas Stufe 3) vorheizen. Den Apfel schälen, vierteln, vom Kerngehäuse befreien und in nicht zu dünne Spalten schneiden. Schuppenförmig in eine flache ofenfeste Form le-

gen, mit dem Zitronensaft beträufeln und mit den Nüssen bestreuen.
3. Hirse mit Butter und Honig mischen und über dem Apfel verteilen. Gratin in den heißen Backofen auf die mittlere Schiene stellen und in etwa 20 Minuten goldbraun backen.

## APFEL-ZWETSCHEN-KOMPOTT MIT SALBEI

Ihre beste Medizin, wenn der Magen streikt und der Bauch rumort. Essen Sie immer wieder ein paar Löffel davon als Imbiss. Das Kompott schmeckt auch als Hauptgericht mit Kartoffelgemüse.

Für 1 Portion

- 1 Herbstapfel
- 4 schöne Zwetschen
- 2 Zweige Salbei
- 2 TL Zucker
- Cayennepfeffer

1. Den Apfel schälen, vom Kerngehäuse befreien und in Stücke schneiden. Die Zwetschen waschen und halbieren, dabei die Steine entfernen. Den Salbei waschen.
2. Alle diese Zutaten mit 2 EL Wasser und dem Zucker in einem kleinen Topf aufkochen. Zugedeckt bei mittlerer bis schwacher Hitze etwa 5 Minuten dünsten, bis die Apfelstücke gerade eben weich sind. Mit Cayennepfeffer abschmecken und lauwarm abkühlen lassen.

**! EINKAUFS-TIPP** Zu den Herbstäpfeln gehören Gloster, Holsteiner Cox, Boskop. Sie kommen aus heimischem Anbau, sind schön reif und aromatisch.

## Snacks und Suppen

### KÄSECREME

Deftiges mögen Sie nicht so gern, doch kalziumreichen Käse brauchen Sie regelmäßig für Zähne und Knochen. Probieren Sie mal diese leichte Creme.

Für 2 Portionen

- 100 g reifer Camembert
- 100 g körniger Frischkäse
- 2 EL saure Sahne
- 5 EL naturtrüber Apfelsaft
- 2 EL gemischte, fein zerkleinerte Kräuter
- Salz, Cayennepfeffer

1. Den Camembert entrinden, mit einer Gabel fein zerdrücken, mit Frischkäse, saurer Sahne und Apfelsaft glatt rühren.
2. Die Kräuter untermischen, den Dip mit Salz und einer kräftigen Prise Cayennepfeffer abschmecken.

**! KOCH-TIPP** Von Dips mit Käse bereiten Sie nur zwei Portionen zu, da sie sich im Kühlschrank maximal 2 Tage halten. Die erste Portion mit 1 Vollkornbrötchen als kalte Mahlzeit, die zweite mit Pellkartoffeln als warmes Hauptgericht essen.

### EIERBROT MIT GURKE

Auch wenn Sie am liebsten vom Grünen leben würden – vergessen Sie den nötigen Eiweißschub nicht und legen Sie mal ein Ei aufs grüne Brot.

Für 1 Portion

- 1 Scheibe Vollkornbrot (ca. 30 g)
- 1 TL Joghurtbutter
- 1 Stück Salatgurke (ca. 50 g)

- Salz
- frisch gemahlener schwarzer Pfeffer
- Öl zum Braten
- 1 Ei
- 1 EL Schnittlauchröllchen

1. Die Brotscheibe mit der Joghurtbutter bestreichen. Die Gurke schälen und raspeln. Mit Salz und Pfefer mischen und auf das Brot geben.
2. Eine beschichtete Pfanne mit einem Tropfen Öl auspinseln. Das Ei darin aufschlagen, mit Salz und Pfeffer würzen und auf der Unterseite braten. Sobald das Eiweiß gestockt ist, das Ei wenden und auf der zweiten Seite braten.
3. Auf der Gurke anrichten und mit dem Schnittlauch bestreuen.

### KALTE JOGHURTSUPPE

Im Osten seit langem als Fitmacher und sommerlicher Durstlöscher bekannt und beliebt: Suppen mit Joghurt und Gemüse. Für Menschen Ihres Ernährungstyps also ideal.

Für 1 Portion

- 1 kleine rote Paprikaschote
- 1 kleines Stück Senfgurke (ca. 30 g)
- 150 g Vollmilchjoghurt
- 4 EL Buttermilch
- 1 EL Schnittlauchröllchen (frisch oder TK)
- Salz
- frisch gemahlener Pfeffer

1. Die Paprikaschote waschen, abtrocknen, putzen und sehr fein zerkleinern. Die Senfgurke klein würfeln.
2. Den Joghurt mit der Buttermilch glatt rühren. Mit Schnittlauch, Paprikaschote und Senfgurke mischen. Mit Salz und Pfeffer kräftig abschmecken. Dazu: feines Weizenvollkornbrot oder Baguette.

## FISCHSUPPE MIT ANANAS

Würzen Sie nicht zu mild, Ihr Süppchen darf kräftig säuerlich und scharf schmecken. Das kurbelt den Stoffwechsel an und hält den Darm gesund.

| Für 1 Portion |
| --- |
| 100 g Seelachs- oder Lengfischfilet |
| 2 bis 3 EL Zitronensaft |
| 1 dünne Stange Porree |
| 1 kleine rote Paprikaschote |
| 1 Stück frische Ananas (ca. 100 g) |
| 1 TL Olivenöl |
| 200 ml Gemüse- oder Fischfond (Glas) |
| Salz, Cayennepfeffer |
| 1 Prise Zucker |
| 1 bis 2 EL gemischte, fein zerkleinerte Kräuter (frisch oder TK) |

1. Das Fischfilet kalt abspülen, in fingerbreite Stücke schneiden und mit 2 EL Zitronensaft beträufeln. Ziehen lassen, bis alle anderen Zutaten vorbereitet sind.
2. Den Porree putzen, waschen und mit den saftigen grünen Blättern in fingerbreite Stücke schneiden. Die Paprikaschote waschen und trocknen. Stiel abschneiden, die Schote der Länge nach aufschneiden, von Kernen und weißen Trennwänden befreien und in Streifen schneiden. Die Ananas schälen und in kleine Stücke teilen.
3. Das Öl erhitzen. Porree und Paprikaschote darin etwa 2 Minuten bei schwacher Hitze andünsten.
4. Den Fond zugießen und aufkochen. Den Fisch mit der Ananas zugeben. Die Suppe bis knapp unter den Siedepunkt erhitzen, die Temperatur zurückschalten und den Fisch bei schwacher Hitze in 2 bis 3 Minuten gar ziehen lassen.
5. Die Suppe mit Salz, Cayennepfeffer, Zitronensaft und Zucker abschmecken. Mit den Kräutern bestreut anrichten.

## KRÄUTERSUPPE MIT SPARGEL

Ob Sie grünen, weißen, violetten oder Bruchspargel kaufen, spielt nur für die Zubereitungszeit eine Rolle: Grünspargel ist sehr schnell gar, und wenn Bruchspargel hauptsächlich aus Spargelköpfen besteht, ist die Suppe genauso schnell zubereitet.

Für 1 Portion

- 200 g Spargel
- 1 TL Olivenöl
- 1 gestrichener TL Mehl
- Salz
- 1 Prise Zucker
- 100 ml Milch
- 1 bis 2 EL beliebige zerkleinerte Kräuter (frisch oder TK)
- 1 bis 2 TL Zitronensaft
- weißer Pfeffer

1. Den Spargel waschen, schälen und die holzigen Enden abschneiden. Die Stangen in etwa 2 cm große Stücke schneiden, die Spargelköpfe beiseite legen.
2. Das Öl in einem Topf erhitzen. Die Spargelstücke darin bei mittlerer Hitze anbraten. Mit dem Mehl bestreuen, einige Male umrühren und unter weiterem Rühren knapp 1/8 Liter Wasser zugießen und aufkochen.
3. Die Suppe mit Salz und Zucker würzen und zugedeckt bei mittlerer Hitze etwa 10 Minuten garen, bis die Spargelstücke knapp gar sind.
4. Die Spargelköpfe zugeben und weitere 5 Minuten kochen. Milch und Kräuter zugeben und die Suppe erhitzen, aber nicht mehr aufkochen. Mit Zitronensaft, Pfeffer und eventuell Salz abschmecken.

## KRABBEN MIT PAPAYA UND KRÄUTERN

Essen Sie weißes Brot wie Baguette, *Pane toscana* oder Ciabatta dazu. Kräftiges aus Vollkorn schmeckt nicht so gut und könnte Probleme im Bauch verursachen, denn die Papaya selbst ist aufgrund ihrer Enzyme schon eine wirksame Verdauungshilfe.

Für 1 Portion

- 100 g Krabben (frisch oder TK)
- 2 EL Limettensaft
- 1 kleine Papaya
- Salz, frisch gemahlener weißer Pfeffer
- 1/8 Kopf Eisbergsalat
- 1 kleine Tomate
- 1 bis 2 EL gemischte, fein zerkleinerte Kräuter (frisch oder TK)
- 1 große Messerspitze brauner oder weißer Zucker
- 1 TL dunkles Sesamöl

1. Die Krabben kalt abspülen, abtropfen lassen und mit 1 EL Limettensaft vermischt 10 Minuten ziehen lassen.
2. Inzwischen die Papaya waschen und halbieren. Eine Hälfte schälen, von den Kernen befreien und mit der Schnittfläche nach unten auf ein Arbeitsbrett legen. Die Papayahälfte zweimal der Länge nach durchschneiden und quer in dünne Scheiben teilen. Mit dem restlichen Limettensaft und reichlich grob gemahlenem Pfeffer würzen.
3. Den Salat waschen und in schmale Streifen schneiden. Die Tomate waschen, abtrocknen und in kleine Würfel schneiden.
4. Krabben, Papaya, Salat und Tomate mit den Kräutern, wenig Salz, dem Zucker und dem Öl mischen.

**! DIÄT-TIPP** Die restliche Papaya wickeln Sie in Folie und legen sie in den Kühlschrank. Sie hält sich einen Tag frisch und schmeckt dann mit dem Saft von Zitrone, Limette oder Orange beträufelt als Dessert nach einem Essen mit Fleisch oder Fisch.

## BUNTER SALAT

Probieren Sie immer wieder was Japanisches: zum Beispiel einen saftigen Salat, der Ihre Verdauung in Schwung hält. Die Schärfe von Ingwer und Chili darin trägt die Hitze ins grüne Gemüse, die Sie beim Essen brauchen. Für ein Hauptgericht essen Sie frisch gekochten Reis zum Salat. Kalium im Reis regt die Nieren an.

Für 1 Portion

- 1 Stück Salatgurke (ca. 100 g)
- 1 kleine Möhre
- 1 Stange Sellerie mit Grün
- 1 Blatt Chinakohl
- 2 EL Gemüsebrühe (Instant)
- 1 EL Sojasauce
- 1/4 TL Zucker
- 1 EL Reisessig
- Salz, Yagenbori Tougarishi oder Cayennepfeffer
- 1 Stück frischer Ingwer (knapp 1 cm)

1. Die Gurke und die Möhre schälen, einmal quer halbieren und jeweils in dünne Stifte teilen. Den Sellerie waschen, trockentupfen und in dünne Scheibchen schneiden. Das Selleriegrün fein zerkleinern. Das Chinakohlblatt waschen, trockentupfen und quer in feine Streifen schneiden.
2. Die Brühe mit Sojasauce, Zucker und Essig verrühren und das zerkleinerte Gemüse damit mischen. Den Salat mit Salz und mit Yagenbori Tougarishi oder Cayennepfeffer abschmecken.
3. Den Ingwer schälen und zuerst in dünne Scheiben, dann in nadelfeine Streifen schneiden. Den Salat damit bestreuen. In einem Schälchen anrichten.

## WEISSKOHLSALAT

Ihre Lust auf Salat lässt sich gut mit ballaststoffreichem Kohl stillen, der für gute Verdauung sorgt.

Für 1 Portion

- 150 g Weißkohl
- 2 Lauchzwiebeln
- 1/2 Bund Petersilie
- 1 EL Olivenöl
- 3 EL Gemüsebrühe (Instant)
- Salz, frisch gemahlener Pfeffer
- 2 EL Zitronensaft

1. Den Weißkohl vierteln, putzen, waschen und fein hobeln. Die Lauchzwiebeln waschen, putzen und mit allen saftigen grünen Blättern in dünne Ringe schneiden. Die Petersilie waschen, abtrocknen und fein hacken.
2. Das Öl in einer Pfanne erhitzen. Kohl und Zwiebelringe darin bei mittlerer Hitze unter Rühren goldbraun braten.
3. In eine Schüssel geben, das Bratöl mit der Brühe verrühren und über den Kohl geben. Petersilie zufügen und alles mischen.
4. Kohl etwas abkühlen lassen, dann mit Salz, Pfeffer und Zitronensaft abschmecken.

## COUSCOUS-SALAT

Tabouleh heißt er und ist im ganzen östlichen Mittelmeerraum verbreitet. Bei den Kräutern können Sie variieren: Das Original wird wie hier mit fein geschnittener Sommerpetersilie zubereitet. Gut schmeckt auch eine Mischung aus jungem Löwenzahn, Rucola und Basilikum.

Für 1 Portion

- 1 EL Couscous
- 4 EL warme Gemüsebrühe (Instant)

| |
|---|
| 1 EL Zitronensaft |
| 1 kleine Zucchini |
| 1 EL Olivenöl |
| 1 Fleischtomate |
| 4 Stiele Schnittlauch |
| 4 Zweige glatte Petersilie |
| Salz |
| frisch gemahlener schwarzer Pfeffer |

1. Couscous in einer Schüssel mit Gemüsebrühe und Zitronensaft mischen und zugedeckt ziehen lassen, bis der Salat fertig ist.
2. Die Zucchini waschen, trocknen und zuerst in etwa 5 cm dicke Stücke, dann in Stifte schneiden. Im Öl bei starker Hitze unter ständigem Rühren etwa 1/2 Minute kräftig rösten, in eine Schüssel geben und etwas abkühlen lassen.
3. Die Tomate waschen, trocknen und würfeln. Schnittlauch und Petersilie waschen, trockentupfen und sehr fein zerkleinern. Tomate und Kräuter zu den Zucchini geben, Salz und Pfeffer zufügen und alles mischen.
4. Couscous mit einer Gabel durchrühren, bis es ganz locker ist. Mit dem Salat vermischen. Eventuell mit Salz, Pfeffer und etwas Zitronensaft abschmecken.

**! DIÄT-TIPP** Vollkorn-Couscous aus dem Naturkostladen ist gegart besser verdaulich.

## Hauptgerichte

### KALBSSCHNITZEL MIT SALBEI

Ab und zu ein Stückchen Fleisch tut Ihnen gut. Salbei mit seinen Bitterstoffen hilft bei der Verdauung.

Für 1 Portion

- 1 kleines Kalbsschnitzel (ca. 80 g)
- weißer Pfeffer aus der Mühle
- 4 schöne, große Salbeiblätter
- 1 hauchdünne Scheibe Frühstücksspeck
- 1 gestrichener TL Mehl
- 1 EL Olivenöl
- 5 EL trockener Weißwein oder Kalbsfond (Glas)
- Salz

1. Das Schnitzel zwischen zwei Blätter Butterbrotpapier legen und mit dem Nudelholz darüber rollen, bis es ganz dünn und etwa doppelt so groß wie vorher ist. Mit reichlich Pfeffer würzen.
2. Die Salbeiblätter waschen, trockentupfen, nebeneinander auf das Schnitzel legen und mit der quer halbierten Frühstücksspeckscheibe belegen. Speck mit den Fingerspitzen so auf das Fleisch drücken, dass er ganz flach darauf liegt.
3. Schnitzel mit der Speckseite nach unten auf die Arbeitsfläche legen und hauchdünn mit Mehl bestreuen.
4. Das Öl in einer Pfanne erhitzen, das Schnitzel darin mit der Speckseite nach unten bei mittlerer Hitze 2 Minuten braten. Wenden und weitere 2 bis 3 Minuten braten.
5. Auf einem gut vorgewärmten Teller warm halten. Den Wein oder Fond in die Pfanne gießen und den Bratensatz damit lösen. Mit wenig Salz und Pfeffer abschmecken und um das Schnitzel gießen.
   Dazu: Stangenweißbrot oder Rösti und Salat oder feines Gemüse.

**! KOCH-TIPPS**

- Wenn der Speck ganz flach auf dem Schnitzel liegt, haftet er gut am Fleisch und löst sich beim Braten auch nicht mehr ab.
- Geben Sie das Mehl zum Bestreuen in ein Tee- oder Puderzuckersieb: So bringen Sie es als hauchdünne Schicht auf das Schnitzel.

## SCHARFES SAUERKRAUT

Saftig darf Ihr Essen sein und wärmen soll es Sie von innen. Dann arbeiten die Nieren gut.

Für 1 Portion

| |
|---|
| 1 Knoblauchzehe |
| 1 TL Öl |
| 200 g Sauerkraut |
| 1 TL Kümmelkörner |
| 1 Lorbeerblatt |
| 1/8 l weißer Traubensaft |
| Salz |
| 1 Stück frische Ananas (ca. 200 g) |
| 1 TL Orangenmarmelade |
| 1/4 TL Harissa |

1. Die Knoblauchzehe abziehen, fein zerkleinern und im heißen Öl leicht bräunen.
2. Sauerkraut, Kümmel und Lorbeerblatt zugeben und unter Rühren etwa 1 Minute schmoren.
3. Den Traubensaft und wenig Salz zugeben und aufkochen. Das Kraut zugedeckt bei schwacher Hitze 30 Minuten garen.
4. Die Ananas schälen und in kleine Stücke schneiden. Mit der Marmelade und dem Harissa unter das Kraut mischen. Erneut aufkochen und zugedeckt bei schwacher Hitze weitere 5 Minuten garen. Dazu: Pellkartoffeln oder Kartoffelpüree.

**KOCH-TIPP** Die Orangenmarmelade gibt dem Kraut feine Süße und Zitrusaroma.

## LAMMGESCHNETZELTES MIT GEMÜSE

Nehmen Sie TK-Gemüse, das oft mehr Vitamine und Mineralstoffe als frisches enthält. Denn das Gemüse für die Kälte wird erntefrisch eingefroren und speichert die guten Inhaltsstoffe, während frisches Gemüse sie beim Lagern in Handel und Haushalt rasch verliert.

Für 1 Portion

- 100 g Lammfleisch (Keule)
- 1 kleine Zwiebel
- 1 Knoblauchzehe
- 1 EL Öl
- 1/2 Packung TK-Suppengemüse (225 g)
- 4 EL Gemüse- oder Geflügelbrühe (Instant)
- 1 TL scharfer Senf
- 1 EL Sahne
- Salz
- frisch gemahlener weißer Pfeffer
- 2 EL beliebige zerkleinerte Kräuter (frisch oder TK)

1. Das Fleisch trockentupfen und quer zur Faser in feine Streifen schneiden. Die Zwiebel und den Knoblauch abziehen und fein würfeln.
2. Die halbe Menge Öl in einem Topf erhitzen. Die Zwiebel und den Knoblauch darin bei schwacher Hitze glasig braten. Das gefrorene Gemüse zufügen und bei starker Hitze unter Rühren kurz anbraten. Die Brühe zugeben, einmal aufkochen und das Gemüse in etwa 5 Minuten halb gar kochen.
3. Inzwischen das restliche Öl in einer beschichteten Pfanne erhitzen. Das Fleisch darin bei starker Hitze etwa 1 Minute unter ständigem Rühren braten.
4. Die Pfanne von der Kochstelle nehmen. Den Senf und die Sahne

zum Fleisch geben und kurz verrühren. Das Gemüse mit der Dünstflüssigkeit untermischen und den Bratfond dabei lösen.

5. Das Geschnetzelte mit Salz und Pfeffer abschmecken und mit den Kräutern bestreuen. Dazu: Reis oder Kartoffeln.

## GEFÜLLTE TOMATE

Hitze aus dem Ofen und kühler Salat – das ist wie die Elemente Feuer und Erde. Genau richtig also für Ihren Ernährungstyp.

| Für 1 Portion |
|---|
| 1 große Fleischtomate |
| Salz, frisch gemahlener Pfeffer |
| 1 kleine Zwiebel |
| 1/2 Minigurke |
| 1/2 Bund Rucola |
| 1 EL Frischkäse mit Kräutern |
| 2 EL Magerjoghurt |
| 1 kleines Ei |
| 2 EL Semmelbrösel |
| 1 EL Olivenöl |

1. Den Backofen auf 220° (Umluft 200°, Gas Stufe 4) vorheizen. Die Tomate waschen, quer halbieren und die Kerne mit einem Löffel herausholen. Die Hälften nebeneinander in eine flache Gratinform setzen und mit Salz und Pfeffer würzen.
2. Die Zwiebel und die Gurke schälen, den Rucola waschen und trockentupfen. Alles fein zerkleinern.
3. Den Frischkäse mit dem Joghurt und dem Ei glatt rühren, mit Zwiebel, Gurke und Rucola vermischen und in die Tomatenhälften füllen. Semmelbrösel darüber streuen und mit dem Öl beträufeln.
4. Die Tomate in den heißen Backofen (mittlere Schiene) stellen und etwa 20 Minuten backen.

## KRÄUTERHIRSE

Ein schnelles, einfaches Essen im besten Sinn: mit wenigen, aber ausgezeichneten Zutaten. Die Hirse erinnert ein bisschen an italienischen Risotto und schmeckt besonders gut mit saftigem Tomatensalat.

Für 1 Portion

- 50 g Hirse
- 1 Schalotte
- 1 TL Olivenöl
- 2 EL geriebener Käse
- 1 bis 2 EL gemischte, fein zerkleinerte Kräuter (frisch oder TK)
- Salz
- Cayennepfeffer

1. Die Hirse auf einem Sieb heiß abspülen und abtropfen lassen. Die Schalotte abziehen und fein hacken.
2. Beide Zutaten im heißen Öl bei mittlerer Hitze unter Rühren etwa 2 Minuten anbraten. 1/8 l Wasser und Salz zugeben, aufkochen und die Hirse in etwa 30 Minuten weich garen.
3. Den Käse und die Kräuter unter die Hirse mischen. Mit Salz und einer kräftigen Prise Cayennepfeffer abschmecken.

## SCHARFER TOFU MIT GEWÜRZEN

Sie experimentieren gern, auch in der Küche. So sind Sie für Tofu am ehesten zu haben, den viele Mitteleuropäer in Bausch und Bogen ablehnen. Kosten Sie, was die Chinesen Feines aus dem Sojaprodukt machen.

Für 1 Portion

- 150 g Tofu
- 2 Lauchzwiebeln
- 1 Stück frischer Ingwer
- 1 rote Peperoni
- 1 Knoblauchzehe

5 EL Hühnerbrühe
3 EL Sojasauce
eventuell Salz
1/2 TL Zucker
2 EL Öl
1 TL dunkles Sesamöl

1. Den Tofu in etwa 1 1/2 Zentimeter große Würfel schneiden. Die Lauchzwiebeln mit dem saftigen Zwiebelgrün in feine Scheiben schneiden. Den Ingwer schälen und fein hacken. Die Peperoni halbieren, Trennwände und Kerne ganz oder teilweise entfernen. Die Schote waschen und fein hacken. Die Knoblauchzehe fein zerkleinern.
2. Für die Sauce Brühe, Sojasauce, wenig Salz und den Zucker in einer Tasse verrühren.
3. Das Öl in einer Pfanne oder im Wok erhitzen. Ingwer, Knoblauch und Peperoni kurz darin anbraten.
4. Tofu, Lauchzwiebeln und Sauce zugeben und bei starker Hitze einige Male durchrühren.
5. Alles zugedeckt bei schwacher Hitze etwa 3 Minuten dünsten. Mit dem Sesamöl abschmecken und möglichst dampfend heiß mit frisch gekochtem Reis anrichten.

## PETERSILIENKARTOFFELN MIT GEBRATENEM CHINAKOHL

Ein ungewöhnliches Essen, zugegeben, doch für Ihren Ernährungstyp äußerst wirksam: Viele Kartoffeln lassen den Darm gar nicht erst so träge werden, dass nichts mehr geht.

Für 1 Portion

4 Blätter Chinakohl
1 Knoblauchzehe
1 Zweig frischer Thymian
1 Messerspitze abgeriebene Zitronenschale
2 EL Zitronensaft

Cayennepfeffer

200 g kleine, neue Kartoffeln

1/2 kleines Bund Petersilie

1 kleine Zwiebel

1 EL Olivenöl

1 TL Butter

Salz

1. Die Chinakohlblätter waschen, trockenschwenken und in Streifen schneiden. Knoblauch abziehen und durch die Presse drücken. Thymianblättchen abstreifen. Beide Zutaten mit dem Chinakohl, Zitronenschale, Saft und 1 kräftigen Prise Cayennepfeffer mischen. Zugedeckt ziehen lassen, bis die Kartoffeln gegart sind.
2. Die Kartoffeln gründlich bürsten und ungeschält in wenig Salzwasser weich kochen; das dauert etwa 15 Minuten. Dann abgießen und etwas ausdämpfen lassen, nach Wunsch auch pellen.
3. Die Petersilie waschen, trockentupfen und fein hacken. Die Zwiebel abziehen, würfeln und in 1 TL heißem Öl glasig braten.
4. Die Butter zugeben, Kartoffeln und Petersilie zufügen. Alles unter häufigem Wenden etwa 2 Minuten braten. Mit Salz würzen und auf einem vorgewärmten Teller anrichten.
5. Den Chinakohl im restlichen Öl bei starker bis mittlerer Hitze etwa 2 Minuten braten, bis er leicht gebräunt ist. Mit Salz abschmecken und zu den Kartoffeln servieren.

## SPAGHETTI MIT KALTER TOMATENSAUCE

Kennen Sie sommerliche Gerichte, die den Durst stillen? Hier ist eines, und vermutlich eines der besten: Die feine italienische Pasta verbindet sich mit dem köstlichen Fruchtaroma vollreifer Tomaten und nativem Olivenöl. Dazu der frisch gemahlene Pfeffer mit leicht süßlich-pfefferigem Basilikum – diese Würze kommt in der rohen Tomatensauce hervorragend zur Geltung.

Für 1 Portion

- 3 mittelgroße vollreife Tomaten
- 2 bis 3 Zweige Basilikum
- Salz, Pfeffer aus der Mühle
- 1 große Messerspitze Zucker
- 1 bis 2 TL natives Olivenöl extra
- 70 g Spaghetti

1. Die Tomaten abziehen, in Stücke schneiden und mit dem Kartoffelstampfer zerdrücken. Das Basilikum fein zerkleinern und untermischen. Alles mit Salz, Pfeffer und Zucker kräftig würzen. Öl untermischen.
2. Die Spaghetti in reichlich Salzwasser in etwa 6 Minuten knapp bissfest kochen. In ein Sieb abgießen und ganz kurz abtropfen lassen. Mit den zerdrückten Tomaten mischen und sofort anrichten.

GÄSTEREZEPT

## OFENGEMÜSE MIT LAMMKOTELETTS

Was Sie sich selber selten kochen, gibt es für Sie und Ihre Freunde: Saftiges Gemüse aus dem Ofen mit Lammkoteletts aus der Pfanne. Baguette als Beilage ist besonders unkompliziert, kleine neue Kartoffeln schmecken besonders gut dazu.

Für 4 Portionen

- 4 Fleischtomaten
- 500 g schlanke Zucchini
- 4 Stangen Sellerie
- je 2 rote und grüne Paprikaschoten
- 1 Bund Lauchzwiebeln
- 8 große Austernpilze
- 1 Bund Oregano oder Majoran
- Salz
- frisch gemahlener schwarzer Pfeffer
- 1 kleine Zitrone
- 1/8 l Olivenöl
- 4 Lammkoteletts

1. Den Backofen auf 250° (Umluft 230°, Gas Stufe 5) vorheizen.
2. Die Tomaten abziehen und halbieren. Das Gemüse gründlich waschen und zerkleinern. Die Zucchini in etwa 7 cm lange Stücke schneiden. Die Selleriestangen einmal quer und einmal längs halbieren. Die Paprikaschoten vierteln, dabei die Trennwände und Kerne entfernen. Die Lauchzwiebeln putzen und waschen. Die zähen Stiele der Pilze abschneiden, die Hüte halbieren. Die Kräuter waschen, trockentupfen und fein zerkleinern.

3. Die Tomatenhälften, das Gemüse und die Pilze in der Fettpfanne des Backofens verteilen, mit Salz und Pfeffer würzen. Die Zitrone auspressen, den Saft mit etwa 2/3 des Öls mischen und über das Gemüse gießen.
4. Die Fettpfanne in den heißen Ofen auf die mittlere Schiene schieben und die Gemüsemischung in etwa 20 Minuten weich backen. Dabei einmal wenden und mit der Flüssigkeit in der Fettpfanne beschöpfen. Gemüse herausnehmen und mit Alufolie bedeckt warm halten.
5. Die Lammkoteletts kurz kalt abspülen, trockentupfen und den Fettrand mit einem scharfen Messer einschneiden. Im restlichen Öl kräftig anbraten und pro Seite 2 bis 3 Minuten braten.
6. Zum Servieren die Lammkoteletts mit Salz und Pfeffer würzen, das Gemüse mit den gehackten Kräutern bestreuen.

**FLEISCH BRAUCHT KÄLTE** Zum Aufbewahren die Kühlschranktemperatur auf 0 bis 4 Grad schalten. Vakuumverpacktes Fleisch kühlen Sie in der Verpackung, offen gekauftes Fleisch nehmen Sie heraus und tupfen es mit Küchenpapier ab. Dann legen Sie es in eine Glas- oder Porzellanschüssel oder in einen Folienbeutel. Die Schüssel decken Sie mit einem Teller oder mit Haushaltsfolie ab und stellen Sie in den Kühlschrank an der Rückseite des Gerätes unter das Verdampferfach oder auf die Glas- beziehungsweise Kunststoffplatte.

# 8. Wie Sie Ihren Diäterfolg genießen und behalten

Alle sprechen wir gerne übers Essen: Wir tauschen Top-Adressen für Brunch-Buffet und Happy-Hour-Snack aus, treffen uns beim Edel-Griechen und Landhaus-Italiener, um richtig in die Vollen zu gehen – beim Schlemmen und beim Reden. Wenn man dann Diät macht, ist es mit diesen genüsslichen Plaudereien erst mal aus. Wir fühlen uns zum Stillschweigen verurteilt: Weil uns beim Gedanken ans Essen schon das Wasser im Mund zusammenläuft. Weil wir uns nicht in „Versuchung" führen wollen, wenn uns die Freundin von ihrer neuesten Pasta-Kreation erzählt.

Sie haben nun erfahren, dass die Augenfarben-Diät da ganz anders vorgeht. Wir können und sollen ohne weiteres mitteilen, dass wir Diät halten. Denn wir berichten ja von einem neuen Ernährungskonzept – das könnte andere interessieren, ihnen gewiss nützen und sehr helfen. Schließlich sind wir nicht die Einzigen, die ein paar Pfunde verlieren, einen flacheren Bauch und einige Speckpölsterchen weniger haben wollen – dieses Bestreben teilen wir mit vielen unserer Mitmenschen. Reden Sie also ruhig, erzählen Sie anderen von Ihren Erfahrungen, von den Informationen über moderne Ernährung, die Sie ganz nebenbei, doch sehr intensiv aufgenommen haben.

Gehen Sie diesen eingeschlagenen Weg in Zukunft auch weiter: Sagen Sie ehrlich, wenn Sie etwas nicht essen mögen oder nicht vertragen. Keine Gastgeberin, kein Hobbykoch wird Ihnen das übel nehmen – heutzutage erkundigen sich die meisten Leute vor der Einladung zum Essen, was ihre Gäste gerne essen würden – eine Tischrunde, die lustlos im gesunden Hafer-„Risotto" stochert, ein Gast, dem man den Widerwillen vor Wildgulasch ansieht, macht die ganze Freude am Kochen zunichte.

Seien Sie auch ehrlich zu sich selbst: Reden Sie sich nicht den gesunden Salat ein, wenn Sie lieber mal ein saftiges Steak essen möchten.

Gönnen Sie sich das heiße Süppchen, wenn Ihnen der Sinn danach steht – vermutlich brauchen Sie es nötiger als die gesunde Rohkostplatte, die Sie eigentlich als Imbiss geplant hatten.

## Hungerattacken meiden

Plötzlichen Heißhunger spürt man oft, wenn man kurz zuvor etwas „Ordentliches" gegessen hat: ein süßes Fertigmüsli, ein schönes Stück Kuchen, einen kernigen Müsliriegel. So merkwürdig das klingen mag – diese Snacks machen nicht nur Appetit auf mehr, sondern richtig Hunger. Das liegt am Zucker, den sie in relativ großer Menge enthalten. Bleiben Sie also vorwiegend bei den Lebensmitteln, die Sie im Lauf der letzten Wochen gegessen haben: Vollkornbrot unterm Käse und gemischte Flocken im Müsli, Kartoffeln als Hauptgericht und Hülsenfrüchte in der Suppe.

Alle diese Produkte liefern Stärke, die der Körper sehr langsam aufnimmt und bedarfsgerecht in Traubenzucker umwandelt. Solange der Körper damit zu tun hat, stellt sich kein Hungergefühl ein. Denn so lange schwimmt der Traubenzucker im Blut mit, so lange liefert er Muskeln, Gehirn und anderen Organen die Energie, die wir für jede körperliche und geistige Tätigkeit, für Stoffwechsel und alle anderen Lebensvorgänge brauchen.

## Mit Fleisch und Eiern sparsam umgehen

Vermutlich haben Sie bei der Augenfarben-Diät bemerkt, dass Sie bei vielen Mahlzeiten auf diese beiden Lebensmittel verzichten und Ihr Essen trotzdem wie gewohnt genießen können. Bleiben Sie dabei und erwägen Sie das Für und Wider: Fleisch und Eier liefern hochwertiges Protein, das wir besonders gut verwerten können. Das ist in Stressphasen oft wichtig – der Hunger nach einem dicken Steak, die Lust auf das Frühstücksei, die man manchmal spürt, kann damit zusammenhängen. Geben Sie ihr nach, so wie Sie auch ein Stückchen Schokolade genießen – ernähren würden Sie sich davon jedoch nicht. Das sollte von nun an auch für Fleisch und Eier gelten. Denn beides enthält eine Reihe von Stoffen, vor denen Experten warnen: Allen voran das „böse" LDL-Cholesterin, das Herz und Kreislauf Probleme macht.

Purine verursachen Gicht, verstecktes Fett in der Wurst und Salz im Schinken sorgen für Übergewicht und Bluthochdruck. Hinzu kommt, dass tierische Lebensmittel keinerlei Ballaststoffe liefern – ein höchst wirksames Antikanzerogen und eine der wichtigsten Verdauungshilfen (siehe Seite 48). Und last, not least: Diverse Skandale haben das Vertrauen in tierische Lebensmittel gründlich erschüttert. Wir zahlen für Fleisch aus der Massentierhaltung mit Abstrichen an unserer Gesundheit, die bei einer vernünftigen Ernährung überhaupt nicht notwendig wären.

Pflanzliche Lebensmittel wie Kartoffeln, Getreide und Hülsenfrüchte enthalten überhaupt kein Cholesterin, Purine in weit geringerem Maße als Fleisch. Dafür liefern sie eine große Menge von Bioaktiv-Stoffen (siehe Kapitel 3).

## Ein paar Gedanken zum Thema Fett

Natürlich schadet hin und wieder ein Schlemmermenü nicht. Doch einen ständigen Energieüberschuss gibt der Körper nicht ab, sondern lagert ihn in Form von Fettpölsterchen ein. Was heute in den reichen Ländern mit ihrem Überfluss ein Problem ist, hatte früher einen guten Grund: Bis vor etwa 50 Jahren brauchten alle Menschen „stille Reserven" – wir mussten gerüstet sein für Hungerzeiten, die in der Geschichte der Menschheit überall und regelmäßig auftraten. Die vollschlanke Frau als Schönheitsideal, der gut genährte Mann mit dem stattlichen Bauch unter Weste und goldener Uhrkette waren noch bis vor etwa 100 Jahren Zeichen für gut situiertes Bürgertum, das auch magere Zeiten nicht zu fürchten brauchte.

Darüber brauchen sich die Menschen in den Industrienationen heutzutage keine Gedanken mehr zu machen. Schwierigkeiten bei der Verteilung von Nahrungsmitteln, Hungersnot und Unterernährung gibt es nur noch in den Ländern der so genannten Zweiten und Dritten Welt.

Dafür leiden die Wohlgenährten von heute an diversen Beschwerden, die ihre Gesundheit ernsthaft gefährden können: Kreislauf und Stoffwechsel spielen verrückt. Die Knochen werden unnötig belastet. Als Folge treten Bandscheiben- und Gelenkschäden auf, weil man einfach zu schwer ist. Mit Zuckerkrankheit, Gicht, Bluthochdruck, Herzproblemen und Kurzatmigkeit haben Übergewichtige häufiger zu kämpfen als Menschen mit Normalgewicht. Das alles hat mit zu viel Fett auf dem Teller zu tun. Es ist das Croissant zum Frühstück, auf dem noch ein Stückchen Butter und ein Löffelchen Marmelade prangt, wie es uns die Werbung als Delikatesse anpreist. Es ist der kleine Snack zwischendurch, die Wurst zum Abendbrot, der man gar nicht ansieht, wie viel Fett sie enthält. Das stete Essen außer Haus spielt eine Rolle – sei es in der Kantine oder am Fastfood-Stand, beim Arbeitsessen im feinen Restaurant oder beim gemütlichen Treffen in der Kneipe, wo man sich zum Bierchen noch ein deftiges Schmalzbrot gönnt, zum Schoppen Wein noch einen kleinen Käseteller. Essen als Freizeitvergnügen, gar als Event, kann jedem von uns Probleme schaffen. Und da ist es gut, wenn man über seinen Ernährungtyp Bescheid weiß.

## Oft gestellte Fragen

Seit ich vor etwa 14 Jahren mein erstes Diät-Buch veröffentlicht habe, erreichen mich immer wieder Fragen von Leserinnen und Lesern. Die häufigsten, die auch für die Augenfarben-Diät gelten, finden Sie nachstehend.

### ? Muss ich mich streng an die Rezepte halten?

Anfangs ja. Denn Sie wollen doch eine neue Form der Ernährung kennen lernen. Vielleicht sogar erlernen. Deshalb sollten Sie das Buch wie ein Lehrbuch verwenden – auch im praktischen Rezeptteil. Sobald Sie wissen, worauf es bei der Zusammensetzung Ihres Speiseplanes, bei der Lebensmittelauswahl und Zubereitung ankommt, sobald Sie Ihren Ernährungstyp genau kennen, benutzen Sie das Buch als Leitfaden und zum Nachschlagen. Dann können und sollten Sie sogar eigene Rezepte entwickeln.

**? Brauche ich Vitamintabletten während der Diät?**

Nein. Tagespläne und Rezepte sind so aufgebaut, dass Sie alle Nährstoffe, Vitamine und Mineralstoffe bekommen. Ausnahme: Folsäure während der Schwangerschaft und Stillzeit – da muss man mit einem Präparat nachhelfen. Doch eine Diät – egal welcher Art – ist in dieser Lebensphase ohnehin nicht geeignet, einfach weil die Portionen zu knapp bemessen sind.

**? Was ist der Body Mass Index und muss ich meinen eigenen kennen?**

Sie können ihn ausrechnen – notwendig ist das für die Augenfarben-Diät nicht. Den Body Mass Index (BMI) errechnen Sie so: Ihr Körpergewicht in Kilo geteilt durch Ihre Körpergröße im Quadrat. Angenommen, Sie wiegen 60 Kilo und sind 1,60 m groß. Dann sieht die Rechnung so aus: Körpergröße im Quadrat ist 1,60 x 1,60 = 2,56. Als zweiten Schritt: 60 Kilo : 2,56 = 23,4 BMI. Nun brauchen Sie noch die Richtwerte:

- Normalgewichtig: BMI zwischen 18 und 25
- Leicht übergewichtig: BMI zwischen 25 und 30
- Ein BMI über 30 gilt als Gesundheitsrisiko, einer unter 18 ebenfalls – kann in Richtung Magersucht deuten.

Was das ganze soll? Ich persönlich halte es für eine unnötig komplizierte Zahlenspielerei. Jeder von uns weiß, wann er zu dick ist. Notfalls hilft uns immer noch das gute alte Broca-Normalgewicht: Körpergröße in Zentimetern minus 100. Bei unserem Beispiel: 160 cm minus 100 ergibt 60 Kilo.

**? Gibt es gute und schlechte Futterverwerter?**

Ja. Das hängt vermutlich mit dem Stoffwechsel zusammen. Bei den Typen nach unserer Augenfarben-Diät sind es die Hellblauen, die oft weniger an Gewicht zulegen als Menschen mit anderen Augenfarben. Doch eine Regel dafür gibt es nicht. Und die Diskussion über Gene, die uns zu Dicken oder Dünnen machen, wird weitergehen und vermutlich nie beendet sein. Wichtig: Fast alle Menschen legen im Lauf der Jahre an Gewicht zu – vor allem während des Klimakteriums, das übrigens Frauen und Männer betrifft. Danach pendelt sich das Gewicht oft wieder ein. Allerdings auf einem etwas höheren Niveau.

**? Ich möchte gezielt abnehmen, weil mich die Fettpolster auf meinen Hüften stören. Wie geht das?**

Gar nicht. Wir müssen unseren Körperbau akzeptieren: Speck auf den Hüften, einen runden Po, stramme Waden oder ein rundliches Gesicht hat uns die Natur verpasst, dagegen können wir nichts tun. Bei kleinen Menschen fällt eine Gewichtszunahme eher auf als bei großen. Das ist Schicksal, mit dem wir uns abfinden müssen.

**? Ich mag keinen Sport treiben. Schadet das während der Diät?**

Nein. Sie sollen ja Ihre Lebensgewohnheiten nicht ändern – Zwang erträgt man nur kurze Zeit, dann kehrt man wieder zum alten Trott zurück. Regelmäßige Bewegung allerdings ist gut – nicht nur bei einer Diät. Überlegen Sie, was Sie gerne tun: schwimmen, Rad fahren, spazieren gehen, im Garten arbeiten, den Hund der Nachbarin Gassi führen? Irgendetwas gibt es bestimmt, womit Sie sich Bewegung verschaffen können. Ein Tipp: Nehmen Sie sich zunächst gar nichts vor – testen Sie einfach. Dann bleiben Sie vermutlich eher dabei.

**? Muss ich mich täglich auf die Waage stellen?**

Nein. Denn die Waage zeigt auch an, wenn wir gelegentlich mehr Wasser im Körper speichern – beim weiblichen Zyklus ist das ganz normal. Oder sie registriert einen Flüssigkeitsverlust – zum Beispiel nach den Einführungstagen in Ihre Diät. Mit einer tatsächlichen Reduzierung des Gewichts hat das nichts zu tun. Und beim langsamen Abnehmen, wie es die Augenfarben-Diät empfiehlt und praktiziert, ist die Waage ohnehin unnötig: Sie merken schon selbst, wenn Sie sich wohler und leichter fühlen.

**? Manchmal spüre ich Heißhunger, vor allem, wenn ich gar nicht körperlich arbeite. Dann kann ich mich nicht mehr auf meine Arbeit konzentrieren. Was soll ich tun?**

Eine Scheibe Vollkornbrot und einen Apfel essen. Beides bringt Ihren Blutzuckerspiegel wieder in Ordnung. Heißhunger, Konzentrationsschwäche und sogar Schwindelanfälle sind Zeichen für leere Glykogenspeicher, die Sie rasch auffüllen müssen. Süßes hilft nicht, weil der Zucker verbraucht wird und die Speicher trotzdem leer bleiben.

**? Ich kann mir das Knabbern nicht abgewöhnen. Gibt's was Kalorienarmes?**

Ja: Stifte von Salatgurken und Möhren, Obst und ein paar Nüsse. Ungewöhnlich und gut beim spannenden Fernsehkrimi: Kumquats, die zartbitteren Zwergorangen, oder Kapstachelbeeren, auch Physalis genannt. Mit den kleinen Exoten bekommen Sie noch eine ganze Menge guter Bioaktiv-Stoffe.

**? Soll ich meinen Eiweißbedarf nur mit pflanzlichen Lebensmitteln decken, wie es von strengen Vegetarieren empfohlen wird?**

Nein. 100 Gramm weiße Bohnen enthalten zwar so viel Eiweiß wie dieselbe Menge Rinderlende, Kichererbsen so viel wie Kalbsfilet und Linsen mehr als ein Schweineschnitzel. Doch Pflanzeneiweiß passt zu „unserem" Protein nicht so gut wie tierisches – der Körper muss es erst umbauen, um es verwerten zu können. Damit es genauso wertvoll wird, müssen wir es ergänzen. Nicht unbedingt mit Fleisch oder Fisch, nicht einmal mit Eiern, aber zumindest mit Milch und allem, was aus Milch hergestellt wird. Ein Beispiel aus der traditionellen Küche sind Pellkartoffeln mit Quark, die in der Eiweißversorgung dem Steak mit Salat nicht nachstehen. Kulinarisch interessanter sind gewiss neue Kartoffeln mit zartem Porree in cremiger Joghurtsauce. Wie man diese fleischlose Delikatesse zubereitet, lesen Sie im Rezeptteil dieses Buches.

Fazit: Eiweißmangel ist in den Industrienationen nicht das Problem. Auch hier müssen wir eher ein Zuviel fürchten.

**? Darf man Fett essen bei einer Diät?**

Man muss sogar, denn nahezu jedes Lebensmittel enthält Fett. Die Natur hat also schon dafür gesorgt, dass wir ausreichend davon bekommen. Zu viel Fett macht jedoch dick, und weil Übergewicht ein großes Problem in den Industrienationen ist, reden wir ständig davon. Wer seinen Salat mit einem Extralöffel Olivenöl anmacht oder gar den Stich Butter am Gemüse verteidigt, wer sich auch mal einen schönen fetten französischen Käse zum Rotwein gönnt oder die Tradition des Gänsebratens zu Weihnachten hochhält, scheint schon Raubbau mit seiner Gesundheit zu treiben. Kümmern Sie sich nicht darum: Hier treibt der Feldzug gegen so genannte Ernährungssünden recht seltsame Blüten. Und gegen die Diktatur des Fitnesskults helfen Fakten. Wir können und wir sollen unser Essen genießen. Das heißt noch lange nicht, dass wir unserer Gesundheit schaden. Es geht nicht um die Vermeidung des angeblichen Schadstoffes Fett, es geht um den vernünftigen Umgang mit einem wichtigen Nährstoff. Denn Fett ist – genau wie Kohlenhydrate und Eiweiß – lebensnotwendig für unseren Organismus.

**? Muss ich auf Cholesterin achten?**

Bei der Augenfarben-Diät ist Cholesterin kein Thema. Nur wer reichlich Eier, fetten Käse, Butter, Sahne, Fleisch und Wurst isst, nimmt auch viel Cholesterin auf. Unsere Diät empfiehlt modernes Essen mit viel Gemüse, mit Kräutern, gutem Öl und reichlich Obst. Außerdem setzt sie gezielt und reichlich Cholesterinsenker ein: zum Beispiel Bioaktiv-Stoffe in Knoblauch und Zwiebeln, bestimmte Ballaststoffe in Vollkornbrot und Äpfeln, Substanzen in Hafer und Olivenöl. Details zu Cholesterin finden Sie im Kapitel „Basiswissen Ernährung“, Seite 62.

**? Kaum esse ich „normal“, nehme ich wieder zu. Muss ich immer Diät halten?**

Nein. Aber Sie sollten ganz ehrlich Ihre Essgewohnheiten überprüfen. Vielleicht essen Sie zwischendurch etwas, ohne dass Ihnen bewusst ist, wie viel. Viele kleine Snacks ergeben oft mehr Masse und Energie als eine Hauptmahlzeit. Sind Sie vielleicht ein Stressesser? Oder ein Kummerknabberer? Belohnen Sie sich mit Essen, wie Sie es als Kind erlebt haben? Brauchen Sie bei lästiger Arbeit ein Häppchen, das Sie bei Laune hält? Alle diese Fragen müssen Sie klären. Und vergessen Sie die wichtigste nicht: Nehmen Sie wirklich zu oder sträubt sich Ihr Körper nur gegen das angebliche Idealgewicht, das Sie ihm aufzwingen wollen? Gelegentlich zwei oder drei Kilo mehr auf der Waage schaden nicht. Wirklich achten müssen wir auf unser Gewicht erst, wenn es stetig ansteigt. Und dann ist es am besten, erst einmal den Konsum von Fett und Süßigkeiten rigoros einzuschränken und auf Alkohol ganz zu verzichten.

# Anhang

## I. Sekundäre Pflanzenstoffe

Vitamine und Mineralien, Ballast- und Bioaktiv-Stoffe in Gemüse und Obst, Getreide und Kartoffeln, Kräutern und Gewürzen brauchen wir so notwendig wie die Nährstoffe Eiweiß, Fett und Kohlenhydrate. Sie halten den Stoffwechsel in Gang, schützen uns vor Mangelschäden und Kanzerogenen, stärken das Immunsystem und lindern körperliche Beschwerden bis hin zu Schmerzen. Davon profitieren all unsere Organe, unser Geist und unsere Psyche. So leben wir besser, gesünder und fröhlicher.

In dieser Übersicht finden Sie alle pflanzlichen Lebensmittel, die zu den Top Ten der fünf Augenfarben-Typen gehören, sowie die meisten, die in den Rezepten verwendet werden. Als Zusatzinformation ist bei vielen Produkten auch die Wirkung nach der Traditionellen Chinesischen Medizin (TCM) angegeben.

| Pflanze | Substanz | Wirkung |
|---|---|---|
| **Ananas** | *Bromelain* | kann Migräne lindern |
| **Äpfel** | *Pektin* | senken Cholesterin; TCM: Äpfel kühlen und beruhigen den Körper |
| **Aprikosen** | *Karotinoide* | unterstützen das Immunsystem; TCM: Aprikosen helfen bei Husten |
| **Artischocken** | *Cynarin* | fördern die Verdauung |
| **Auberginen** | *Anthozyane* | wirken gegen Entzündungen; TCM: Auberginen beugen Arteriosklerose vor |

| | | |
|---|---|---|
| **Bananen** | *Kalium* | sorgen für gesunden Blutdruck; TCM: Bananen bauen Körpersäfte auf |
| **Birnen** | *Vitamin C* | schützen vor Infektionen; TCM: Birnen fördern die Körpersäfte |
| **Blumenkohl** | *Senföle* | schützt vor Kanzerogenen; TCM: Blumenkohl stärkt Magen und Milz |
| **Bohnen, grüne** | *Vitamin* $B_6$ | fördern die Blutbildung; TCM: grüne Bohnen beruhigen |
| **Bohnen, getrocknete** | *Ballaststoffe* | wirksame Antikanzerogene |
| **Brokkoli** | *Senföle* | schützt vor Kanzerogenen; TCM: Brokkoli stärkt Magen und Milz |
| **Brombeeren** | *Ballaststoffe* | pflegen den Darm |
| **Brunnenkresse** | *Glucosinolate* | kurbelt den Stoffwechsel an |
| **Bulgur** | *Phytoöstrogen* | schützt vor Herz- und Kreislaufkrankheiten |
| **Cashewnüsse** | *Phytosterine* | möglicher Kariesschutz |
| **Champignons** | *Riboflavin* | leberfreundlich, sorgen für schöne Haut; TCM: Champignons senken Cholesterin |
| **Chili** | *Capsaicin* | schützt vor Darminfektionen; TCM: Chili mildert lästiges Schwitzen |

| | | |
|---|---|---|
| **Chinakohl** | *Senföle* | schützt vor Kanzerogenen; TCM: Chinakohl hilft bei Verstopfung |
| **Couscous** | *Phytoöstrogene* | stärkt das Herz |
| **Datteln** | *Kalium* | schützen das Herz |
| **Endiviensalat** | *Inulin* | fördert den Gallenfluss |
| **Erbsen** | *Eisen* | fördern die Blutbildung; TCM: Erbsen regen die Nieren an |
| **Erdbeeren** | *Vitamin C* | fördern die Eisenaufnahme; TCM: Erdbeeren helfen gegen Verstopfung |
| **Erdnüsse** | *Enzym-inhibitoren* | wirken positiv auf die Blutbildung; TCM: Erdnüsse beruhigen die Nerven |
| **Gänseblümchen** | *Gerbstoffe* | reinigen das Blut |
| **Gartenkresse** | *Bitterstoffe* | unterstützt die Leber |
| **Feldsalat** | *Magnesium* | kräftigt das Herz |
| **Fenchel** | *Folsäure* | baut neues Gewebe auf |
| **Grünkohl** | *Kalzium* | schützt Knochen und Zähne |
| **Gurken** | *Fluor* | schützen vor Karies; TCM: Gurken fördern die Harnausscheidung |
| **Hafer** | *Ballaststoffe* | senkt Cholesterin; TCM: Hafer kräftigt das Herz |

| | | |
|---|---|---|
| **Heidelbeeren** | *Gerbstoffe* | heilen Entzündungen |
| **Himbeeren** | *Pektin* | reinigen den Darm |
| **Hirse** | *Ölsäure* | senkt Cholesterin; TCM: Hirse kräftigt die Nieren |
| **Ingwer** | *ätherische Öle* | entgiftet und wärmt den Magen; TCM: Ingwer hilft gegen Übelkeit |
| **Kartoffeln** | *Vitamin C* | schützen vor Infektionen; TCM: Kartoffeln wirken entzündungshemmend |
| **Kichererbsen** | *Ballaststoffe* | stärken den Darm |
| **Kirschen** | *Anthozyane* | schützen das Bindegewebe; TCM: Kirschen stärken das Blut |
| **Kiwis** | *Vitamin C* | mindern die Nitrataufnahme |
| **Knoblauch** | *Allicin (Sulfid)* | schützt vor Bakterien und Pilzen; TCM: Knoblauch senkt den Blutdruck |
| **Kohl, weiß und rot** | *Ballaststoffe* | schützt den Darm |
| **Kohlrabi** | *Vitamin C* | schützt vor Infektionen |
| **Kokos** | *Kalium* | stärkt das Herz |
| **Koriander** | *ätherische Öle* | fördert Blutfluss und Harnausscheidung |

| | | |
|---|---|---|
| **Kürbis** | *Kalium* | regelt den Wasserhaushalt; TCM: Kürbis entgiftet und hemmt Entzündungen |
| **Lauch** | *Allicin (Sulfid)* | reguliert die gesunde Darmflora; TCM: Lauch entgiftet |
| **Linsen** | *Selen* | schützen vor Kanzerogenen |
| **Löwenzahn** | *Gerbstoffe* | stärkt die Leber, fördert die Harnausscheidung |
| **Mais** | *Folsäure* | fördert die Neubildung von Zellen; TCM: Mais senkt Cholesterin |
| **Majoran** | *Bitterstoffe* | stärkt die Leber |
| **Meeresgemüse** | *Jod* | hält die Schildrüse in Funktion |
| **Meerrettich** | *ätherische Öle* | schützt vor Infektionen |
| **Möhren** | *Karotinoide* | schützen vor Kanzerogenen; TCM: Möhren senken hohen Blutdruck |
| **Mu-Err-Pilze** | *Eisen* | helfen bei der Blutbildung; TCM: Mu-Err-Pilze reinigen den Darm |
| **Muskat** | *ätherische Öle* | regt die Verdauung an |
| **Orangen** | *Vitamin C* | mindern die Nitrataufnahme |
| **Oregano** | *Gerbstoffe* | regt die Verdauung an |

| | | |
|---|---|---|
| **Olivenöl** | *Ölsäure* | schützt vor Herz- und Kreislaufkrankheiten |
| **Paksoi** | *Glucosinolate* | schützt vor Infektionen; TCM: Paksoi senkt die Hitze |
| **Papaya** | *Papain* | unterstützt die Verdauung; TCM: Papaya wirkt gegen Bakterien |
| **Paprikaschoten** | *Capsaicin* | schützen vor Darminfektionen |
| **Petersilie** | *Vitamin C* | mindert die Nitrataufnahme; TCM: Petersilie fördert die Harnausscheidung |
| **Pfirsiche** | *Karotinoide* | schützen vor Kanzerogenen |
| **Pflaumen/ Zwetschen** | *Ballaststoffe* | schützen den Darm |
| **Radicchio** | *Inulin* | stärkt Darm und Leber |
| **Radieschen** | *Senföle* | schützen vor Kanzerogenen |
| **Reis** | *Phytoöstrogene* | kann dem weiblichen Hormonhaushalt nützen |
| **Rettich** | *Glucosinolate* | schützt vor Bakterien, Pilzen und Viren; TCM: Rettich fördert die Verdauung |
| **Rosenkohl** | *Vitamin E* | schützt vor Kanzerogenen |
| **Rucola** | *Glucosinolate* | wirkt gegen Pilze im Körper |

| | | |
|---|---|---|
| **Salbei** | *ätherische Öle* | pflegt die Schleimhäute |
| **Sellerie** | *Phosphor* | schützt die Nieren; TCM: Stangensellerie senkt hohen Blutdruck |
| **Sonnenblumenöl** | *Phytosterine* | wirkt antikanzerogen |
| **Spinat** | *Magnesium* | mindert Stress; TCM: Spinat stärkt die Leber |
| **Stachelbeeren** | *Vitamin* $B_1$ | schützen das Herz |
| **Tofu** | *Enzyminhibitoren* | stärkt die Abwehr; TCM: Tofu entgiftet |
| **Tomaten** | *Carotinoide* | schützen vor Kanzerogenen; TCM: Tomaten stärken das Blut |
| **Thymian** | *ätherische Öle* | unterstützt die Fettverdauung |
| **Walnüsse** | *Phytosterine* | halten den Fettstoffwechsel intakt |
| **Weißkohl** | *Glucosinolate* | Antikanzerogen; TCM: Weißkohl stärkt die Knochen |
| **Weizen (Nudeln)** | *Ballaststoffe* | stärkt den Darm; TCM: Weizen hebt die Stimmung |
| **Weizenkeimöl** | *Vitamin E* | Antikanzerogen |
| **Zimt** | *ätherische Öle* | lindert Blähungen und Übelkeit; TCM: Zimt wärmt die Nieren |

| | | |
|---|---|---|
| **Zitronen** | *Vitamin C* | stärken das Immunsystem; TCM: Zitronen wirken schleimlösend |
| **Zucchini** | *Thiamin* | kräftigen die Nerven |
| **Zuckermelonen** | *Karotinoide* | stärken das Immunsystem; TCM: Zuckermelonen beruhigen |

# II. Auf einen Blick

## Lebensmittel – typgerecht wählen

- **Täglich** sollten Sie mindestens vier dieser Lebensmittel essen – morgens zum Beispiel Brot oder Flocken mit Obst, zur zweiten Hauptmahlzeit Gemüse und Kartoffeln, zur dritten vielleicht Salat, Kräuter und Olivenöl. Hier gibt es nur geringe Unterschiede zwischen den Augenfarben, denn alle diese Produkte gehören zu unserer Basisernährung.

- **Häufig** heißt so oft Sie mögen: Wer gerne jeden Tag zum Beispiel feines Vollkornbrot, körnigen Frischkäse oder einen Apfel isst – umso besser! Und wenn Sie zur zweiten Hauptmahlzeit Reis oder Nudeln essen wollen – nur zu! Bei diesen Produkten erkennen Sie schon, wie sich die Augenfarben in der Lebensmittelwahl voneinander unterscheiden.

- **Selten** heißt, dass für Ihre Augenfarbe diese Produkte maximal nur einmal pro Woche günstig sind.

- **Zunächst nicht** heißt, dass Sie einmal zwei Wochen testen sollten, ob Sie nicht auch ohne diese Produkte leben können. Falls nicht: maximal nur einmal pro Monat essen. Oft stellt sich aber heraus, dass man den Müsliriegel gar nicht so gerne mag, sondern einfach aus Bequemlichkeit knabbert, dass die Nuss-Nougat-Creme aufs Brot ein Überbleibsel aus der Kindheit ist und dass man Salznüsse nur zum Fernsehen braucht. Alle diese Gewohnheiten lassen sich meist ganz leicht ändern.

## Hellblaue Augen

| **täglich** | **häufig** | **selten** | **zunächst nicht** |
|---|---|---|---|
| *frisches oder TK-Gemüse* | *Gurken, Artischocken* | *Spinat, Sprossen* | *Gemüse-konserven* |
| *frisches Obst* | *Äpfel, Zitrusfrüchte* | *Kompott mit Zucker* | *Rhabarber* |
| | *Nüsse, Samen* | *Erdnüsse* | *Nuss-Nougat-Creme* |
| *gekochte Kartoffeln* | *Kartoffelpüree* | *Bratkartoffeln* | *Pommes frites, Chips* |
| *Mischbrot* | *feines Vollkornbrot* | *Körnerbrot, Weißbrot* | *Croissants* |
| *zarte Flocken* | *Vollkornflocken* | *Crunchy-, Schokomüsli* | *Müsliriegel* |
| | *Glasnudeln* | *getrocknete Bohnen* | *Linsen, Trockenerbsen* |
| *frische oder TK-Kräuter* | *Ingwer, Knoblauch* | *Chili, Cayennepfeffer* | *Mayonnaise, Ketchup* |

| | | | |
|---|---|---|---|
| | *Fisch, Meeresgemüse* | *Tintenfisch* | *Schal-, Krustentiere* |
| | | *Räucherfisch* | *Fischkonserven* |
| | | *fettes Fleisch, Gans* | *Innereien* |
| | | *Wurst, Schinken* | *Dosenwurst, Corned Beef* |
| | *Nudeln, Hirse, Reis* | *Couscous, Bulgur* | *ganze Getreidekörner* |
| | *fettarme Milch, Dickmilch* | *Schmant, probiotischer Joghurt* | |
| | *Quark, körniger Frischkäse* | *fetter Käse, Hartkäse* | *Schmelzkäse* |
| *Olivenöl* | *native Öle, Joghurtbutter* | *Butter, Gänseschmalz* | *Butter-, Schweineschmalz* |
| | *Trockenobst* | *Honig, Konfitüre* | *kandierte Früchte* |
| | | *Eiscreme, Kuchen, Gebäck* | *Schokolade, Konfekt* |

## Als Ergänzung

| **immer gut** | **ab und zu** |
|---|---|
| *alle Pilze, Tofu, Zwiebeln, Polenta, Knäckebrot* | *Rindfleisch, Eier, Crème fraîche, saure und süße Sahne, Reibkäse* |

## Dunkelblaue Augen

| **täglich** | **häufig** | **selten** | **zunächst nicht** |
|---|---|---|---|
| *frisches oder TK-Gemüse* | *Stangensellerie, Möhren* | *Sprossen, Paprikaschoten* | *Gemüsekonserven* |
| *Zwiebeln, Lauchzwiebeln* | *Shiitake-Pilze* | | |
| *frisches Obst* | *Äpfel, Bananen, Beeren* | | *Obstkonserven* |
| | *Nüsse, Samen* | *gesalzene Nüsse, Nussmus* | *Nuss-Nougat-Creme* |
| *gekochte Kartoffeln* | *Bratkartoffeln* | | *Pommes frites, Chips* |
| *Vollkornbrot* | *feines Vollkornbrot* | *helles Landbrot, Brezeln* | *Weißbrot, Croissants* |
| *Vollkornflocken* | *zarte Flocken* | *Knusperflocken* | *Crunchy-, Schokomüsli* |
| | *getrocknete Hülsenfrüchte* | | |
| *frische oder TK-Kräuter* | *Petersilie, Basilikum* | | |
| *Knoblauch, Pfeffer* | *Chili, Cayennepfeffer* | | *Mayonnaise, Ketchup* |

| | | | |
|---|---|---|---|
| | *frischer oder TK-Fisch* | *Tintenfisch* | *Schal-, Krustentiere* |
| | | *Räucherfisch* | *Fischkonserven* |
| | | *fettes Fleisch, Ente* | *Innereien* |
| | | *Wurst, Schinken* | *Dosenwurst, Corned Beef* |
| *Nudeln, Reis* | *Couscous, Reisnudeln* | *ganze Getreidekörner* | |
| *Joghurt, Dickmilch* | *fettarme Milch* | *Schmant, saure Sahne* | |
| *Quark* | *körniger Frischkäse* | *fetter Käse, Hartkäse* | *Käsezubereitungen* |
| *Olivenöl* | *native Öle, Joghurtbutter* | *Butter, Gänseschmalz* | *Butter-, Schweineschmalz* |
| | *Trockenobst* | *Honig, Konfitüre* | *Müsliriegel* |
| | | *Eiscreme, Kuchen, Gebäck* | *Schokolade, Konfekt* |

## Als Ergänzung

| **immer gut** | **ab und zu** |
|---|---|
| *Tofu, Austernpilze, Glasnudeln, Gewürze, Meeresgemüse* | *Lamm, Eier, Sahne, Crème fraîche, Reibkäse* |

# Graue Augen

| täglich | häufig | selten | zunächst nicht |
|---|---|---|---|
| *frisches oder TK-Gemüse* | *Kohlrabi, Tomaten* | *Rüben* | *Gemüse-konserven* |
| *frisches Obst* | *Äpfel, Ananas, Melonen* | | *Obstkonserven* |
| | *Mandeln, Kürbiskerne* | *andere Nüsse, Samen* | *gesalzene Nüsse, Nuss-Nougat-Creme* |
| *gekochte Kartoffeln* | *Kartoffelpüree* | *Kartoffel-fertigprodukte* | *Pommes frites, Chips* |
| *feines Voll-kornbrot* | *Mischbrot* | *helles Landbrot* | *Nussbrot, Croissants* |
| *Vollkorn-flocken* | *zarte Flocken* | *Knusperflocken* | *Crunchy-, Schokomüsli* |
| | *Kichererbsen, Linsen* | *Trockenerbsen* | *Trockenbohnen* |
| *frische oder TK-Kräuter* | *Dill, Thymian* | | |
| *Knoblauch, Zwiebeln* | *grüner Pfeffer* | *Chili, Cayennepfeffer* | *Mayonnaise, Ketchup* |
| | *frischer oder TK-Fisch* | *Tintenfisch* | *Schal-, Krustentiere* |

| | | | |
|---|---|---|---|
| | | *Räucherfisch* | *Fischkonserven* |
| | | *fettes Fleisch* | *Gans, Wild* |
| | | *Wurst, Schinken* | *Dosenwurst, Corned Beef* |
| *Nudeln, Reis* | *Bulgur, Getreideschrot* | *ganze Getreidekörner* | |
| *Joghurt, Kefir* | *fettarme Milch, Buttermilch* | *Schmant, saure Sahne* | |
| *Quark* | *körniger Frischkäse* | *fetter Käse, Hartkäse* | *Käsezubereitungen* |
| *Olivenöl* | *native Öle, Joghurtbutter* | *Butter, Gänseschmalz* | *Butter-, Schweineschmalz* |
| | | *Honig, Konfitüre* | *Müsliriegel* |
| | | *Eiscreme, Kuchen, Gebäck* | *Schokolade, Konfekt* |

## Als Ergänzung

| **immer gut** | **ab und zu** |
|---|---|
| *Lauchzwiebeln, alle Pilze, Tofu, Reisnudeln, Meeresgemüse* | *frische Datteln, Hähnchen, Ente, Eier, Sahne, Crème fraîche, Reibkäse* |

## Braune Augen

| täglich | häufig | selten | zunächst nicht |
|---|---|---|---|
| *frisches oder TK-Gemüse* | *grüne Bohnen, Brokkoli* | | *Gemüsekonserven* |
| | *Mu-Err-Pilze, Shiitake* | *Wildpilze* | |
| *frisches Obst* | *Äpfel, Weintrauben* | | *Obstkonserven* |
| | *Erdnüsse, Kürbiskerne* | | *gesalzene Nüsse, Nuss-Nougat-Creme* |
| *gekochte Kartoffeln* | *Kartoffelpüree* | *Gratin, Bratkartoffeln* | *Kartoffelfertigprodukte, Chips, Pommes frites* |
| *feines Vollkornbrot* | *grobes Vollkornbrot* | *helles Landbrot, Baguette* | *Croissants, süße Brötchen* |
| *Vollkornflocken* | *zarte Flocken* | *Knusperflocken, Crunchymüsli* | *Schokomüsli, Müsliriegel* |
| | *Linsen, Tofu* | | |
| *frische oder TK-Kräuter* | *Basilikum, Kresse* | | |
| *Knoblauch, Zwiebeln* | *Pfeffer, Chili, Cayennepfeffer* | | *Mayonnaise, Ketchup* |

| | | | |
|---|---|---|---|
| | *frischer oder TK-Fisch* | *Tintenfisch, Krustentiere* | *Schaltiere* |
| | | *Räucherfisch* | *Fischkonserven* |
| | | *fettes Fleisch* | *Gans, Wild* |
| | | *Wurst, Schinken* | *Dosenwurst, Corned Beef* |
| *Naturreis oder Nudeln* | *Bulgur, Graupen* | *Eiernudeln, weißer Reis* | |
| *Joghurt, Kefir, Dickmilch* | *fettarme Milch, Buttermilch* | *Schmant* | |
| *Quark* | *körniger Frischkäse* | *fetter Käse, Hartkäse* | *Käsezuberei-tungen* |
| *Olivenöl* | *native Öle, Joghurtbutter* | *Butter, Gänseschmalz* | *Butter-, Schwei-neschmalz* |
| | | *Honig, Konfitüre* | *kand. Früchte* |
| | | *Eiscreme, Kuchen, Gebäck* | *Schokolade, Konfekt* |

## Als Ergänzung

| **immer gut** | **ab und zu** |
|---|---|
| *Vollkornnudeln, Meeresgemüse, Champignons, Austernpilze* | *Hähnchen, Ente, Eier, Crème fraîche, saure und süße Sahne, Reibkäse* |

# Grüne Augen

| täglich | häufig | selten | zunächst nicht |
|---|---|---|---|
| *frisches oder TK-Gemüse* | *Tomaten, Feldsalat* | | *Gemüse-konserven* |
| | *Mu-Err-Pilze* | | |
| *frisches Obst* | *Äpfel, Kirschen* | | *Obstkonserven* |
| | *Pinien-, Sonnen-blumenkerne* | | *gesalzene Nüsse, Nuss-Nougat-Creme* |
| *gekochte Kartoffeln* | *Gratin, Bratkartoffeln* | *Kartoffelfertig-produkte* | *Pommes frites, Chips* |
| *grobes Vollkornbrot* | *feines Vollkornbrot* | *helles Landbrot* | *Croissants, Toastbrot* |
| *Vollkorn-flocken* | *zarte Flocken* | *Knusperflocken, Crunchymüsli* | *Schokomüsli, Müsliriegel* |
| | *Linsen, Tofu* | | |
| *frische oder TK-Kräuter* | *Salbei, Bohnenkraut* | | |
| *Knoblauch, Zwiebeln* | *Pfeffer, Chili, Ingwer* | | *Mayonnaise, Ketchup* |
| | *frischer oder TK-Fisch* | *Tintenfisch, Krustentiere* | *Schaltiere* |

| | | | |
|---|---|---|---|
| | | *Räucherfisch* | *Fischkonserven* |
| | | *fettes Fleisch* | *Gans, Wild, Innereien* |
| | | *Wurst, Schinken* | *Dosenwurst, Corned Beef* |
| *Reis oder Nudeln* | *Couscous, Grünkern* | *ganze Getreidekörner* | *Eiernudeln* |
| *probiotischer Joghurt* | *fettarme Milch, Schmant* | *Crème fraîche* | |
| *Dickmilch, Buttermilch* | *saure Sahne* | | |
| *Quark mittelfett* | *körniger Frischkäse* | *fetter Käse, Hartkäse* | *Käsezubereitungen* |
| *Olivenöl* | *native Öle, Joghurtbutter* | *Butter, Gänseschmalz* | *Butter-, Schweineschmalz* |
| | | *Honig, Konfitüre* | *kand. Früchte* |
| | | *Eiscreme, Kuchen, Gebäck* | *Schokolade, Konfekt* |

## Als Ergänzung

| **immer gut** | **ab und zu** |
|---|---|
| *Vollkornnudeln, Naturreis, Getreideschrot, Meeresgemüse* | *Rind, Eier, Sahne, Reibkäse* |

# Besonders wichtige Lebensmittel für jeden Typ

| hellblaue Augen | dunkelblaue Augen | graue Augen | braune Augen | grüne Augen |
|---|---|---|---|---|
| *Kirschen* | *Aprikosen* | *Ananas* | *Heidelbeeren* | *Sauerkirschen* |
| *Pflaumen* | *Brombeeren* | *Endiviensalat* | *Radicchio* | *Sellerie* |
| *Paksoi* | *Weißkohl* | *Blumenkohl* | *Fenchel* | *Chinakohl* |
| *Artischocken* | *Linsen* | *Kichererbsen* | *Linsen* | *Trockenbohnen* |
| *Hirse* | *Hafer* | *Bulgur* | *Naturreis* | *Couscous* |
| *Salbei* | *Koriander* | *Gartenkresse* | *Gänseblümchen* | *Löwenzahn* |
| *Kokoscreme* | *Ingwer* | *Zuckermelone* | *Kürbis* | *Rucola* |
| *Brunnenkresse* | *Meerrettich* | *Rettich* | *Macis, Muskat* | *Zimt* |
| *Rindfleisch* | *Lamm* | *Hähnchenfleisch* | *Ente* | *Lamm* |
| *Wakame* | *Mu-Err-Pilze* | *Oregano* | *Majoran* | *Tofu* |

# Typgerecht kochen

## Hellblaue Augen

| häufig | ab und zu | selten | zunächst nicht |
|---|---|---|---|
| braten im Wok | grillen | braten im Ofen | frittieren |
| dünsten | backen im Ofen | schmoren | |
| kochen | gratinieren | | |
| dämpfen | | | |

## Dunkelblaue Augen

| häufig | ab und zu | selten | zunächst nicht |
|---|---|---|---|
| braten im Wok | backen im Ofen | schmoren im Topf | frittieren |
| kochen | braten in der Pfanne | braten im Ofen | |
| dünsten | grillen | | |
| gratinieren | dämpfen | | |

## Graue Augen

| häufig | ab und zu | selten | zunächst nicht |
|---|---|---|---|
| braten im Wok | braten in der Pfanne | schmoren im Topf | frittieren |
| kochen | gratinieren | braten im Ofen | schmoren im Ofen |
| dünsten | grillen | | |
| garen in der Folie | dämpfen | | |

## Braune Augen

| häufig | ab und zu | selten | zunächst nicht |
|---|---|---|---|
| braten im Wok | braten in der Pfanne | schmoren im Ofen | frittieren |
| grillen | kochen | | |
| dünsten | backen im Ofen | | |
| dämpfen | gratinieren | | |
| | schmoren im Topf | | |

## Grüne Augen

| häufig | ab und zu | selten | zunächst nicht |
|---|---|---|---|
| braten im Wok | gratinieren | braten im Ofen | schmoren im Ofen |
| braten in der Pfanne | frittieren | dünsten | schmoren im Topf |
| kochen | dämpfen | backen im Ofen | |
| | grillen | | |

# Salate und Rohkost

## Hellblaue Augen

| was | wie | Dressing |
|---|---|---|
| Blattsalate, Kräuter | roh | mit Saft oder Brühe, wenig Öl, keine Mayonnaise oder Remoulade |
| Möhren, Äpfel, Kohlrabi | roh, fein geraspelt | Zitrussaft, etwas Schmant, keine saure Sahne, kein Joghurt |
| vegetarische Salate | mit Croûtons, gebratenen Pilzen | Vinaigrette mit Kräutern und Olivenöl |
| Kartoffel- und Nudelsalat | mit Gemüse, Obst, Blattsalat | mit Brühe, mildem Essig, sehr wenig Öl oder Mayonnaise |
| Salat als Hauptgericht | mit sehr wenig Fleisch oder Fisch | saftig mit zerdrückten Tomaten, Gemüsesaft oder Brühe, mildem Essig, Kräutern, wenig Öl, keine Mayonnaise oder Remoulade |
| Salat und Rohkost gemischt | mit heißem Reis als Beilage | normale Vinaigrette |

## Dunkelblaue Augen

| was | wie | Dressing |
|---|---|---|
| gemischte Salate | normal zerkleinert | leicht süß mit Fruchtsaft, Obstmus, Balsamessig, wenig Öl |
| beliebige Rohkost | gröber oder fein geraspelt | Zitrussaft, wenig Schmant oder Öl |
| vegetarische Salate | mit gebratenem Gemüse, Hülsenfrüchten | Vinaigrette mit Kräutern und Olivenöl |
| gemischte Asien-Salate | mit Gemüse, Obst, heißem Reis | scharf mit Chili, Reisessig und 1 Tropfen Sesamöl |
| Salat als Hauptgericht | mit etwas Fleisch oder Fisch | saftig mit Gemüsesaft oder Brühe, mildem Essig, Kräutern, wenig Öl |
| Salat und Rohkost gemischt | mit heißem Reis als Beilage | Vinaigrette mit Zitrussaft |

## Graue Augen

| was | wie | Dressing |
|---|---|---|
| Blattsalate | mit Kernen, eventuell Nüssen | Vinaigrette mit mildem Essig und Olivenöl |
| Salat aus gedünstetem Gemüse | mit Kräutern, Senf | milder Essig, Olivenöl |
| Rohkost mit Kräutern | fein zerkleinert | etwas Schmant oder saure Sahne, milder Essig und 1 Tropfen Öl |
| Salat als Hauptgericht | Blattsalat, Obst, wenig Geflügel | saftig mit Obstsaft, Apfelmus, Sanddorn, Preiselbeerkompott, Zitrussaft und Öl zum Abschmecken |

## Braune Augen

| was | wie | Dressing |
|---|---|---|
| Tomate, Gurke, Fenchel, Möhren | in feinen Scheiben | saftig mit Gemüsesaft oder Brühe, mildem Essig, Kräutern, Gewürzen, wenig Öl |
| Rohkost mit Basilikum, Kresse | fein zerkleinert | wenig Schmant, kein Öl |

| | | |
|---|---|---|
| Salat aus gedünstetem Gemüse | mit Senf, Pfeffer | Zitrussaft, Olivenöl |
| Salat als Hauptgericht | bunt gemischt, fein zerkleinert | saftig mit Gemüsesaft, Obstmus oder Kompott, Zitrussaft, natives Öl |
| Salat und Rohkost gemischt | mit heißem Reis als Beilage | normale Vinaigrette |

## Grüne Augen

| was | wie | Dressing |
|---|---|---|
| Rohkost | mit Croûtons, gebratenen Pilzen | Vinaigrette mit Kräutern, Zitrussaft und Olivenöl |
| Blattsalate | mit gebratenem Gemüse | scharf mit Chili, Senf, Meerrettich |
| vegetarische Salate | mit Rucola, Minze, Koriander | saftig mit Brühe, mildem Essig, nativem Öl |
| Salat als Hauptgericht | mit Fleisch oder Hülsenfrüchten | Zitrussaft, Kräuter, Öl |
| Salat und Rohkost gemischt | mit heißem Reis oder Couscous | normale Vinaigrette |

# Imbiss unter 100 kcal

Zum Einschieben zwischen den Mahlzeiten – gesunde Snacks für alle Augenfarben.
Zusätzlich zu den fünf Mahlzeiten pro Tag kann man noch zwei dieser Snacks essen:

**Zum Mitnehmen**

- 1 Zwieback, 1 Aprikose
- 2 Knäcke mit 2 TL Joghurtbutter
- 1 Hand voll Kirschen, 1 Becher Magerjoghurt
- 250 g Erdbeeren, 100 g Buttermilch
- 2 Scheiben Knäcke mit Salatblättern und 1 Scheibe Lachsschinken
- 2 Scheiben Knäcke mit 2 TL Joghurtbutter und 4 Radieschen
- 1 EL Fertigmüsli, 1 Becher Magerjoghurt
- 1 Becher Magerjoghurt, 1 Mandarine
- 1 EL Fertigmüsli und 1 zerdrückte Banane mit 1 TL Zitronensaft vermischt
- 100 g frische Ananas, 5 Walnüsse
- 100 g Weintrauben und 2 Trockenpflaumen
- 2 getrocknete Feigen und 1 kleiner Apfel

**Zu Hause**

- 1 dünne Scheibe Vollkornbrot mit 1 EL Magerquark und 1 TL Konfitüre
- 1 Knäcke, 1 TL Joghurtbutter und 1 kleiner Apfel
- 1 dünne Scheibe Vollkornbrot, 1 TL Schmant, 1 Tomate
- 1 Tasse Gemüsebrühe, 1 dünne Scheibe Vollkornbrot
- 1 Zwieback, je 1 TL Schmant und Honig
- 1 Stück geraspelte Salatgurke mit 2 EL Joghurt, Salz und Pfeffer vermischt
- 1 Knäcke, 1 EL körniger Frischkäse und 100 g Erdbeeren
- je 1 geraspelte Birne und Möhre mit 1 EL Dickmilch und 1 EL Rosinen

- 1 dünne Scheibe Vollkornbrot mit 1 EL Schmant und reichlich Kresse
- 1 dünne Scheibe Vollkornbrot mit 1 EL saurer Sahne und Schnittlauchröllchen
- 1 dünne Scheibe Vollkornbrot mit 1 EL körnigem Frischkäse und beliebigen TK-Kräutern
- 1 kleine Banane, zerdrückt und mit 2 EL Magerjoghurt und 1 TL Mandelblättchen vermischt

**Zu kaufen**

- 3 Zwetschen oder Pflaumen und 1 Scheibe Zwieback
- 100 g Brombeeren und 1 Vollkornkeks
- 1 Pfirsich
- 1 Nektarine
- 1 Cherimoya
- 4 frische Datteln
- 2 frische Feigen
- 2 Nispola
- 1 Banane
- 1 Nashi
- 1 Birne
- 100 g Weintrauben
- 1 Apfel
- 1 Stück Melone
- 2 Kiwis und 1 Vollkornkeks
- 1 Papaya
- 4 Litschis
- 1 Sharonfrucht
- 100 g Heidelbeeren und 2 Vollkornkekse

# III. Register

## Diätrezepte

### *Frühstück*



### *Mittag*



### *Abend*



## Rezepte für jeden Tag

### *Frühstück und Süßes*

## *Snacks und Suppen*



## *Hauptgerichte*



## **Rezepte von A - Z**

Der Marion von Schröder Verlag ist ein Unternehmen
der Ullstein Heyne List Verlagsgesellschaft mbH

ISBN 3-547-77754-2


Graphische Gestaltung: Christina Krutz und Harald Braun, Riedlhütte
DTP-Produktion: Christina Krutz und Harald Braun, Riedlhütte
Druck und Bindung: Clausen & Bosse, Leck